中医眼中的 惊悸不安

齐向华　滕晶 ◎ 主编

山东科学技术出版社
·济南·

图书在版编目（CIP）数据

中医眼中的惊悸不安 / 齐向华，滕晶主编 . -- 济南：山东科学技术出版社，2023.9
（心理状态辨治析要系列）
ISBN 978-7-5723-1579-4

Ⅰ . ①中… Ⅱ . ①齐… ②滕… Ⅲ . ①心悸 - 辨证论治 Ⅳ . ① R256.21

中国国家版本馆 CIP 数据核字 (2023) 第 030545 号

中医眼中的惊悸不安
ZHONGYI YANZHONG DE JINGJI BUAN

责任编辑：马　祥
装帧设计：侯　宇

主管单位：山东出版传媒股份有限公司
出 版 者：山东科学技术出版社
　　　　　地址：济南市市中区舜耕路 517 号
　　　　　邮编：250003　电话：（0531）82098088
　　　　　网址：www.lkj.com.cn
　　　　　电子邮件：sdkj@sdcbcm.com
发 行 者：山东科学技术出版社
　　　　　地址：济南市市中区舜耕路 517 号
　　　　　邮编：250003　电话：（0531）82098067
印 刷 者：山东华立印务有限公司
　　　　　地址：山东省济南市莱芜高新区钱塘江街 019 号
　　　　　邮编：271100　电话：（0531）76216033

规格：16 开（170 mm×240 mm）
印张：17　字数：240 千　彩页：2
版次：2023 年 9 月第 1 版　印次：2023 年 9 月第 1 次印刷
定价：52.00 元

主　编　齐向华　滕　晶

编　委（以姓氏笔画为序）

王　可　王洪忠　王雪娟

王琪珺　苏红艳　苏振华

李　朋　李　晗　李京民

杨宏丽　吴慧慧　张　晶

张玺震　柳洪胜　谭思媛

前言

人类文明的车轮滚滚前进，现代社会物质生活日渐丰富，但随之而来的是工作节奏的加快、竞争压力的加剧、人际关系的广泛而复杂，人类的疾病谱发生了翻天覆地的变化，心理疾病越来越突出地危害着人类的身体和心理健康。因此，从更高的心理层次上重新认识心理疾病，才是将来人类战胜疾病的根本出路。

"惊悸不安状态"是笔者在多年临床实践中总结出的五种心理紊乱状态之一，临床表现为惊悸不安、心中恐惧、怵惕等症状。"惊"作为人体必然的心理活动，属中医七情之一。在现代社会中，由"惊悸"导致的疾病逐年增多，"惊悸"已经成为当前导致心理疾病的重要因素。中医古代文献散存着"惊悸"的相关记载，但尚未形成独立的理论体系。当前的研究也仅以"惊悸"作为病因，局限于情志疾病层次的认识，尚未将其作为致病状态进行系统研究及提出相应的干预措施。鉴于此，笔者通过文献整理归纳，借鉴现代心理学的研究成果，经过长期的临床实践总结，构建了完整的惊悸不安状态辨证诊疗体系，以期为中医治疗抑郁障碍和焦虑症等现代心理疾病提供新的思路和方法。

本书鲜明地提出了惊悸不安状态致病的观点，并将其作为一种持续状态加以认识，总结出惊悸不安状态下的各种躯体病症、心理疾病病症及脉象特点，最终形成现代中医心理视角下的惊悸不安状态致病的新型诊疗模式，力求体现中医治疗现代心理疾病的特色。本书围绕着惊悸不安状态的理论研究和临床研究，按照临床诊疗疾病和调护的思维模式分六章展开论述。尤其值得一提的是，本书通过对疾病"过程流"的分析，使疾病的发病源流和经过一目了然，应用"分层病机"侧重于从不同的病机层面多角度辨治疾病；现代心理疾病的诊断在出现显性症状前和形体症状时难以单纯地借助量表测评，笔者基于原创的"系统辨证脉学"脉诊技术，构建出"以脉辨心"的特色诊治模式，从脉诊辨治中医心理状态是本书的一个创新与特色，简便实用，值得推广；在治疗用药方面，本书收集了大量古代方药，着重探讨了"心理"用药的规律，记载了大量的古今验案并附有详细的解析。本书内容翔实，观点新颖，巧妙地将中医心理学和现代心理学、中医脉学等多学科知识相衔接，以中国本土文化为核心内容，从新的视角诠释现代心理疾病，极大地丰富了中医心理学的内容，并为其今后的研究开辟了新的思路。

本书的编写得到了各界同仁的帮助，在此表示感谢。由于编写人员学识有限，书中学术观点有待进一步提高，敬请有关专家和读者不吝赐教，以便不断提高本书的学术水平和实用性。

本书得到了齐鲁医派系统辨证脉学流派传承工作室的资助。

齐向华　滕　晶

2023 年 8 月

目 录

第一章 惊悸不安状态理论体系的构建

第一节 "惊悸"的相关概念梳理

《礼记·礼运》记载的七情"喜、怒、哀、惧、爱、恶、欲，七者弗学而能"，说明七情是人性的表现。"惧"乃害怕、恐惧之义，是人类生来就具备的本能与性情。中医著作中的"七情"一词，首见于宋代陈言《三因极一病证方论》："七情，人之常性。"其理论源于《黄帝内经》。《素问·举痛论》说："百病生于气也。怒则气上，喜则气缓，悲则气消，恐则气下，寒则气收，炅则气泄，惊则气乱，劳则气耗，思则气结。九气不同，何病之生？"这九种生于气的病证，除寒、炅、劳之外，余者均为陈言所言之"七情"内容。同时，《黄帝内经》还提出了"五志"概念。《素问·阴阳应象大论》中有"人有五脏化五气，以生喜怒悲忧恐""肝……在志为怒""心……在志为喜""肺……在志为忧""脾……在志为思""肾……在志为恐"的论述。由此可知，作为七情之一的惊，以及既属于七情又属于五志的恐，均可影响人体气机及脏腑功能变化而致病。

惊悸，首见于《金匮要略·惊悸吐衄下血胸满瘀血病脉证治第十六》："寸口脉动而弱，动即为惊，弱者为悸。"虽"惊悸"并称，但"惊"

与"悸"，以脉象论，其病因、病机却有不同。《金匮要略直解》谓："惊者，为物卒动，邪从外来，有动于心，故脉为之动摇；悸者，为心跳动，病从内生，有怯于心，故脉为之弱也。"《伤寒论》对心悸、心下悸、惊悸的症状也进行了描述。后代医家亦从不同的层面对惊悸、惊恐、怔忡进行了多种阐释，但并未形成较完整的理论和治疗应用体系。随着现代社会的发展，人们日常生活与工作的节奏越来越快，来自社会、家庭以及自身的压力越来越大，对社会服务、生活质量及他人的期望与要求越来越高。在一定的时间与空间内，期望的或熟悉的事情没有发生，就可能产生恐惧的心理。缺乏成人陪伴的儿童、衰老而独处的老人，都处于恐惧之中。面临来自失业、离婚、升学、升职、疾病甚至盗抢等方方面面的压力或风险，人们需要对各种抉择做出判断，需要解决一些无法预知结果的突发事件及难题，需要有面对各种困难险境的胆识与魄力。否则，人们一旦无法做出准确的判断，难以应对无法预知的事件及危险情境，缺乏战胜困难险境的勇气，就会让人产生胆怯、退缩或逃避的适应行为，进而诱发成为惧怕、遇事惶恐不安、心中惴惴，甚至产生痛苦、愤怒、焦虑等其他情绪及相应的心理、躯体疾病，即所谓"惊悸致病"。本节将从相关概念入手，按照心理认知过程的顺序依次对惊、悸、恐、怔忡进行相关论述，为后文详细介绍惊悸致病理论提供相关理论基础。

一、有关"惊"的论述

（一）"惊"的训诂学研究

［**字形**］小篆写作"驚"。上为"敬"，下为"马"。

［**构造**］形声字。篆文从马，马骇也，马受惊吓之意；敬，表声。隶变后楷书写作"驚"，现简化为"惊"。

［**本义**］《说文解字·马部》："马骇也。从马，敬声。"本义为受到惊吓。

［**演变**］惊，①本义为"马骇也"，骡马等因为害怕而狂奔起来不受控制。惊车；惊群；马惊车败。②引申为惊恐、惊骇。如惊世骇俗；惊心

动魄；惊心掉胆；黩武之众易动，惊弓之鸟难安。③引申为震动。如惊天地，泣鬼神；剧谈推曼倩，惊坐揖陈遵；惊堂木。④引申为迅疾。惊蛇入草。⑤用作形容词，指纷乱貌。细尘障路起，惊花乱眼飘。⑥引申为出人意料的。惊喜；惊愕；吃惊。⑦引申为动。波澜不惊。⑧引申为慌乱，慌张。处事不惊。

[组字] 惊，如今可单用，也可作偏旁，现归入"忄"部。从"惊"取义的字与受到惊吓、恐惧有关。

以"惊"作义符的字有：憱（cù）。

（二）现代汉语对"惊"的诠释

《辞海》将"惊"的解释如下。

1. 马因受惊吓而行动失常　引申为惊恐、惊骇、惊异。如吃惊、胆战心惊。《史记·淮阴侯列传》："至拜大将，乃韩信也，一军皆惊。"

2. 震动　如惊天动地。《易·震》："震惊百里，惊远而惧迩也。"唐代王维《鸟鸣涧》："月出惊山鸟。"

3. 乱貌　《吕氏春秋·慎大》："其生若惊。"高诱注："惊，乱貌。"

4. 惊鸿　比喻美人体态轻盈。曹植《洛神赋》："翩若惊鸿，婉若游龙。""惊鸿"亦可形容迅速。黄庭坚《寄陈适用》："日月如惊鸿，归燕不及社。"

5. 惊蛰　二十四节气之一，于每年3月6日或5日视太阳位置达黄经345°时开始。《月令七十二候集解》："二月节……万物出乎震，震为雷，故曰惊蛰，是蛰虫惊而出走矣。"这时天气转暖，渐有春雷，冬眠动物将出土活动。中国大部分地区进入春耕春种季节。华中农谚："过了惊蛰节，春耕不停歇。"

（三）中医学对"惊"的认识

《素问·举痛论》曰："惊则心无所倚，神无所归，虑无所定，故气乱矣。"《黄帝内经素问直解》曰："惊，惊骇之义。""惊"在《黄帝内经大词典》有扰动失常和惊恐的意思，是指猝然遇到非常事件而致精神上突然紧张的一种情感体验。如猝闻巨声、偶然目击异物、猛然遇险临危等情况下，精神紧张、心悸欲厥使心中惕惕然而产生的情感表现，属于中医学所言的七情之一。另外，在《黄帝内经》中还将"惊"作为一个精神症状来描述。《灵枢·癫狂》记载："狂言、惊、善笑、好歌乐、妄行不休者，得之大恐。"《灵枢·热病》载："热病嗌干多饮，善惊，卧不能安。"明代王肯堂在《证治准绳》总结了前人有关"惊"的病因病机，将其归纳为气血虚与痰火致惊，指出"肝、胆、心、脾、胃皆有惊"。

当前"惊"的意义有两种解释：一是作为"喜、怒、忧、思、悲、恐、惊"七情之一的情绪反应，是基本的病因；二是机体的状态，是一种临床表现，是对某种事物内心惧怕而出现的神乱貌，如"心虚而郁痰，则耳闻大声，目击异物，使人有惕惕之状，或蓦然而跳跃惊动"。另外，"惊"与疾病状态结合还表示病名，如"惊厥""惊风"等。

二、有关"悸"的论述

（一）"悸"的训诂学研究

[字形] 小篆写作"𢙢"。

[构造] 形声字。左边像心，从心，心动也；季，表声。隶变后楷书写作"悸"。

[本义]《说文解字·心部》："悸，心动也。"本义为害怕，惊惧而心跳。

[演变] 悸，①本义为"心动也"，惊惧，害怕之义。惶悸；悸颤；悸恐；悸罔；心有余悸。②引申为形容词，带下垂的样子。悸悸然有节度。③通"痵"，心悸病。

[组字] 悸，如今可单用，一般不作偏旁，现归入"忄"部。作病名时通"痵"。

（二）现代汉语对"悸"的诠释

《辞海》将"悸"解释为：①惊惧而心跳。如《后汉书·梁节王畅传》："肌栗心悸。"②通"痵"，心悸病。《汉书·田延年传》："使我至今病悸。"③带下垂貌。《诗经·卫风》："垂带悸兮。"

（三）中医学对"悸"的认识

"悸"，作为症状名称，首见于《灵枢·癫狂》："癫疾始作，而引口啼呼喘悸者，候之手阳明、太阳。"《金匮要略·惊悸吐衄下血胸满瘀血病脉证治第十六》首载惊悸概念，"寸口脉动而弱，动即为惊，弱则为悸。"《伤寒论》对"悸"的阐释可分为两类：当"悸"与部位结合时，表明这些部位的跳动，如"心悸"指患者自觉心跳、心慌、悸动不安，"心下悸"指上腹胃脘部的悸动；又可指惊悸，《伤寒论》264条"少阳中风，两耳无所闻，目赤，胸中满而烦者，不可吐下，吐下则悸而惊"，则表明的是惊恐害怕状态。《诸病源候论·虚劳惊悸候》："虚劳损伤血脉，致令心气不足，因为邪气所乘，则使惊而悸动不定。"是无故自惊而悸动不宁之证。《三因极一病证方论·卷十·惊悸证治》："惊悸，则因事有所大惊。""遂使惊悸，名曰心惊胆寒。"这是因惊而悸之证。《医学正传·怔忡惊悸健忘证》载："惊悸者，蓦然而跳跃，惊动而有欲厥之状，有时而作者是也。"这是突然心跳欲厥之证。《张氏医通卷六·神志门·悸》："悸即怔忡之谓，心下惕惕然跳，筑筑然动，怔怔忡忡，本无所惊，自心动而不宁，即所谓悸也。"《金匮要略释义》引用《资生篇》的记载对惊、悸做了区分："有所触而动曰惊，无所触而动曰悸；惊之症发于外，悸之症在于内。"由于心悸常常是惊恐的结果，故惊悸常并称。

三、有关"恐"的论述

（一）"恐"的训诂学研究

[**字形**] 小篆写作"㣿""㤅"。

[**构造**] 形声字。从心，惧也；巩，表声。隶变后楷书写作"恐"。

[**本义**]《说文解字·心部》："恐，惧也。从心，巩声。"本义为严重的害怕、惊恐。

[**演变**] 恐，①本义为畏惧，害怕。恐惧；恐怖；恐慌；惊恐；有恃无恐。②引申为威吓，使之害怕。恐吓。③用作副词，表疑虑。恐怕；恐其有误；恐非所愿。

［**组字**］恐，如今可单用，一般不作偏旁，现归入"心"部。

（二）现代汉语对"恐"的诠释

《辞海》将"恐"解释为：①害怕，畏惧，如惶恐；惊恐。②恐怕。《论语·季氏》曰："吾恐季孙之忧，不在颛臾，而在萧墙之内也。"《史记·廉颇蔺相如列传》谓："秦城恐不可得。"③威吓。《汉书·淮阳宪王刘钦传》云："令弟光恐云：王遇大人益解，博欲上书为大人乞骸骨去。"④恐龙，古爬行动物。蜥龙类和鸟龙类的通称。1842 年，英国古生物学家欧文命名。其种类繁多，体型各异。大的体长数十米，重可达四五十吨；小的体长不到一米。生活在陆地或沼泽附近，有食肉的，也有食植物的。中生代极繁盛，称霸一时，至中生代末期全部绝灭。

（三）中医学对"恐"的认识

"恐"，即恐惧、害怕。正常情况下为人体喜、怒、忧、思、悲、恐、惊七种情志反应之一。《素问·阴阳应象大论》云："人有五脏化五气，以生喜、怒、悲、忧、恐。""恐"属于中医"五志"范畴。"恐"又被演化为病理名词，指人体的行为状态，如《灵枢·邪气脏腑病形》云："心下澹澹，恐人将捕之。"《素问·四时刺逆从论》载"善恐"证，多由脏气伤损所致，尤以肾伤、心神浮越为常见，以心中恐慌、畏怯不安为主症，患者不敢独处一地，或有将被擒捕之感。一般情况下，"恐"是客观已知或预感到的，"恐"在一定范围内，是人体内在的一种正常生理反应，超过一定限度为病理状态。

（四）惊与恐的比较

张从正在《儒门事亲·内伤形》中指出："惊者为阳，从外入也；恐者为阴，从内出也。惊者，为自不知故也。恐者，自知也。"李用粹《证治汇补·卷五·胸膈门·惊悸怔忡》中说到："惊因触于外事，内动其心，心动则神摇；恐因内歉其志，志歉则精却。"汪必昌在《医阶辨证·惊恐二证辨》指出："惊者，外有所触而心动惕不安。恐者，外无所触而心常恐惧，不能独宿独处。"《罗氏会约医镜》概括指出："恐惧者，如人将捕之状，不能独卧，自知而自畏也……惊从外起，恐由内生。惊出于暂，而暂者即可复；恐积于渐，而渐者不易解。"上述医家，虽然说法不同，但意思大致相同，都认为惊是在人事先不知道，心理未做任何准备的情况下，外部事物突然而至，导致的紧张惊骇的情绪体验，而恐是事先有心理准备，无论有无外物刺激，它都始终保持一种高度警戒的情绪状态。

《素问·血气形志》云："形数惊恐。"《灵枢·口问》云："大惊卒恐。"《素问玄机原病式》云："恐则善惊之谓。"《丹溪心法》也说到："惊者恐怖之谓。"《金匮要略心典·奔豚气病脉证治第八》："惊怖，即惊恐，盖病从惊得，而惊气即为病气也。"可看出这些医家也认为：惊中包含有恐，而恐中包含有惊，惊与恐是一种事物程度不同的两种状态而已，即恐为惊之渐，惊为恐之甚，惊与恐两者是相辅相成、密不可分的。由于惊与恐的相关性及相似性，许多医家将惊与恐看作是一类情绪，不主张将它们分而言之。如何梦瑶在《医碥·杂症》中说："惊恐常相因，恐则惊矣，惊则恐矣。"

惊与恐有相似之处，但惊为不自知，事出突发，恐为自知，类似胆怯。惊未必有恐，恐必由惊起。惊者闻响即惊，恐则"如人将捕之状，及不能独自坐卧，必须人为伴侣，方不恐惧，或夜必用灯照，无灯烛亦恐惧者是也"。另外，古人对惊悸还有"怵惕""恐怖""惊恐""心忪"等称谓。

四、有关"怔忡"的论述

（一）"怔"与"忡"的释义

怔为形声字。从心，正声。《说文解字》未载。本义为惶恐不安的样子。zhēng，怔忡；怔忪；怔营；zhèng，犹言"楞"，因吃惊而呆住的样子。怔神儿；怔怔地站着。

《辞海》将"怔"解释为：①怔忡。志忑不安。汤显祖《牡丹亭·闻喜》："声息儿悘怔忡，把门儿偷瞥。"②怔忪。惶惧貌。《潜夫论·救边》："军书交驰，羽檄狎至，乃复怔忪如前。"③怔营。惶恐不安貌。《后汉书·郎颉传》："怔营惶怖，靡知措身。"

忡为形声字。从心，中声。《说文解字·心部》："忡，忧也。"本义为忧愁的样子：chōng，忡然；忡怅；忧心忡忡。

《辞海》将"忡"解释为：①忧虑不安貌。《诗经·邶风·击鼓》："不我以归，忧心有忡。"《诗经·召南·草虫》："未见君子，忧心忡忡。"②饰物下垂貌。《诗经·小雅·蓼萧》："既见君子，鞗革忡忡。"

（二）中医学对"怔忡"的认识

怔忡，本义为怔忑不安。作为中医学病名，指较为严重的心悸不安，又名"心忪""忪悸"，是以阵发性或持续发作为特点，患者自觉心中剧烈跳动的一种急性病证。其甚于惊悸，发则心动悸跃不能自主。《医碥·卷四·杂症·悸》："悸，即怔忡。悸者，心筑筑惕惕然而不安，俗名心跳。"《素问玄机原病式》载："心胸躁动，谓之怔忡。"详录虚损怔忡、阴火怔忡、气郁怔忡、痰火怔忡等分类。又指心跳并有恐惧、惶恐不安感，惊恐不安貌，又名"怔忪""怔营"。《赤水玄珠·卷六·怔忡惊悸门》："怔忡者，心中惕惕然动，不自安也。"怔忡则心不自安，心悸则心既动而又恐恐然畏惧，如人将捕之。

（三）惊恐和怔忡的比较

惊恐和怔忡是程度不同的同一病证，均为心神不宁之证。

惊恐多由外界诱发，发作时惊骇或惕然而惊，发作为间断性，每因情志刺激而发病，发病的内在因素为精气之不达，"如惊则气乱，而心无所倚，神无所归，虑无所定……恐则气下……甚至心怯而神伤，精却则阴痿"，即阐述了惊则气乱，精气不能顺达于心养神，故心神不宁，恐则气下，精却自下，不能上达于心养神，故心神亦不宁的机制。若惊恐反复发作，精气日消月缩，终至亏虚，则可发展至怔忡。

怔忡则以精气的亏虚为根本。《素问·平人气象论》有"胃之大络，名曰虚里……出于左乳下，其动应衣，脉宗气也"的论述。吴澄《不居集》认为："怔忡之病，心胸筑筑振动，惶惶惕惕，无时得宁者是也……此证惟阴虚劳损之人乃有之，盖阴虚于下，则宗气无根，而气不归源，所以在上则浮撼于胸臆。"这说明怔忡的发生是精气虚于下，宗气无根，气不归源，精气不能养心神所致。就程度而言，惊恐轻而怔忡重，但惊恐可发展为怔忡。

通过上文对惊、悸、恐、怔忡的论述及其相互关系的阐述，读者认识了"惊""悸""恐""怔忡"所包含的内容，同时也为后文介绍惊悸致病理论奠定了基础。

第二节 现代心理学对"惊悸"的相关认识

《黄帝内经》中有关惊、恐的论述以及后世医书有关惊悸、怔忡的描述，说明恐惧是人类的感情性反应，属于人类与生俱来的、单一的基本情绪。恐惧的情绪常来自受到惊吓而产生的慌乱、不安全感和危机感，使机体处于高强度紧张和积极的冲动模式，支持着为保护自身而产生的逃避行为效应。恐惧是一种有害的、强效应的、负性情绪，其负性效应与焦虑有联系，对知觉、思维、行动都会产生影响，而临床表现为多种形式。

一、关于惊悸的概念

《辞海》中对"惊悸"的释义为："因惊慌而心跳得厉害。"《三因极一病证方论·卷十·惊悸证治》记载："惊悸，则因事有所大惊……遂使惊悸，名曰心惊胆寒。"表明机体在受到惊吓刺激后，产生恐惧这一基本情绪的同时，伴随出现了心中悸动的躯体化症状。《诸病源候论·虚劳惊悸候》曰："虚劳损伤血脉，致令心气不足，因为邪气所乘，则使惊而悸动不定。"这属于无故自惊而悸动不宁之证。《医学正传·怔忡惊悸健忘证》谓："惊悸者，蓦然而跳跃惊动而有欲厥之状，有时而作者是也。"属于突然心跳欲厥之证。在没有可确定的引发刺激源的前提下，无故而恐惧不安，伴随心悸，这种心理状态的变化属于另外一种社会化复合情绪——焦虑。

二、心理活动及过程

中医学中的惊悸，属于心理学中的恐惧或焦虑。焦虑与恐惧都是人类受到威胁和处于危险情境中的退缩或逃避的体验和行为，但二者是有区别的。恐惧心理活动的产生有可确定的引发刺激源，焦虑心理活动则常常是对威胁刺激的预期。恐惧与应付行为相联系，特别是与逃避或回避行为相联系。恐惧的适应作用是向个体通报外界情境将要带来的危险或威胁，驱使个体采取应付策略或行动，去躲避自身的处境。然而当应付尝试一旦失败，危险和威胁长时间持续存在或程度加重而意味着个体无力应付时，它的信号意义就不再是通报信息，而变成个体无法驾驭的负担，这时恐惧就转化为焦虑。

三、异常心理的判断

判断个体的惊悸是因于焦虑还是因于恐惧心理，除了分析是否有明确的引发刺激源以外，还要对惊悸发生时所伴随出现的其他情绪进行分析。尽管恐惧实际发生时也有其他情绪伴随出现，如痛苦。然而，焦虑发生时是有多种情绪并发的。焦虑是恐惧同其他多种情绪的结合，也是同认知和身体症状相互作用的结果。在某些情况下，痛苦、恐惧、愤怒、羞愧、内疚和兴趣与焦虑同时发生。这些情绪成分的组合因人、因情境而异。长时期持续的焦虑有可能转变为病态焦虑，使个体处于更无助和更加不能应付的境地，并导致心理和生理上的功能障碍。可表现为身体过度反应，如出汗、面部潮红、呼吸短促、心悸、胃肠不适、疼痛和肌肉紧张；认知性心理焦虑，如强迫思维、思虑过度、忧思和不安。

四、临床常见的疾病

中医学的"惊悸"常与失眠等其他神志症状互为主从，并与多种表现为心律失常的心脏疾病与神经症密切相关。若把"惊悸"理解成因害怕而出现的心脏急剧跳动，那么它与焦虑症关系也是非常密切的。因为在急性焦虑中，心动过速是其首要的表现；在广泛性焦虑中，心悸、胸闷的发生率也很高。此外，由于焦虑症患者存在交感神经系统功能亢进而容易出现心律变异，导致焦虑症在临床上被误诊为心律失常的病例频频发生。这从另一角度说明了"惊悸"与焦虑症存在一定关系。

五、广泛性焦虑障碍与惊恐障碍

焦虑症是指以紧迫的灾难性的恐惧体验为中心的情绪障碍。患者常可见有持续性的紧张和不安，莫名的恐惧感，担心大祸将要临头，易激怒，并伴随有头昏头痛、心慌胸闷、失眠多梦、消化不良等躯体症状。其常以广泛和持续性焦虑及反复发作的惊恐不安为主要特征。所以，临床上一般将焦虑症分为广泛性焦虑障碍和惊恐障碍两种形式。

广泛性焦虑症又称为慢性焦虑症，是临床最为常见的一种形式。其是指以缺乏明确对象和具体内容的提心吊胆及紧张不安为主的焦虑障碍，同时会伴有显著的口干、心慌、气短、出汗、尿急、尿频等自主神经症状，以及头痛、入睡困难、梦境体验、夜惊、梦魇、肌肉紧张、轻微震颤、运动不安等。患者会因无法忍受、无法摆脱此症状而痛苦不堪。有时还可能合并有抑郁、劳倦、恐惧症状、强迫症状、人格解体等。大多发病于20~40岁，其预后往往与个体素质有关。一般病程短、症状轻、病前社会适应良好、个体缺陷不明显者，预后较好；反之预后不佳。

惊恐障碍又称为急性焦虑症，是指以反复的惊恐发作为主要原发症状的一种神经症。惊恐障碍具有不可预测性，并不局限于任何特定的情境而发作。其常常作为一种继发症状见于抑郁障碍、恐惧症等多种不同的精神障碍。一般多发于青春后期或成年早期，患者常在无特殊的恐惧性处境时突然发作，10分钟内即可达到高峰。出现突如其来的惊恐体验，伴有濒死感、失控感，以及严重的自主神经功能紊乱症状。患者深感死亡已经降临，奔走惊叫，四处呼救，伴有心动过速、胸闷气急、头昏头痛、眩晕跌仆、感觉异常、肢麻震颤、汗出无力等。但始终意识清晰，高度警觉，在发作后仍有预期性焦虑，担心再发。惊恐发作起病急速，终止也快。一般持续5~20分钟，但不久仍可突然再发。

第三节 现代医学对"因惊致病"的认识

一、现代医学对情志致病的认识

随着医学模式向"生物—心理—社会"医学模式的转变，心理因素与疾病之间的关系日益受到人们的关注。

情志是中医学对人类情绪的特有称谓，是以七情为基础的情绪活动的总体概括。它是人对内外环境变化进行认知评价而产生的涉及心理、生理两大系统的复杂反应，具有内心体验、外在表情和相应的生理和行为的变化，可发生在一定的情景之中，其反应和表达方式与个体心理、生理状态有关。

中医学认为，情志活动由脏腑精气应答外在环境因素的作用所产生，脏腑精气是情志活动产生的内在生理学基础。《素问·阴阳应象大论》曰："人有五脏化五气，以生喜怒悲忧恐。"若五脏精气阴阳出现虚实变化及功能紊乱，气血运行失调，则可出现情志的异常变化。《灵枢·本神》云："肝气虚则恐，实则怒……心气虚则悲，实则笑不休。"情志失度，亦可以导致人体气机的各种异常变化，干扰正常的升降出入，进而导致疾病的发生。《素问·举痛论》指出："百病生于气也。怒则气上，喜则气缓，悲则气消，恐则气下……惊则气乱……思则气结。"

现代医学认为，情绪变化通过神经—内分泌—免疫系统导致疾病发生。神经、内分泌与免疫系统之间通过多种共同的介导物质（神经递质、激素和细胞因子）相互作用及调节，构成机体内复杂的多维立体调控网络。免疫系统通过免疫调节介质如白介素、干扰素（IFN）、肿瘤坏死因子等作用于下丘脑—垂体前叶—肾上腺皮质轴而影响神经和内分泌系统的状态。神经系统可通过下丘脑—垂体前叶—肾上腺皮质—免疫器官这一多级路径调节内分泌和免疫系统的功能，而内分泌系统则可通过激素控制神经系统和免疫系统的活动。这三个系统之间不仅存在大的回路，而且彼此之间进行着直接的双向交流，对机体在不同条件下稳态的维持起着决定性的作用。情绪心理应激，导致神经—内分泌—免疫调节网络功能失调，是产生各种心身疾病的重要原因之一。

临床研究发现，负性情绪图片可以诱发被试者明显的负性情绪，使其收缩压、舒张压、唾液皮质醇水平明显上升，分泌型免疫球蛋白 A（SIgA）水平下降。某些外周分子水平的生理化学变化亦可以直接影响人的情绪变化。试验发现，在情绪忧虑紧张等各种精神刺激下，细胞和体液免疫功能下降，肾上腺增大，甲状腺功能受抑制，血中淋巴细胞减少。在应激状态下，机体糖皮质激素分泌亢进，抑制免疫功能，影响巨噬细胞、B 淋巴细胞、T 淋巴细胞、自然杀伤细胞（NK 细胞）及免疫抗体的功能。而情绪愉快能增强免疫功能，表现为淋巴细胞对有丝分裂原的增殖反应增强，NK 细胞活性增强。

对银屑病患者的研究发现，患者的抑郁分、焦虑分、TH（时间紧迫感）+CH（竞争和敌对）分和 TAS（考试焦虑量表）总分与神经肽 Y、IL-6、IL-8 和皮质醇水平有显著相关性。焦虑抑郁情绪，可以引起神经肽 Y 等神经肽的水平升高，继而可能通过对内分泌系统和免疫系统的影响来参与疾病的发生、发展。抑郁障碍患者的细胞免疫功能和免疫细胞数目出现改变，主要包括有丝分裂原刺激的淋巴细胞增生反应降低、白细胞数目增加、自然杀伤细胞的数目和活性以及淋巴细胞亚群数目的改变。

越来越多的研究表明，情志与人体疾病的发生有着密不可分的关系。如何在当今临床实践中更好地发挥中医学"情志致病"理论的指导作用，改善和缓解患者的不适症状，是中医心理学研究中一个重大的现实课题。

二、"因惊致病"的理论研究

情志的活动，以五脏精气为物质基础，情志为病，内伤五脏，主要是破坏了脏腑之间和体内外的相对平衡状态，使五脏气化失常，气血不和，阴阳失调而致病。《素问·举痛论》有"惊则气乱"之说，指人处于过度惊恐状态下，可使气机逆乱而发病。惊悸多由气血阴阳亏虚，心失所养，或痰瘀水饮阻滞，邪扰心神所引起。以触忤心神为主要病机，同时与脏腑气血阴阳功能紊乱密切相关，病位以心为主，可涉及心、肝、胆、脾、肾等脏腑。

（一）惊与心

心藏神，为五脏六腑之大主，任何一种情志失调都可损伤心神。《素问·举痛论》说："惊则心无所倚，神无所归。"《类经·疾病类·情志九气》曰："情志之伤，虽五脏各有所属，然求其所由，则无不从心而发。"《问斋医案·心部》说："惊恐伤于心肾，肾藏精，恐者精却，心藏神，惊者神乱，心胸震动，莫能自主。"指出惊首先损伤心神，神乱而扰心，使人惶惶惕惕，神不自主而发生心悸。惊使人的注意力狭窄，亦可以引起人们对部分事情的健忘、失眠、心神受损等病变。

对冠心病患者情志因素与血管内皮功能关系的研究发现，悲忧、惊恐与内皮素具有显著依存关系，且随着悲忧与惊恐程度的加重，内皮素值也将逐渐增加。可知，悲忧、惊恐可影响血管内分泌系统，通过对内皮素的影响引起血管内皮功能障碍，进而引起血管结构的破坏，甚至心血管系统结构的重构，是心血管疾病的重要致病因素之一。

（二）惊与肝

肝主疏泄，调达全身气机，使脏腑经络之气畅通。若肝条畅气机功能紊乱，则会引起气机之紊乱，而引起情志活动的异常。《素问·金匮真言论》曰："东方青色，入通于肝，开窍于目，藏精于肝，其病发惊骇。"《素问·大奇论》曰："肝壅，两胠满，卧则惊，不得小便……肝脉骛暴，有所惊骇，脉不至若喑，不治自已……肾肝并沉为石水……并小弦欲惊。"肝气主升，肝气有余则易上犯于心，而生惊骇之症。近年来，对情志致病的认识普遍简单化，认为生气引起的肝郁与烦躁直接相关，两者几乎是等同关系。而笔者在整理文献及临床观察中发现，肝郁与惊悸存在相关性。如《证治汇补·正传·肝胆心虚》所述："或因怒伤肝，或因惊入胆，母令子虚，而心血为之不足……皆致惊悸怔忡之症。"肝郁化火，阳气偏亢，阴不制阳，阳亢化风，可出现眩晕、肢体震颤等表现。

黄炳山对肝郁气滞证及相关证候进行了现代病理、生理学基础的研究，认为肝脏功能与大脑皮质的兴奋和抑制以及自主神经功能等多种因素有关。严灿等发现肝郁证大鼠的胸腺、脾脏重量减轻，全血 T 淋巴细胞转化率降低，说明其免疫功能呈低下状态。这都表明中医肝脏与神经、内分泌免疫网络调节存在着必然的联系。

（三）惊与肾

中医学认为，肾主藏精，在志为惊恐，肾气损则精气怯，致惶惶然不可终日，惕惕然如人将捕之。《类证治裁·不寐论治》说："惊恐伤神，心虚不安。"若素体虚弱，肾阴不足，心火独亢，心肾失交，亦可见惊悸、失眠、多梦、健忘等症，如《景岳全书·不寐论证》云："思虑劳倦，惊恐忧疑，及别无所累而常多不寐者，总属真阴精血之不足，阴阳不交而神有不安其室耳。"恐惧不解，精亏肾虚，肾气下陷，失于固摄，可导致二便失禁及晕厥等。

现代研究发现，人在惊恐状态下，下丘脑—垂体—肾上腺皮质轴兴奋，糖皮质激素分泌大量增加，而糖皮质激素可使骨基质 I 型胶原和小肠对钙的吸收减少，抑制骨的生成；且糖皮质激素也可作用于脑，改变人的行为，如出现抑郁、异食癖、自杀倾向。惊恐刺激时下丘脑分泌的促性腺激素减少或分泌规律被扰乱，可发生女性月经紊乱或闭经，哺乳期女性泌乳停止或乳汁减少等。

（四）惊与胆

胆主决断，是指胆在精神意识思维活动中，具有判断事物、做出决定的作用。《素问·经脉别论》指出："凡人之惊恐恚劳动静，皆为变也……当是之时，勇者气行则已，怯者则着而为病也。"这里的勇怯，即反映了胆气的强弱。它不仅说明了人体抗病能力的强弱，还反映了人体脏腑功能状态和气血运行的盛衰等。《儒门事亲·卷七》曰："胆者，敢也，惊怕则胆伤矣。"惊气入于胆，则其镇静决断之力丧失，阳气当潜不得潜，当行不行，而表现为触事易惊或无故惊吓，噩梦纷纭，症状多端。

胆主决断属于精神范畴的内容，而非结构层面的改变。现阶段的研究多重在探讨疾病或情绪对器官结构的影响，所以现代尚未有此方面的研究。

（五）惊与脾胃

《素问·阴阳应象大论》云："谷气通于脾，六经为川，肠胃为海……五脏皆得胃气，乃能通利。"人体脏腑之气的升降、交通皆依赖脾胃的运化来完成。脾胃虚弱，气血乏源，宗气不行，血脉凝留，致使瘀阻心脉，可发为惊悸。或长期忧思不解，心脾之气郁结，阴血暗耗，不能养心而心悸。脾胃虚弱，中气不能运行，亦可导致胃痛、痞满、大便秘结等病证。

现代研究发现，情绪变化常伴有胃肠道功能的改变。如愤怒或激动时可引起胃肠运动增强、胃液分泌增多，抑郁性退缩可使胃肠运动减弱及分泌减少、胃黏膜苍白。黄美娟等通过建立 SD 大鼠恐吓应激模型，发现在整个急性应激组中，促性腺激素释放激素受体（GnRHR）持续降低，并一直降低到慢性应激的第 2 周，随后又开始上升并接近对照组。提示在恐吓应激中，促性腺激素释放激素（GnRH）对消化功能具有潜在的生理调节功能。

三、"因惊致病"与"因病致惊"的比较

情志是人体的生理和心理活动对外界环境刺激的不同反应，属人人皆有的情绪体验，一般情况下不会导致或诱发疾病，但在突然、强烈或长期的情志刺激下，超过了正常的生理活动范围而又不能适应时，使脏腑气血功能紊乱，形成一种心理紊乱状态，就会导致疾病的发生。中医认为七情分属于五脏，为五脏所主。正常情况下，喜为心志，怒为肝志，思为脾志，悲（忧）为肺志，恐（惊）为肾志。情志太过之时，则损伤五脏，怒伤肝，喜伤心，思伤脾，悲忧伤肺，恐惊伤肾。而体内脏腑功能长期失调，又会引起人的精神情志的异常。

笔者认为，惊悸不安发病多与情绪有关，可由骤遇惊恐、忧思恼怒、悲哀过极或过度紧张而诱发。由于长期处于某种不良情绪刺激下，引起脏腑气血失调、气机升降紊乱而导致疾病发生的过程称为"因惊致病"。《素问·举痛论》曰："惊则心无所倚，神无所归，虑无所定，故气乱矣。"

心为五脏六腑之大主，主血，藏神，大惊则心气紊乱，气血失调，故常出现心悸、失眠、心烦、气短，甚则精神错乱等症。惊恐过度也会耗伤肾气，使得肾气下陷，出现二便失禁、遗精滑泄等，进而影响五脏，又可出现多汗、饮食减少、坐立不安等症状。

惊悸不安不仅可以由不良情绪状态所引起，亦可以在机体生理状态不良时产生，笔者将此种现象概括为"因病致惊"。如有的人生病后精神过度敏感，整日患得患失、惕惕不安等。因惊致病和因病致惊不是截然分开的，可同时存在，形成了"惊—病—惊"的恶性循环。张介宾所说的"因郁致病"和"因病致郁"也是这个道理。

第四节　惊悸不安状态的确立

一、心理状态的概念

所谓"状态"是指反映事物或系统动态（演化）存在的哲学范畴，是事物运动发展过程中的一种历时态层次，是指相对于一定的层次及相应质在特定时刻（或时间区间）事物保持其质的相对稳定不变时的存在总合。状态概念是适用于自然、社会、思维领域的普适性范畴，"心理状态"可以理解为状态的哲学概念在心理学范畴的应用。

心理状态是指人在某一时刻的心理活动水平。例如一个人在一定时间里是积极向上还是悲观失望，是紧张、激动还是轻松冷静等。心理状态犹如心理活动的背景，心理状态的不同，可能使心理活动表现出很大的差异性，心理状态是联系心理过程和心理特征的过渡阶段。

苏联心理学家列维托夫认为人的心理活动可以分为心理过程、心理状态与个性心理特征三种形态。心理过程是不断变化着的、暂时性的，个性心理特征是稳固的，而心理状态则是介于两者之间的，既有暂时性，又有稳固性，是心理过程与个性心理特征统一的表现。心理过程都是在一定的心理状态的背景中进行的，都表现为一定的心理状态。如注意的分心与集中，思维的明确性、迅速性和"灵感"状态，情绪的激动与沉着，意志方面的果断与犹豫等。心理状态是个别心理过程的结合、统一，是某种综合的心理现象，所以它往往又成为某种个性特征的表现，反映出一个人的个性面貌，因而心理状态的特征又往往成为一个人的个性心理特征的表现。因此，一个人在特定时刻的心理状态，是当前事物引起的心理过程、过去形成的个性特征和以前的心理状态相结合的产物。

车文博在《心理学原理》一书中亦指出："心理状态是人的心理活动不可缺少的一种形式。它不同于心理过程和个性心理。它是心理活动在某一段时间内独有的特征。"心理状态具有以下特点：其一，心理状态具有一定的持续性、暂时动态稳定性。心理状态既不像个性差异那样持久、稳定，也不像心理过程那样流动变化，它一经产生可以持续一段时间，从几分钟到几天，甚至几个月或几年。其二，心理状态具有完整的结构，内容上兼有心理过程和个性的成分，任何一种心理状态，既有各种心理过程的成分，又有个性差异的色彩。

二、惊悸不安状态的内涵

惊悸不安状态是指患者在一定的时间内无明确原因或无明确的事物出现的心中悸动，惊惕不安，严重者不能自主的神乱现象。其属于身体和心理的一种过度反应，常与无故多思、防御过度相联系，并与心理敏感程度高的个性特点相关联。

古代医籍通常将惊悸作为一种病因或症状论述。如《素问·举痛论》云："惊则心无所倚，神无所归，虑无所定，故气乱矣。"《重订严氏济生方》曰："夫惊悸者……或因事有所大惊，或闻虚响，或见异相，登高涉险，惊忤心神，气与涎郁，遂使惊悸。"《金匮要略》首次将"惊悸不安"作为一种状态来论述。"寸口脉动而弱，动即为惊，弱则为悸。""心下悸者，半夏麻黄丸主之。"《隋唐演义》中对没有任何原因导致惊悸不安的状态进行了描述："虽则无人，心实惊悸不安。"《三元延寿参赞书》曰："因事而有大惊恐，不能自遣，胆气不壮，神魂不安……"指出了由特定事物而导致的惊悸不安状态。由此可以看出，惊悸不安状态不单是病因或症状，更多应为一种相对稳定和持续的心理紊乱状态。

三、惊悸不安状态的病因

惊悸常由忧思惊恐，七情触动而发，病多浅暂。分而言之，"惊"因外有所触而动；"悸"指无外触而自身惊悸之病，常由心血不足引起。两者又互相联系，突受惊恐常导致心悸，心悸又易并见惊恐，所以常惊悸并称。笔者深入研究发现，惊悸病因复杂，感受外邪、饮食失宜、情志内伤、素体虚弱、体质因素等方面都与惊悸存在相关性。

（一）感受外邪

风、寒、暑、湿、燥、火等邪气侵袭人体，引起脏腑气血功能紊乱、神魂游变而致惊悸。历代医家非常重视外感邪气对人体的作用，如《素问·生气通天论》"因于寒，欲如运枢，起居如惊，神气乃浮"，《素问·痹论》"肝痹者，夜卧则惊"，这些条文认为外感风寒湿邪引起肝痹，魂不安舍。《伤寒论》记载太阳病误治所致惊悸的证治："伤寒脉浮，医以火迫劫之，亡阳必惊狂，起卧不安者，桂枝去芍药加蜀漆牡蛎龙骨救逆汤主之。"《诸病源候论》秉承这一思想并做了进一步阐发，提出"风惊悸候"，即体虚心气不足，外受风邪，引发惊悸。《圣济总录》论述了胆虚外受风邪致胆寒而引发惊悸。清代温热病学派的兴起，进一步丰富了外感致惊悸的理论，如叶桂认为"惊悸多魇，通夕无寐，此是肝经受邪"。这论述的是肝经因虚受邪气侵袭，肝魂游变致噩梦害怕的情形。《王氏医案》则论述了温邪直入营分，则会出现神气躁乱，惊悸不眠。

（二）饮食失宜

饮食失宜导致脾胃损伤，化生痰湿或气血虚弱引起心神不安或失养而致惊悸的发生。如《素问·阳明脉解》记载："足阳明之脉病……闻木音则惕然而惊。"本段经文阐述了土病畏木，闻声易惊的情况。后世医家也非常重视此观点，如《医学纲目》中论述喜食海蛤致惊悸不寐案，海蛤为咸味，多食海味，暗耗血液，心神失养，夜间惊悸。此外，嗜食肥甘，煎炸炙煿，聚湿成痰，痰浊日久化火，痰浊或痰火扰心，可引发惊悸、失眠等症，如《王九峰医案》曰："痰火扰动神魂，夜卧不安，倏寐倏醒，怔忡惊悸，莫能自主。"现代人生活水平提高，饮食模式偏向高蛋白、高脂肪、高能量，饮食营养过剩，易生湿化痰，且饮酒过多，更易使痰郁化火，痰火搏结而扰心出现惊悸。

（三）情志内伤

情志内伤损及心神，可因突遇恐吓等不良刺激、恐惧的事情持续存在，导致气机紊乱，神不守舍。如《素问·举痛论》"惊则心无所倚，神无所归，虑无所定"，是对平素心胆虚怯，突遇惊恐，忤犯心神，神摇不能自主的论述。多思多虑，易耗伤心血、心阴，导致心血不足、心神失养；思则气结，郁久化热，火热扰心，亦致心悸。历代医家对情志因素导致惊悸的论述非常丰富。如《济生方》曰："惊忧思虑，气结成痰，留蓄心包，怔忡惊惕，痰逆恶心，睡卧不安。"忧虑伤脾，聚湿成痰，痰扰心包，心神动摇则发生惊悸、失眠。《赤水玄珠》所述"又有劳心过度，以致神不守舍，而为惊悸不寐"，是对劳心过度，心血耗伤，神失所养的论述。《证治汇补·正传·肝胆心虚》记载："或因怒伤肝，或因惊入胆，母令子虚，而心血为之不足……皆致惊悸怔忡之症。"怒则伤肝，母病及子，心血不足，亦可致惊悸怔忡。《三元延寿参赞书》："因事而有大惊恐，不能自遣，胆气不壮，神魂不安……"情志所伤既可单独引起惊悸，又可加重其他原因引起的惊悸。其中，忧思、惊恐、愤怒与惊悸不安状态的相关性最显著。

（四）久病体虚

久病体虚，脏腑气血亏虚，或日久生痰生瘀，导致意志不定，易致惊悸。《灵枢·经脉》云："肾足少阴之脉……气不足则善恐，心惕惕如人将捕之，是为骨厥。"这强调了劳倦内伤，真元受损，精气耗损，志意不定，引起惊悸。《诸病源候论》之"虚劳惊悸候""脚气风经五脏惊悸候""金疮惊悸候"，分别阐述了虚劳、脚气、金疮病久致气血亏虚，惊悸而作。《备急千金要方》记载："石英煎，主男子女人五劳七伤，消枯羸瘦，风虚痼冷，少气力，无颜色，不能动作，口苦咽燥，眠中不安，恶梦惊恐，百病方。"指出了劳倦内伤，人体真元受损，志意不定，而致惊恐。《圣济总录》将"虚劳惊悸"专列出来，并提出相应治疗方剂。《三因极一病证方论·五劳证治》记录"心劳虚寒，惊悸，恍惚多忘，梦寐惊魇，神志不定"，描述了五劳中心劳所致的惊悸，并以定心汤治疗。《济生方》用羊肾丸治肾劳虚寒所致的"梦寐惊悸"。《缪松心医案·痰火》谓："烦劳阳升挟痰，神蒙不寐，寐易惊惕。"烦劳过度，阳气升腾，兼夹痰浊，痰蒙清窍，产生惊悸。《卫生易简方》说："大病后，虚烦不得睡卧，及心胆虚怯，触事易惊，短气悸怖，或复自汗。"指出大病之后，脏腑气血亏虚，意志不定，产生睡卧不安，心多惊悸，并给出相应的治疗措施。由上可见，久病尤其虚劳是导致惊悸不安状态的重要原因。

四、惊悸不安状态的病机

一般认为，惊悸多由气血阴阳亏虚，心失所养，或痰瘀水饮阻滞，邪扰心神所引起，以触忤心神为主要病机，病位以心为主。研究发现，惊悸病机复杂，与脏腑气血阴阳功能紊乱密切相关，涉及虚实两端。病位可涉及心、肝、胆、脾、肾等脏，且实证和虚证之间，正虚或邪实之间，都可以相互转化或夹杂。

（一）虚证

1.气血虚弱，神魂失养 气血是构成与维持人体生命活动的物质基础，是神产生的基本条件。气血不足不仅会影响五脏的功能活动，而且会出现精神情志活动的异常变化。中医素来重视气血调和，惊悸不安状态的发生与脏腑气血功能紊乱密切相关。《灵枢·本神》指出："肝藏血，血舍魂，肝气虚则恐。"此为首次提出肝血虚，肝魂失摄导致惊悸，为后世从肝脏论治惊悸开启了先河。后世医家在临床实践基础上，进一步发展了气血虚弱导致惊悸的理论。如《华氏中藏经》说："（心）虚则多惊悸，惕惕然无眠。"《诸病源候论》曰："心藏神而主血脉。虚劳损伤血脉，致令心气不足，因为邪气所乘，则使惊而悸动不定。"说明气血虚弱，邪气外袭，神不安舍是引起惊悸的病理机制。《普济本事方》论述了肝虚受邪所致的惊悸，"治肝经因虚，内受风邪，卧则魂散而不守，状若惊悸，真珠丸"，说明肝经血虚，魂不守舍，影响心神而出现惊悸不安，并提出从肝脏论治惊悸。《不居集》指出："营主血，血虚则无以养心，心虚则神不守舍，故或为惊惕，或为恐畏，或若有所系恋，或无因而偏多妄思，以致终夜不寐，及忽寐忽醒，而为神魂不安等证。"在《辨证奇闻》中也有类似论述，从肝血肝魂的生理病理分别加以阐明，"肝藏魂，肝血足则魂藏，虚则魂越。游魂多变，亦由虚也"。另外，中焦受损，气血生化乏源，心神失养，或气机升降失司，气血结聚中焦，也可导致惊悸。如《吴鞠通医案》所说："阳明空虚，故无主，闻声而惊。"窦材《扁鹊心法》指出："生冷硬物，损伤脾胃，致阴阳不得升降，结于中焦，令人心下恍惚。"可见，气血亏虚，心神失养，神不安舍，肝魂失摄，是导致惊悸不安状态的重要病机。

2.心胆虚怯，心神不安　《素问·灵兰秘典论》说："心者，君主之官也，神明出焉……胆者，中正之官，决断出焉。"心藏神，对精神活动起主宰作用，而胆起决断作用。两者在神志上主辅配合，相互为用。心胆虚怯，心神失养，镇静决断之力减退，神不守舍，则善惊易恐。古代文献对心胆虚怯所致惊悸的论述较多，如《灵枢·邪气脏腑病形》记载："胆病者，善太息，口苦，呕宿汁，心下澹澹，恐人将捕之。"这是对胆气不足，主持勇敢镇定的功能减弱，出现恐惧害怕的最早论述。后世医家在此基础上进一步发挥，如《华氏中藏经》曰："（胆）虚则伤寒，寒则恐畏，头眩不能独卧。"《三因极一病证方论》论述："心胆虚怯，触事易惊，或梦寐不祥。"并将其命名为"心惊胆寒"，指出病在心胆经，属于不内外因，以温胆汤进行治疗，使惊悸从胆腑论治理论得以发展。《太平圣惠方》对胆虚冷扰及心神所致惊悸及症状进行了描述，"胆虚冷，恒多恐畏，不能独卧，心下澹澹，如人将捕"，并提出相应的治疗方剂。《古今医鉴·不寐》所述"胆涎沃心，以致心气不足"，为虚实夹杂，木不生火，胆病及心，心胆气虚，神魂不安，善惊易恐。可见，胆气虚怯，或胆虚及心，心胆虚弱，易于发生惊恐。

3.阴虚火旺，扰动神魂　阴液亏少，无以制阳，阳热之气相对偏旺，扰动心神而表现为惊悸状态。古人对阴虚火旺引发的惊悸多从心、肝、肾等脏进行论述。《景岳全书》曰："若水亏火盛，烦躁热渴而怔忡、惊悸不宁者，二阴煎或加减一阴煎。"《辨证奇闻》云："肝血既亏，肝皆火气，魂将安寄？"即指肝阴不足，或肝血少藏，内风上旋皆可引起惊悸。《医碥》载："心虚热而阴气不敛者，睡则多惊。"描述的是心阴不足，阴不制阳，虚热内生，热扰心神的情况。可见，阴津耗损，其濡养滋润功能受损，虚热奔腾于上，热扰神明，神不安舍而致惊悸。

4.阳不交阴，心肾失交　心在上焦，属火；肾在下焦，属水。生理状态下，心火下达肾水，肾水上济心火，使肾水不寒，心火不亢，维持两脏之间生理功能的协调平衡。若心火炽盛，不能下交于肾，肾水亏虚，不能上济于心，心肾失交则神志不宁。历代医家对心肾不交所致惊悸的认识非常多。如《叶氏录验方》指出："心肾不交，上盛下虚，心神恍惚，睡多惊悸。"《景岳全书》特别强调了肾精不足，心神失养是惊悸的根本所在，"凡治怔忡惊恐者，虽有心、脾、肝、肾之分，然阳统乎阴，心本乎肾。所以上不宁者，未有不由乎下，心气虚者，未有不因乎精"。陈世铎也非常重视心肾不交在惊悸中的作用，指出："心惊本是上症，而余分上下者有故。心与肾相通，心气不下交于肾，则能成惊而不寐；肾气不能上交于心，亦能不寐而成惊也。"《辨证奇闻》云："少阳胆在半表里，心由少阳交肾，肾亦由少阳交心。胆气虚，心肾至，不能相延为介绍，心肾怒，两相攻击，胆愈虚，惊易起，益不能寐。"突出强调了胆气怯在心肾不交致惊悸发病中的重要作用：一方面肾阴亏虚，木失荣养，肝胆自怯，神不安舍；另一方面，胆属少阳经，属半表半里，为心肾交通之会。胆气怯，心肾不能交通，而致惊悸。《不居集》列"怔忡惊悸健忘善怒善恐不眠"篇，强调其病机的联系性，也突出了心肾不交在惊悸失眠中的重要作用，"惟虚损之人，阴亏于下，元海无根，气浮于上，撼振胸臆，是心不能下交于肾，肾不能上交于心，则筑筑心动，惕惕恐畏，为怔忡惊悸者有之……盖神之不安其舍者，多由于心血不足。而心血之不足，多由于肾之虚衰，不能上下交通，而成水火既济也"。由此形成了惊悸不安责之心肾失交的模式，为惊悸的辨治提供新的思路。

5.阳气受损，神明紊乱　《素问·生气通天论》云："阳气者，精则养神，柔则养筋。"王冰注："阳气者，内化精微，养于神气，外为柔软，以固于筋。"阳气虚衰，无法滋养神气，神明紊乱，是导致惊悸的重要病机。《伤寒论·辨太阳病脉证并治第六》载："伤寒脉浮，医以火迫劫之，亡阳，必惊狂，卧起不安者，桂枝去芍药加蜀漆牡蛎龙骨救逆汤主之。"指出强逼火劫发汗，阳随汗亡，心阳不足，出现惊恐。张景岳提出："经曰：肝气虚则恐。又曰：恐则气下，惊则气乱。夫肝气既虚，肾气既伤，而复见气下气乱，无非阳气受伤之病。"阳气虚衰，气机失常，神明紊乱，引起惊悸。《王应震要诀·王震云先生诊视脉案》对阳虚所致惊悸论述详尽："胸腹胀满，汗出如雨，四肢逆冷，睡中惊悸，觉上升如浮，下陷如坠，脉洪大而数，重按微细，此乃属无火，虚之极也。"

（二）实证

1.肝郁化火，魂游为变　情志不遂，肝气郁结，肝郁化火，扰动心神，魂不安舍。《素问·六节藏象论》曰："肝者，罢极之本，魂之居也。"情志不遂，肝气郁滞化火，伤及肝脏之魂，则会出现神志失常症状。《华氏中藏经·论肝脏虚实寒热生死逆顺脉证之法》指出："肝中热，则喘满而多怒，目疼，腹胀满，不嗜食，所作不定，睡中惊悸……"认为肝实热，气机逆乱，魂游散守，睡眠易惊。《太平圣惠方》云："肝实热，梦怒惊恐，宜服泻肝防风散方。"这对论治肝实热所致惊悸做出了重要贡献。《曹仁伯医案》对肝经伏热引起惊悸的症状机制进行了阐述："夜间仍有寐时，即得寐时容易惊惕而醒，又属肝经伏热，不能藏魂所致。"因此，情志不遂，肝气郁滞化火，或肝经伏热，魂不能安舍于肝，游魂为变，都可以引发惊悸不安。

2.君相火旺，神魂不安　君火即指心火，居于上焦。相火居于下焦，与君火相互配合，以温养脏腑，推动人体的功能活动。《素问·天元纪大论》云："君火以明，相火以位。"若君火、相火偏亢，消耗阴液，而生虚热，热扰心神，神魂不安，则会影响机体的正常生理功能。《曹仁伯医案》曰："肝之火，相火也，心之火，君火也。君火一动，相火无不随之而动。"论述的是心火引动肝火而致的惊悸。

《备急千金要方·卷十三·心脏·心虚实第二》载："治心实热，惊梦喜笑，恐畏悸惧不安，竹沥汤方。"对心实热所致惊悸进行了论治。《太平圣惠方》则论述了心实热引发惊悸的机制在于阳盛所引起的卫气不行、荣气不通。在《医碥》中也有热扰心神致惊的论述："心为热所乘，则动而惊。"《费绳甫先生医案》云："抑郁伤肝，火升无制，挟痰销铄心营，神魂飞越。"认为肝火可挟痰消耗心阴，遂至心肝火旺，神魂不安。《得心集医案》指出："肝火太旺，以致血燥……火愈炎，木愈燥，风愈张，风火相煽，心主撩乱。"可见，无论心火、肝火单独为患，还是相互并见，都可引起神魂不安，惊悸而作。

3. 痰郁热扰，胆失清净　胆者，清净之府也，性喜宁谧而恶烦扰。若胆为邪扰，失其清净，则可引起胆怯易惊，心烦不眠，夜多异梦，惊悸不安等表现。《华氏中藏经》对胆热所致惊悸进行了论述："（胆）实则伤热，热则惊悸，精神不守，卧起不宁。"《太平圣惠方》详尽论述了胆实热的证候，并提出相应的治疗方剂："若肝气有余，胆实。实则生热，热则精神惊悸不安，起卧不定……"《张氏医通·不得卧》认为痰郁胆经，清静受扰，惊悸遂至："不寐有二……有痰在胆经，神不归舍，亦令人不寐。"《血证论·卷六·惊悸》云："又凡胆经有痰，则胆火上越，此胆气不得内守，所以惊也。"胆经有痰，使胆气失于内收则恐惧而作。综上，胆为中正之官，无论胆气不舒，日久化热，热扰神魂，还是胆郁生痰化火，胆气不定，都可出现惊悸。

4. 火热素盛，扰动心神　素体阳热，易扰心神，而至心神不安，而生惊悸。《素问·至真要大论》曰："诸病胕肿，疼酸惊骇，皆属于火。"这是火热内郁，扰动神志导致惊悸的最早论述。后世医家多有发挥，以金代刘完素最为显著，他主张火热邪郁于体内，热扰神明，心神不能内守是导致惊悸的原因，如《素问玄机原病式》云："热甚于内，则神志躁动，反复癫狂，懊恼烦心不得眠也……故心胸躁动，谓之怔忡，俗云心忪，皆为热也。"《素问病机气宜保命集》曰："禁栗惊惑，如丧神守，悸动怔忪，皆热之内作。故治当以制火，制其神守，血荣而愈也。"治疗上，"重，怯则气浮，欲其镇也，如丧神守，而惊悸气上，厥逆癫疾，必重剂以镇之。"开后世重镇安神，治疗惊悸之法门。王肯堂则认为五脏六腑之热归于胃同样可致惊，《证治准绳》载："胃虽无神，然为五脏之海，诸热归之则发惊狂。"《医碥》指出："五脏之热，皆得乘心而致惊。"《景岳全书发挥》强调五志之火致惊悸不寐："或为惊惕，或为恐畏，此等皆五志之火妄动而不寐。"可见，情志不舒，郁而化火，或体内郁火，火热扰心，心神不安，惊悸而作。

5. 痰袭心包，痰热扰心　素体痰湿体质，或嗜食肥甘厚腻之品，湿食生痰，郁痰生热，扰动心神。《济生方》载："惊忧思虑，气结成痰，留蓄心包，怔忡惊惕，痰逆恶心，睡卧不安。"《丹溪心法》云："惊悸者血虚，惊悸有时，以朱砂安神丸。痰迷心膈者，痰药皆可，定志丸加琥珀、郁金。"认为血虚有痰为惊悸发生的机制。《医学衷中参西录》认为痰袭心包是引发惊悸发生于夜间的因素："有其惊悸恒发于夜间，每当交睫甫睡之时，其心中即惊悸而醒，此多因心下停有痰饮。心脏属火，痰饮属水，火畏水迫，故作惊悸也。"《何氏虚劳心传》也对血虚痰火致惊进行了论述并以天王补心丹进行治疗："心血虚之，故血虚则心生火，火则生痰，痰动心包，故惊跳及梦魇不宁。"可见，痰袭心包，火为水迫，或痰火为患，震荡心君，扰动神魂，都是惊悸不安的重要病机。

古代医籍对惊悸不安状态病机的论述主要涉及脏腑气血阴阳功能紊乱，重点以脏腑辨证为主，主要为心、肝、胆、肾的气血失调，阴阳失和，以致神魂受扰，惊悸不安。其病机复杂，虚实之间常相互兼加。如实证日久，正气亏耗，可分别兼见气血阴阳亏损；虚证也可因虚致实，而兼见实证表现。如阴虚常兼火亢或夹痰热，阳虚易夹水饮或痰湿等。正虚之间或邪实之间，也可相互转化或兼夹。正虚方面，心气虚可引起心阳虚，心血虚日久引起心阴虚等；阴阳互损，又可引起气血不足、气阴两虚、阴阳俱虚；邪实方面，气滞血瘀、痰瘀又可互化。

（三）其他心理状态转化

五种心理紊乱状态之间的关系是并列排布，并且可以相互转化，甚至相兼为患。惊悸不安状态可演变为精神萎靡状态、思虑过度状态、郁闷不舒状态，也可与其他状态相兼为病。

《灵枢·本神》云："心怵惕思虑则伤神，神伤则恐惧自失。"惊悸不安状态患者常神气不足，出现精神不振，嗜睡健忘，目光少动乏神表现，日久则神伤。心主藏神，心主血，脾藏血，神伤则心血不足，精神得不到充养，精神浮越于外，致使患者精神萎靡不振，久则转化为精神萎靡状态，患者常常表现为情绪低落、思维缓慢、精神萎靡、倦怠乏力等症状。

"惊则气乱"，惊悸不安状态致使患者气机紊乱，升降失调，可导致气结的病理状态，"思则气结于心而伤于脾"，气结日久，损伤心脾，心主神，神志无法发挥正常生理功能，气机郁结于体内，无法发挥正常作用，致使神的功能失调，可转化为郁闷不舒状态。患者常常表现为胸闷、气短、脘痞、腹胀等症状。

"惊则神无所倚，虑无所定"，惊悸不安状态的患者具有思虑不定的特点，惊悸患者时常多思多虑，性格敏感，独处时常常思考惊吓事物，久则导致气机失于畅达，不能发挥正常生理功能，进而转化为思虑过度状态。患者常表现为多思多虑、不寐等表现。

五、惊悸不安状态的中医心理机制

（一）惊悸不安状态"五神"病机研究

1.五神相关理论　"五神"即"神、魂、魄、意、志"，是中医学的重要概念，是古人对人类精神、心理活动乃至部分生理活动的认识。《黄帝内经》虽无"五神"一词，但却有神分为五而分藏于五脏的论述。

"神"是人体总的生命活动的体现，是精神、意识、知觉、运动的概括。就人体而言，神有广义、狭义之分。广义的神指人体的生命活力，如《灵枢·本神》云："生之来谓之精，两精相搏谓之神。"狭义的神，即心神，单指精神思维活动，如《素问·灵兰秘典论》曰："心者，君主之官，神明出焉。""魂",《灵枢·本神》有"随神往来者谓之魂"之说,《左传疏注》有"附气之神曰魂"之说,唐容川则有"魂者,阳之精,气之灵也"之说。现代学者认为,魂是后天发展而成的较高级的偏于兴奋的主动的精神心理活动,包括感觉基础上的思维、想象、评价、决断、情感、意志等。"魄",《灵枢·本神》曰:"并精而出入者谓之魄。"孔颖达《五经正义》云:"初生之时,耳目心识,手足运动,啼呼为声,此则魄之灵也。"可以认为魄主要是指一些与生俱来的、本能的、较低级的神经精神活动,如新生儿啼哭、嘴触及乳头吸吮等非条件反射性动作和四肢运动、耳听、目视、冷热痛痒等感知觉及记忆等。"意",《灵枢·本神》有"心有所忆谓之意"之说,《类经·藏象类》有"一念之生,心有所向而未定者,曰意"之说。《医宗金鉴·杂病心法要诀卷四十一·神之名也》有"意者,心神之机,动而未形之谓也",含有注意性质,可理解为进行思维活动或动作行为的初始状态。"志",《灵枢·本神》曰:"意之所存谓之志。"张介宾《类经》注释谓"意已决而卓有所立者,曰志。"其是有着明确目标的意向性心理活动,即现代心理学所谓的意志。由此可见,五神对于感觉、感知外界事物,主持思维、思辨等整个精神活动的调控起着重要作用,可以很好地反映人体精神、心理、情志和行为等的异常和相应的病理变化。近年来发现,五神与许多精神心理行为性疾病的发生发展密切相关,是诠释现代心理疾病的一个重要研究方向。已有人将其用于痴呆、失眠症、儿童行为性疾病等的研究,取得了一定的进展,值得开展进一步深入研究。

2. 惊悸不安状态的"五神"病理机制研究　笔者在前期研究工作发现,五神与惊悸不安状态的发生发展具有相关性。通过查阅古今医籍文献,并经过临床流行病学调查和临床的实践验证,笔者认为,惊悸不安状态患者往往因为七情过激或衰老体弱等原因,加之个性特点,可导致五神要素之间的协同关系出现失衡,从而表现出神志的紊乱。神志的紊乱体现为狂乱和不及两端,患者出现注意力不集中或健忘,对外界感知错误,或形骸行为等的异常。临床上据患者不同的临床表现,可归纳出心惊神乱、神用不及、心志减退、意的减退、惊则气乱五大病机。

（1）心惊神乱：惊恐过度则伤心神，神不守舍，心神对志意失却统摄，机体各部分及五神得不到应有的协调和统治，则发生躯体和神志功能紊乱。心神动摇，肝魂飞扬，志意散乱等致使出现恐惧、失眠等神志改变。正如《灵枢·本神》所说："怵惕思虑者则伤神，神伤则恐惧，流淫而不止……肝悲哀动中则伤魂，魂伤则狂妄不精，不精则不正……肺喜乐无极则伤魄，魄伤则狂，狂者意不存人。"《灵枢·大惑论》说："神劳，则魂魄散，志意乱。"《不居集·恐怖不寐》也认为"恐怖不寐"系"血气耗损，惊惧恐畏，精亏气弱，神无所依而不寐"。心气涣散，心失所养，则会出现心中紧缩感，即"心怔悸如悬旌"（《眉寿堂方案选存·女科产后》）。气机散乱，虚阳浮越，产生烦热，则易出现躁动，坐立不安。热扰神明，正气失主，则易被惊吓。惊则神散，而神散容易消耗精气，气固摄不及则身体多汗出。

（2）神用不及：素体虚弱，或劳倦太过，或思虑过度，或久病伤正后气血阴阳亏乏，神失所养出现的神志不用状态。气血亏虚，神失所养，或肾志损伤，出现记忆力减退，如《灵枢·本神》说："肾盛怒而不止则伤志，志伤则喜忘其前言。"心阳不振，精神不济，加之个人过于敏感、过度自我关注，则会出现神用不及的心理表现，如多疑多虑，患得患失，总感觉要有不幸的事情发生等，即总处于"心如悬若饥状""心惕惕如人将捕之"（《灵枢·经脉》）的状态。营血虚弱，脾胃运化失司，则出现饮食减少的情况。

（3）心志减退：志是有着明确目标的意向性心理活动。若平素胆怯，或消耗过度，或体质素虚，暴受惊恐等负性生活事件时，承受力弱，则会导致心志减退。《素问·宣明五气》云："肾藏志。"唐容川进一步发挥说："志者，专意而不移也。志本心之作用，而藏于肾中，阳藏于阴也。"可见，心肾功能正常是心志运行的基础。《中西汇通医经精义·卷下·全体总论》曰："肾藏志，志定则足以御肾精，御心神，使不得妄动；志定则足以收肝魂，收肺魄，使不得妄越。"进一步说明了肾志对心神魂魄的统摄作用。坎离失交，志之所存减少，志专不能，表现真阴不足，相火妄动，心神动而迷乱，会导致六神无主，阴血虚，可变生其他症状，如阵发性腿软乏力。心血亏虚，心失所养，心悸动不安。血虚，眼睛失却濡养，会出现视物昏花。

（4）意的减退：情绪不稳定，或素来内向，或素体虚弱，或脾用减弱，惊悸诱发或加重其心神不及，出现意的减退状态。诚如《灵枢·本神》所说："脾愁忧而不解则伤意，意伤则悗乱，四肢不举。"王夫之《读四书大全说》指出："心之为功过于身者，必以意为之传送。"说明意是心身的媒介，意的功能减退，传递心神不及，必然出现动作行为不用的表现。气血虚弱，神弱意退，则喜欢蜷曲背人而卧，不愿见人。元阳虚极，心虚惊悸，胆怯多疑，则精神疲倦不愿多言。神气衰微，疑神疑鬼，则独自一人不敢睡。

（5）惊则气乱：惊是突然受惊的一种精神刺激，能使机体的气机运行紊乱，同时大惊卒恐又会伤及心神，所以也有惊属心志之说。如《素问·举痛论》说："惊则心无所倚，神无所归，虑无所定，故气乱矣。"《类经·疾病类·宣明五气》云："大惊卒恐，则神志散失，血气分离，阴阳破散，故气乱矣。"惊则气机散乱，升降出入失调，以气逆上冲为主，影响肺胃则出现咽部梗塞感、气短；惊气侵及皮间，则会出现肌肤热，面部发热。

上述五大病机在惊悸不安状态的患者中可交叉存在，以一种或两种为主。其中心惊神乱者最为常见，这可能与受刺激的程度及持续时间的长短有关，其具体机制还有待进一步深入研究。

（二）惊悸不安状态的分层病机

在中医理论中，病机占有十分重要的地位。由于疾病处于运动变化的过程中，同一疾病在不同病变阶段或病变程度不同时，都可使疾病表现为不同的证候，具有不同的病机侧面。将惊悸不安状态按照基本病机和衍化病机等进行讨论，搭建条理清晰的疾病框架，有助于理清疾病的脉络，指导临床治疗。

1.惊悸不安状态的基本病机　惊悸不安状态的基本病机是"惊则气乱"和"神乱"。两者相互联系，相互影响，共同影响着机体的功能状态。

"惊则气乱"是惊悸不安状态的基本病机之一。一定范围内的惊吓、惊恐等情绪可以被机体调节和耐受，但"惊"超过一定限度，则会成为致病因素，就会影响机体正常的生理活动，其中最主要的是影响气机运动。《素问·举痛论》曰："百病生于气也。"惊悸不安状态的发生、发展、变化与气的运动失常密切相关。《素问·举痛论》曰："惊则心无所倚，神无所归，虑无所定，故气乱矣"，指出惊吓、惊恐等情绪可以影响气的运动，使内脏气机升降失调，气血功能紊乱而导致疾病的发生。

惊悸病位以心为主。心者，五脏六腑之大主。明代医家张介宾在《类经·疾病类·情志九气》中指出："心为五脏六腑之大主，而总统魂魄，兼赅志意。故忧动于心则肺应，思动于心则脾应，怒动于心则肝应，恐动于心则肾应，此所以五志惟心所使也。"又说："情志之伤，虽五脏各有所属，然求其所由，则无不从心而发。"惊伤心神，心神一乱，则五脏六腑皆乱。受惊表现于内可致心悸动荡如无所倚，神志无所归宿，心中疑虑不定等气乱的变化，反映于外可表现为人体神志无主，出现目惊不转，尖声呼号或声低语颤或不能言，短气，自汗体倦，坐卧不安及多异梦等症状。惊怖者血气分离而乖乱，故气促而面青，两目发呆且直视，行动小心翼翼，闻声则惕然而惊，甚者出现痴呆和僵仆等症。

《丹溪心法·惊悸怔忡六十一》云："惊者，恐怖之谓。"《素问玄机原病式》云："恐则喜惊。"《罗氏会约医镜·卷十·杂证》概括指出："恐惧者，如人将捕之状，不能独卧，自知而自畏也……惊从外起，恐由内生。惊出于暂，而暂者即可复；恐积于渐，而渐者不易解。"由此可以看出，惊为不自知，事出突然而受惊慌乱，乃是外来之惊惧。恐为自知而胆怯，乃内生之恐惧。恐为惊之渐，惊为恐之甚，惊与恐是程度不同的两种状态，两者相辅相成、密不可分。因此，惊悸不安状态又与肾密切相关。

肾为先天之本，精之所藏，职司二便。恐惧不解，精亏肾虚，肾气下陷，失于固摄，可使气下精却，精失固涩，二便失禁及晕厥。久伤七情，使肾阳暗耗，可导致脑髓空虚，出现眩晕健忘，耳目失聪，足软无力。《素问·举痛论》曰："恐则精却，却则上焦闭，闭则气还，还则下焦胀，故气下行矣。"指明因恐而伤肾，以致肾精不得上奉，当上者不上，势必造成当下者不降，从而引起气机的紊乱。

"神乱"为惊悸不安状态的另一基本病机。《灵枢·本神》说："怵惕思虑则伤神。"《灵枢·大惑论》说："神劳，则魂魄散，志意乱。"心神动摇致肝魂飞扬、志意散乱等，机体各部分及五神得不到应有的协调和统治，则会出现惊悸、恐惧、失眠等神志改变。神乱可以影响人体气机的正常运行，从而导致气机的紊乱。人体内气机失调而紊乱，又会影响到精神情志活动，引起神乱。总之，气机紊乱与神乱相互影响，扰乱人体的正常功能而发病。

2.惊悸不安状态的衍化病机　衍化病机是结合患者的体质、个性、经历、外有所触及事件本身的严重程度、持续时间等因素，在原发病机的基础上，导致病机发生的延展性变化。惊悸不安状态产生的病理基础是"惊则气乱"。以触忤心神为主要病机，病位以心为主，可涉及肝、胆、脾、肾等脏，与脏腑气血、阴阳功能紊乱密切相关。其基本病机衍化具体概括为伤精、耗气、耗血、神怯、气逆、阳逆、血冲七个方面。

（1）伤精：精是人体生命的本原，是构成人体和维持人体生命活动的最基本物质。《素问·六节藏象论》说："肾者主蛰，封藏之本，精之处也。"肾气的闭藏作用和激发作用的协调，使得精藏于肾，发挥其生理效应而不无故流失。恐为肾志，可使精气却而不上行。过度的惊恐，常损伤脏腑精气，导致脏腑气机逆乱而发病。

（2）耗气：气是人体生命活动的动力，是维持人体生命活动之根本。《管子·枢言》云："有气则生，无气则死，生者以其气。"长期处于惊悸不安状态，消耗人体之气，气固摄不及则可引起多汗、遗精、早泄等病证。

（3）耗血：《灵枢·平人绝谷》说："血脉和利，精神乃居。"人的精神活动必须得到血液的营养，才能产生充沛而舒畅的精神情志活动。在诸多因素影响下，血液亏耗，则会出现不同程度的精神情志方面的病证，如健忘、失眠、烦躁、惊悸、多梦，甚至神志恍惚、谵妄等。

（4）神怯：神怯即指神气怯弱。张介宾在《类经》中指出："心为五脏六腑之大主，而总统魂魄，并赅意志。"又说："情志之伤，虽五脏各有所属，然求其所由，则无不从心而发。"因此心主神明的生理功能异常，即可出现精神、意识、思维的异常。惊悸不安状态患者长期处于焦虑、紧张、恐惧状态，心气亏虚，神气怯弱，则会出现心悸、胆怯易惊、失眠多梦等症。

（5）气逆：气逆是指气的升降失常，气机逆而不顺的病理变化。升降出入是气的基本运动形式，是维持正常生理活动所必需的条件。惊悸不安状态患者因长期处于惊恐不安、紧张焦虑的状态，致气机散乱，升降运动失去原有的规律，则会出现气机升降出入失常的改变，以气逆上冲为主，可表现为气短、咽部哽咽感等。

（6）阳逆：人体阳气总是处于不停的升降出入运动状态。如果阳气升降出入运动形式发生障碍，阳气过盛或过衰，则会成为逆乱之气而伤害人体。《素问·生气通天论》说："阳气者，大怒则形气绝，而血菀于上，使人薄厥。有伤于筋，纵，其若不容。"表明不良情志刺激可引起气机紊乱，致使阴阳升降失职，阳气上逆，引起昏厥的发生。伤及筋脉，出现筋脉弛纵、半身不遂等表现。

（7）血冲：《素问·调经论》说："血气不和，百病乃变化而生。"《世医得效方》也云："人之有生，血气顺则周流一身，脉息和而诸疾不作，气血逆，则运动滞涩，脉息乱而百病生。"气为血之帅，血为气之母，血液能周流不息，滋养全身，依赖气的正常推动作用。惊悸不安状态患者因其气机升降出入异常，气逆上冲，致使血随之上冲而导致眩晕等症。

六、惊悸不安状态的分类

根据惊悸的病因及症状表现可以将惊悸不安状态进行分类，主要有以下三种状态。

1. 无故自惊而致的惊悸不安状态　是指患者在没有受到惊恐等外界不良刺激的情况下，所表现出的神魂游变，无故自惊。严重者可出现急性惊恐发作，是指突然发作、严重不能自主的惊悸不安状态。患者常会出现神情慌张不能自持，目无所定，甚至肢体不自主性颤动、汗出等。如《诸病源候论·虚劳惊悸候》曰："虚劳损伤血脉，致令心气不足，因为邪气所乘，则使惊而悸动不定。"又如《医学正传·怔忡惊悸健忘证》曰："惊悸者，蓦然而跳跃惊动而有欲厥之状，有时而作者是也。"《梦游天姥吟留别》载："忽魂悸以魄动，恍惊起而长嗟。"这都是对突然发作、严重不能自主的惊悸不安状态的描述。

2. 暴受惊恐而致的惊悸不安状态　是指患者在一定的时间内，由于受到外界某些不良因素的刺激，而出现的过分害怕，心中悸动，惴惴不安，严重者不能自主的神乱状态。这也是机体针对不良因素而产生的应激状态，体现了患者的心理活动在这一时间段内的特征，同时反映了机体的心理活动水平。正如《三因极一病证方论·惊悸证治》所说："惊悸，则因事有所大惊。""遂使惊悸，名曰心惊胆寒。"平素心胆虚怯或忧虑过度者，突遇惊恐，忤犯心神，神摇不能自主，皆可致惊悸怔忡之症。

3. 多思易惊而致的惊悸不安状态　是指患者较长期处于高度的精神心理的敏感状态，并具有较强的过度防卫意识，容易过度思虑，甚至殚精竭虑，导致神无所安，虑无所定。若遇事情则极易为外界所干扰，即使是正常人可以接受的刺激或干扰，也可以引起患者的过度反应。如《中藏经》曰："心虚则恐惧多惊，忧思不乐，胸腹中苦痛。言语战栗，恶寒，恍惚，面赤目黄，喜衄血，诊其脉，左右寸口两虚而微者是也。"思和惊均属于中医的七情，是人体对外界事物的不同情绪反应。思虑日久可致惊悸，惊悸不安状态持续存在则可以加重患者的忧思，两者可相兼为病，常常使病情加重。

参考文献

［1］夏征农.辞海［M］.上海：上海辞书出版社，1999：2799，2801，2816，4537.

［2］谷衍奎.汉字源流字典［M］.北京：华夏出版社，2003：664.

［3］孟昭兰.情绪心理学［M］.北京：北京大学出版社，2005：162-163，187-188.

［4］陈力.医学心理学［M］.北京：北京大学医学出版社，2003：136-137.

［5］滕晶.中医"惊悸不安状态"概念的确立与脉象辨识［J］.中国中医急症，2010，20（10）：1592.

［6］王雪娟.失眠症惊悸不安状态量化指标的构建及病因病机研究［D］.济南：山东中医药大学，2010.

［7］焦东亮，许华山，高艳，等.中西医情绪致病理论的比较和思考［J］.北京中医药大学学报，2010，33（10）：656-658.

［8］赵益业，邹旭，吴焕林，等.从神经内分泌免疫网络理论试论中医学五脏相关理论［J］.广州中医药大学学报，2006，23（5）：433-436.

［9］杨宏宇，林文娟.负性情绪对分泌型免疫球蛋白A的影响及其神经内分泌机制［J］.心理科学，2006，29（3）：677-679.

［10］朱宏燕.精神情绪因素与癌症发病的关系［J］.中国中医药现代远程教育，2008，6（1）：84.

［11］李楠.情志致病与神经内分泌免疫网络机制探讨［J］.中医研究，2008，21（3）：3-5.

［12］肖玲，程自立，王高华.心理社会因素与银屑病患者神经内分泌免疫指标的关系［J］.中国心理卫生杂志，2004，18（8）：523-526.

［13］迟松，林文娟.抑郁障碍神经内分泌免疫学的研究进展及心理治疗的作用［J］.中国临床心理学杂志，2003，11（1）：77-80.

［14］薛一涛，刘伟，苏文革，等.冠心病患者情志因素与血管内皮功能关系的研究［J］.实用心脑肺血管病杂志，2007，15（3）：186-189.

［15］米佳，杨世忠，张景洲.肝主疏泄与心理免疫的关系初探［J］.长春中医药大学学报，2006，22（3）：6-7.

［16］黄美娟，黄祝，蒋超，等.恐吓应激对SD大鼠胃GnRH受体表达的影响［J］.中国临床心理学杂志，2003，11（1）：77-80.

第二章 惊悸不安状态的临床辨识

第一节 惊悸不安状态的症状和体征

　　症状和体征是临床疾病的第一指标，是医者诊断疾病的重要依据，消除症状和体征是医学治疗的首要目的。掌握相关疾病的症状和体征，可以帮助医生建立正确的诊断思路，避免漏诊、误诊，因而在临床上具有极高的实用性。

　　近年来，心理疾病患者逐渐增多而不自知，往往会以躯体疾病来就诊。如若医者不能看到这类患者心理情绪与躯体症状的相关性，便不能很好地对症下药以取得良效。针对这种情况，笔者查阅古籍文献，绘制中医惊悸不安状态量表，对临床患者进行测查，不断完善量表，并通过分析总结，形成了对临床诊断及鉴别具有重要意义的惊悸不安状态患者的症状和体征规律。

一、心理情绪

（一）惊恐

　　患者总是或时时处于惊恐不安的状态，自觉有心慌、胸闷、多汗、躁动不安等不适症状，而临床检查并无器质性病变的依据。惊与恐类似，但两者又有不同，惊为不自知，事出突发，恐为自知，类似胆怯。临床患者常常以惊恐为主诉就诊，并伴有焦虑、躁动等异常心理。

（二）过分焦虑

焦虑是由紧张、焦急、忧虑、担心和恐惧等感受交织而成的一种复杂的情绪反应。它可以在人遭受挫折时出现，也可能没有明显的诱因而发生，即在缺乏充分客观根据的情况下出现某些情绪紊乱。临床发现，个性内向的人富于内省，处理心理冲突的方式往往是将其内化而非外倾或发泄，长此以往容易出现焦虑、紧张或害怕等惊悸不安的心理紊乱状态。

（三）患得患失

心阳不振，精神不济，加之个人过于敏感，过度自我关注，则会出现神用不及的表现。《灵枢·经脉》曰："……如无所见，心如悬若饥状，气不足则善恐，心惕惕如人将捕之……"患者平素多疑多虑，患得患失，总感觉要有不幸的事情发生等。

（四）不稳定性情绪

它是一种经历消极情绪状态的持久倾向。情绪不稳定性得分高的人比一般人更容易经历可能遇到的焦虑、愤怒、内疚和抑郁情绪。这类人群即使在轻度紧张的情况下，也可能有较严重的情绪冲突表现，待人接物凭感情用事，爱表现自己，喜欢博得别人的同情和赞扬，在遭遇意外事故时，往往惊慌失措，缺乏自制力和解决问题的能力。患者往往喜欢夸大病情严重程度，情绪起伏大，表现出明显的焦虑、紧张、担忧，容易出现惊悸不安的心理紊乱状态。

（五）强迫性思维

强迫性思维指以刻板的形式不随意地闯入个人脑海的观念、表象或冲动，反复或持久出现，常令人不快，患者经常努力加以抵制，但对这种思想并不能自由地加以干涉或控制，而引起显著的烦躁焦虑情绪。这类患者往往对某件事情过度关注，容易钻牛角尖，如果他们停止思考，就仿佛生活的秩序被打乱，会明显地感到不安。

二、躯体方面

（一）发作性下肢痿软

肾藏志，心肾功能正常是心志运行的基础。唐容川说："志者，专意而不移也。志本心之作用，而藏于肾中，阳藏于阴中也。"若坎离失交，志之所存减少，志专不能，则可表现为真阴不足，相火妄动，心神动而迷乱，导致六神无主，阴血虚，变生其他症状，如阵发性腿软乏力。

（二）多汗

心在液为汗。汗液的生成、排泄受心神的主宰与调节。惊则神散，惊恐过度，损伤心神，神散消耗精气而致气固摄不及，玄府不密，津液外泄，则身体多汗出。《素问·经脉别论》云："惊而夺精，汗出于心。"

（三）纳呆

脾胃为气血生化之源、后天之本，在饮食物的受纳、消化及水谷精微的吸收、转输等生理过程中起主要作用。若情志刺激引起脾胃运化失司，则出现饮食减少的情况。

（四）卧立不安

心神动摇，气机散乱，虚阳浮越在外，产生烦热，则易出现躁动，坐立不安。

（五）视物模糊

肝开窍于目，肝之精血充足，肝气调和，目才能发挥正常的视物辨色功能，若情志不畅，肝血亏虚，眼睛失却濡养，则会出现视物昏花之症。

此外，惊悸不安患者可因其元阳虚极，心虚惊悸，胆怯多疑而表现为精神疲倦，不愿多言；惊则气机散乱，升降出入失调，以气逆上冲为主，影响肺胃，则出现咽部梗塞感、气短；气血虚弱，神弱意退，则喜欢蜷曲背人而卧，不愿见人；热扰神明，正气失主，则易被惊吓。神气衰微，疑神疑鬼，则独自一人不敢睡；惊气侵及皮间，则会出现肌肤热，面部发热。

三、社会支持

社会支持是指个人可以感受、察觉或接受到来自他人的关心或协助

（Reber，1995），是以个体为中心，个体及其周围与之有联系的人们，以及个体与这些人之间的社会互动关系所构成的系统。肖水源（1987）把社会支持归纳为三个方面：一是客观的、实际的或可见的支持，包括物质上的直接援助和社会网络、团体关系的存在和参与；二是主观的、体验到的或情绪上的支持，主要指个体在社会中被尊重、被支持和被理解的情绪体验和满意程度；三是个体对社会支持的利用情况，有些人虽然可以获得支持，却拒绝别人的帮助。社会支持是影响人们社会生活的重要因素，它涉及学习、生活、健康等各个方面，提供充分的社会支持将有利于个体获得社会资源，增强自信心，为个体提供归属感。临床研究发现，有 28.3% 的惊悸不安状态患者属于典型或倾向型内向性格，平素不欲言语，与周围人群交流少，有 30.2% 具有不稳定性情绪，易于焦虑、紧张，对事情的情绪反应强烈。这些均导致患者的社会支持出现问题。

第二节　四诊合参在诊察心理性疾病中的优势

中医四诊即"望""闻""问""切"，是中医诊察疾病的基本方法。人体是一个有机整体，局部病变可影响全身；内脏病变也可以从四肢官窍等各个方面反映出来。所以，通过"四诊"，可以从观察机体外在的表现来了解疾病的病因、性质及其内在联系，从而为进一步辨证论治提供依据。

《医门法律》说："望闻问切，医之不可缺一。"诊断疾病要审察内外，整体察病，那么就要对患者做全面详细的检查和了解。因四诊是从不同角度来检查病情和收集临床资料的，各有其独特的意义，不能相互取代，因此，要想全面了解病情，必须强调四诊合参。通过详细收集患者的信息，对复杂多变的疾病进行分析、综合，分清证候表现的真或假，脉症不一时，"舍脉从症"或"舍症从脉"。通过四诊合参，充分认清疾病，在确诊疾病的基础上进行辨证论治。

经过四诊获得的惊悸不安所导致的疾病症状和体征在古书中多有描述。

一、望诊

《丹溪心法》云："有诸内，必形诸外。"体内的一切变化必然有相应的征象显露于体表。有经验的医者可以通过望诊大致了解病情。

望诊的内容主要包括：观察人的神、色、形、态、舌象、络脉、皮肤、五官九窍等情况，以及排泄物、分泌物的形、色、质、量等。舌诊虽属头面五官，但因舌象反映内脏病变较为准确，实用价值较高，因而形成了舌诊这一中医独特的传统诊法，将另立项目介绍。

1. 望神　即观察人的精神状态和功能状态。神是以精气为物质基础的一种功能，是五脏所生之外荣。望神可以了解五脏精气的盛衰和病情轻重与预后。神伤则机体各部分及五神得不到应有的协调和统治，发生神志功能的紊乱及脏腑损伤。如《灵枢·大惑论》说："神劳，则魂魄散，志意乱。"《灵枢·本神》说："怵惕思虑则伤神，神伤则恐惧……肝悲哀动中则伤魂，魂伤则狂妄不精，不精则不正……肺喜乐无极则伤魄，魄伤则狂，狂者意不存人。"《伤寒论》认为面乍白者为有惊。惊悸不安状态患者长期处于紧张不安的状态，在外表现为惊恐貌。

2. 望色　望色就是医者观察患者面部颜色与光泽的一种望诊方法。《素问·脉要精微论》云："察五色，观五脏有余不足，六腑强弱，形之盛衰，以此参伍，决死生之分。"通过五色的观察，可知五脏六腑的有余和不足。另外，情志的变化亦可以反映于头面，为医者获取信息提供参考。如《形色外诊简摩》云："青主惊，青而脱色，惊恐也。"皮肤的颜色亦可以反映不同脏腑的病证。《素问·金匮真言论》亦曰："东方色青，入通于肝，开窍于目，藏精于肝，其病发惊骇。"指出惊可见于肝病，与五色中的青色相对应。《望诊遵经》曰："血少面无色，惊悸盗汗梦遗。"表明人在惊恐状态下，面色可以变为青色或苍白色。

另外，面部形态的变化，亦可体现人体的精神思想状态。如目前面诊认为，若额上 1/3 至发际处，出现痤疮或颜色的变化，说明此人心理压力比较大。若两眉头之间发红，且出现很深的竖纹，表明此人心脑血管供血不足，易出现头痛、多梦、失眠、心悸、烦躁等。

3. 望形体　望形体即望人体的宏观外貌，包括身体的强弱胖瘦，体型特征、躯干四肢、皮肉筋骨等。人的形体组织内合五脏，故望形体可以测知内脏精气的盛衰。内盛则外强，内衰则外弱。《中藏经》曰："虚则伤寒，寒则恐畏，头眩不能独卧；实则伤热，热则惊悸，精神不守，卧起不宁。"《太平圣惠方》："心有忧恚，伏气在胆，所以睡卧不安，心多惊悸，精神怯弱。盖心气忧伤，肝胆虚冷，致不得睡也。"其指出心、肝、胆的功能失调时，可有惊悸不安，睡卧不宁的表现。惊悸不安严重时甚至可导致形神俱损，《灵枢·本神》有论述"心，怵惕思虑则伤神，神伤则恐惧自失，破䐃脱肉……"

二、闻诊

闻诊包括听声音和嗅气味两个方面的内容，是医者通过听觉和嗅觉了解由病体发出的各种异常声音和气味，以诊察病情的一种方法。闻诊也是一种不可缺少的诊察方法，是医者获得客观体征的一个重要途径。情志的变化可以出现特定的声音和气味，如查阅古书中对惊悸不安状态的描述可以发现，《古今图书集成医部全录》中曰："五脏有声，而声有音。肝声呼，音应角，调而直，音声相应则无病，角乱则病在肝……"《素问六气玄珠密语》曰："少阴为君火……其脏心，其病惊悸，其色赤，其味苦……"指出了情志与声音和气味的关系。

三、问诊

问诊是医者通过询问患者或陪诊者，了解疾病的发生、发展、治疗经过、现在症状和其他与疾病有关的情况，以诊察疾病的方法。因而问诊在疾病的诊察中具有重要意义，特别是在疾病的早期或某些情志致病，患者只有自觉症状，如头痛、失眠等，而无明显客观体征，问诊就尤为重要。它能提示病变的重点，有利于疾病的早期诊断。

临床上，异常的心理状态常常难以被外人察觉，而往往以躯体化障碍等形式表现出来，如果仅仅着眼于躯体性疾病，临床疗效欠佳。笔者通过其他诊法获取的信息进行有目的的循序渐进式的问诊，并通过让患者填写中医惊悸不安状态量表这种自评方式来评定患者的状态，以此来客观评价患者的病情，并向患者确认其真实的心理状态，在药物治疗的同时，辅以心理支持治疗，而达到"治病求本"的目的。

四、切诊

切诊包括脉诊和按诊两部分内容。脉诊是按脉搏；按诊是在患者躯体的一定部位上进行触、摸、按压以了解疾病的体表反应或内在变化，从而获得辨证资料的一种诊断方法。脉诊是中医学一种独特的诊断疾病的方法。因脉象的形成和脏腑气血关系十分密切，因此，气血脏腑的病变可以反映到脉象上，故通过诊察脉象的变化，可以判断疾病的病位、性质、邪正盛衰与推断疾病的进退预后。《脉简补义》说："有是病即有是脉，脉在病后也。若夫病证未形，血气先乱，则脉在病先，诊脉而可以预知将来之必患某病也……然犹一脉主一病，病虽未形，脉象已定，故可据脉以决病也。"

脉象不仅可以反映人体脏腑生理病理的信息，亦可以反映心理信息。《灵枢·本神》很早提出"脉舍神"的观点，《灵枢·营卫生会》记载"血者，神气也"，指出神除五脏之外还寄舍于血脉之中。《素问·经脉别论》曰："黄帝问曰：人之居处动静勇怯，脉亦为之变乎？岐伯对曰：凡人之惊恐恚劳动静，皆为变也。"其指出惊恐、恚恨、劳心乃至动静变化间的各种心理活动都可以引起脉象的变化。而心理状态的改变在脉象中的表现具有特异性，对于我们正确获取人体心理过程、心理状态、个性心理等各方面情况具有重要的意义。尤其是在躯体化障碍的诊治过程中具有举足轻重的作用。

外界事物作用于人体，导致一系列的心理应答反应，长期或巨大的心理应激，则会对其心理造成不良的影响，从而在脉象上遗留曾经事件的痕迹，而对机体造成影响。《诊宗三昧》说："至若尝富贵而后贫贱，则营卫枯槁，血气不调，脉必不能流利和滑，久按索然。"这就是不良的心理过程在脉象遗留的痕迹的记述。《伤寒论·平脉法》对人体处于惊悸不安状态时的脉象进行描绘："问曰：人恐怖者，其脉何状？师曰：脉形如循丝累累然，其面白脱色也。"

笔者在研究精神心理行为性疾病的过程中，经过整理、归纳、分类、统计古代文献，最后分析确定出五类心理紊乱状态，分别为烦躁焦虑、惊悸不安、郁闷不舒、思虑过度和精神萎靡，并对其不同脉象进行了深入研究。

烦躁焦虑状态的患者，在右尺和左寸脉表现出脉动初始的勃发躁疾感。惊悸不安状态患者的右尺脉表现为紧缩，同时在脉动的最高峰有匆匆滑过的悸动感，《蠢子医》形容这种脉象给医者带来的心理感受为"往来如鼠窜"。郁闷不舒状态的常见脉位较沉，初始即郁滞不畅，涩涩而进，多见于左关部，时间久远者则其他部也可以见到，而非临床上常说的"弦"脉。"弦"脉是患者在郁闷的基础上惦念或嫉恨所形成的挺直脉形，是郁闷不舒状态主要脉象之下附带的心理脉象成分，并不是此种状态的基本脉象要素。思虑过度状态的脉象根据其思维内容和形式的不同又有差别。忧愁思虑则表现右侧脉象的结滞或左手起始段的涩滞难以前进；挂念则右手脉的紧弦挺直；思慕惦念则表现右手脉象的敛紧。精神萎靡状态主要表现在右手脉的起始部位有迟缓怠慢的感觉。

不良心理经历存在于患者的潜意识之中，不仅影响患者的心理状态，亦对其躯体行为表现造成一定的影响。通过对患者脉象特征进行评定，判断出既往的心理过程，及时给予药物或心理治疗，使得许多躯体性疾病得到非常好的治疗，对于临床注重患者的形质实体病变而忽视心理因素造成疾病久治不愈的现状，起到了显著的改善效果。

临床上，许多躯体疾病的患者其疾病肇始的根本原因是心理问题。笔者回溯古籍发现，历代医家对心理紊乱状态的论述多分散存在于部分医书中，并没有形成综合而全面的认识。目前，心理学界诊察疾病的方式主要是访谈和观察，尚缺乏真实反映人体内心世界的客观指标，临床上医者常常不能完全获悉患者真实的内心世界。通过合理运用脉象来衡量人体心理活动，对于诊察心理疾病具有重要的意义。

（一）古代脉象研究

1.古代脉书中对惊伤脉象的认识

（1）如数：《素问·大奇论》云："脉至如数，使人暴惊。""肝脉鹜暴，有所惊骇。"

（2）动：《脉经》云："动为痛，为惊。"《矫世惑脉辨》云："惊则气乱而脉动。"

（3）摇：《脉如》云："动摇，惊伤胆也。"《医碥》云："惊则心胸跳突，故脉亦应之而跳突。"

（4）掣：《景岳全书》云："惊伤于胆者，其气乱而脉动掣。"

综合古代医家对"数"脉的认识，"数"脉的含义包括脉率和脉势两个方面。单纯脉率的加快即为现在一般意义上的"数"脉；脉势的动荡感和发散感，古人则称之为"如数"脉。"如数"脉的脉率可快可不快，其中以脉势动荡不稳为特征的脉象，即后世所说的"动"脉；以脉势的热辐射感为主要特征的"如数"脉，代表体内热邪壅盛，可见于整体脉象，也可见于单部脉象，单部的脉"数"时，常常代表相应部位的火热充斥。如《脉诀汇辨》中所言"数脉主府，其病为热。左寸数者，头痛上热，舌疮烦渴。数在左关，目泪耳鸣，左颧发赤。左尺得数，消渴不止，小便黄赤。右寸数者，咳嗽吐血，喉腥嗌痛。数在右关，脾热口臭，胃反呕逆。右尺得数，大便秘涩，遗浊淋癃"。"动"是"厥厥而动"，指脉象的上升支和下降支的起伏急促和高点停留时间的短暂；"摇"为桡动脉周向搏动时的扩张与收缩的急促和不稳；"掣"则是指血流速度的加快。这些都从不同侧面反映了脉象稳定性的破坏。《素问·大奇论》中的"肝脉鹜暴，有所惊骇"，是因为左关脉往往与脉搏波动升起时的最高点相重合，受到惊骇后脉搏停留在最高点的时间缩短，显示出匆匆忙忙一晃而过的感觉。如果是三部脉整体出现向近心端或远心端移动，脉搏最高点与左关脉不相重合，则其"鹜暴"的感觉就不会出现在"肝部"。

2.古代脉书中对恐伤脉象的认识

（1）如循丝：《脉经》云："人病恐怖，其脉何类？师曰：脉形如循丝，累累然，其面白脱色。"《医宗金鉴·四诊心法要诀》云："恐则血随气下，故色白也。怖则神随气失，故脉如乱丝也。"

（2）沉：《脉诀新编》云："恐则伤肾而脉沉。"《脉如》云："沉弱，恐伤肾也。"

（3）脉虚、微：《脉诀刊误》云："恍惚心中多愕惊，三关定息脉难成，按之无力脉虚轻。"《杂病源流犀烛·脉象统类》云："寸，血不荣心，怔忡、恍惚、惊悸。"《医学入门》云："虚乃气血俱虚，故多恍惚惊悸。"《诊家正眼》云："微脉模糊，气血大衰。左寸惊怯。"《脉诀汇辨》云："左寸虚者，心亏惊悸。"

恐伤的脉象特征主要是通过脉势来体现的，通过脉势给医者以内心无安全感、惶惶恐恐的心理感受，其细如循丝和沉只不过是脉形和脉位的变化，没有真正体现出"动摇"的特点来，根据脉形和脉位特征推断出心理状态具有不确定性。至于虚、微则不是恐惧的脉象特征，而是表示机体气血不足的脉象，机体处于这种病机状态时，心神失养，易于发生恐惧，只能说是这些脉象特征与恐惧心理的发生具有相关性，但不是恐直接的脉象特征。

（二）现代脉象研究

北京的寿小云教授对各种心理状态的脉象特征进行研究，提出了人类多种心理状态的脉象特征。他认为惊恐脉具有五点特征：①特定出现在尺部。②由丁恐则精却，精神极度紧张而引起血管收引，使脉搏沉潜向下，造成恐脉略沉的特有征象。③血管壁因高度紧张而收引，管壁变得拘紧而细直。在血流的冲击下，壁上附有一种极细的震颤感觉。④脉搏搏动的高峰一掠而过，高峰期间脉管带有一种近似横向摆动的紧张惊悸感。⑤脉搏高峰过后，周围局部组织传导的振动波极快地向脉管方向收敛消失，出现一种振动消失的空寂感。各方面脉象的综合指感使人产生一种近似恐惧、紧张而缩成一个细条，在那里哆嗦的形象感觉，这是恐惧脉象独有的特征。

第三节　惊悸不安状态特色诊断方法

一、舌诊

望舌是通过观察舌象进行诊断的一种望诊方法之一。经脉的循行，使得五脏六腑与舌产生直接或间接的联系。舌不仅是心之苗窍，脾之外候，而且是五脏六腑之外候。在生理上，脏腑的精气可通过经脉联系上达于舌，发挥其营养舌体并维持舌的正常功能活动的作用。在病理上，脏腑的病变也可以影响精气的变化而反映于舌。望舌主要是望舌质、望舌苔、望舌体及舌的活动。其中舌质的变化主要反映脏腑的虚实和气血的盛衰，而舌苔的变化主要用来判断感受外邪的深浅、轻重以及胃气的盛衰。人在处于惊悸不安状态时，可以在引起气机紊乱的基础上，进一步发展表现为不同的病机，从而引起舌质及舌苔的变化。如气郁血瘀者舌色紫暗，气郁水停者则舌质胖而苔白厚腻。

舌诊首先要看患者舌体的整体表现，如大小、动作，惊悸不安状态的舌体鲜明特征为"舌体颤动"、伸舌侧偏（见书末彩页图1），突出惊悸不安患者心理状态——惴惴不安之象。患者因惊悸过度处于心理紊乱状态中的"惊悸不安状态"，心理张力增加，时时惶恐，担惊受怕，人体极度惊恐时常常处于蜷缩、发抖的状态，中医理论中舌的整体特点可以反映人体的特点，故惊悸不安状态患者舌象常常表现为舌体颤动，舌体短缩，由于筋脉的拘急收缩，常常导致舌体向一侧侧偏的情况，根据患者体质的不同常常表现为不同的舌苔。心理紊乱状态的患者体内气机也必然处于紊乱状态，体内气机的运行失调必然导致其火、痰、瘀等不同病理产物的产生，舌苔也会随之产生一定的变化，惊悸不安状态的患者由于心理张力高，时时惊恐发作，导致体内气机紊乱，气血津液的运化失司，常常酿生痰湿，继而引发舌苔由薄白苔转化为白腻苔（见书末彩页图 2），同时，气机紊乱日久，也可痰湿化火，产生黄腻苔等现象；舌质与舌苔一样，与患者体内气机运行关系密切。惊悸不安状态患者常常因惊导致气乱，气机运行失司，如气机郁滞导致津血运行失司，无法正常在体内运转，产生瘀血等病理产物，亦或者气滞日久化火，产生火热。如气郁血瘀者舌色紫暗，肝郁化火者舌色红赤等。

（一）惊悸不安状态典型舌象

舌体颤动、伸舌侧偏、舌体偏小（见书末彩页图 1）。

（二）惊悸不安状态变化舌象

惊悸不安状态伴气机紊乱、气血运行失调时，患者伸舌偏伴出现抖动，苔白腻（见书末彩页图 2）。

二、系统辨证脉学脉诊

通过多年的脉学研究，齐向华教授发现：经典脉学的理论体系缺乏一些对现代相关理论的兼容性；脉象特征表述缺乏科学规范；脉象表征对象混乱，缺乏与症状或病机之间的特定的对应性；传承教育模式不符合现代心理学认知的基本规律。诸如此类，使脉学由古至今一直处于"心中易了，指下难明"的尴尬境地。为使脉学体系更加充实完善，使脉诊学习有法可循，使脉象变得简单可察，齐向华教授在融合古今和自己脉学研究成果的基础上，遵循系统论的基本特性和基本规律，运用中医学、认知心理学、现代信息学和物理学的基本原理，重新构架脉学理论体系，逐渐形成了具有独到见解的、容纳多学科、涵盖多层面的全新的脉学体系——系统辨证脉学。

（一）系统辨证脉学中心理脉象的建立

患者心理长期处于一种紊乱状态，影响人体气机的运行，导致气机的失调。气机的运行正常与否，势必影响人体内气血津液的代谢功能，经络的输布功能也会受到影响。系统辨证脉学中的脉诊心理是指脉诊过程中，提取、辨识和分析归纳脉象特征时的一系列心理活动。首先，医者通过指目上的皮肤感受器，提取脉中的各种物理信息，对脉搏信息进行单一物理要素提取，进一步形成对脉搏波各种物理现象的图像式认识。然后，运用中医学理论对脉象要素及要素之间的时间和空间联系进行分析判断，归纳出脉象表征的中医学辨证意义，从而，中医脉诊通过对脉象要素搏动信息的采集可以间接感知人的心理活动。

笔者在长期的临床实践中，从心理脉象出发，提出了"系统辨证脉学"理论体系，通过提取 25 对脉象要素，使脉象成为一个客观的、直指人心的判断人体心理活动的重要信息来源和衡量心理紊乱的客观指标，从而对于指导中医学辨证论治提供依据。运用系统辨证脉学对惊悸不安状态患者进行诊察。

（二）系统辨证脉学与惊悸不安状态

惊悸不安状态脉象主要分为以下几种。

1. 惊悸不安脉　"动"。表现为脉搏波传导过程中所伴有的谐振波相对杂乱，呈现多频率（多振幅性），如同喷涌的泉水伴随着激昂的音乐骤然起落，动荡起伏变化（图 3）。

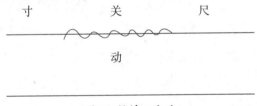

寸　　　　关　　　　尺

动

图 3　惊悸不安脉

2. 心神不定脉　惊悸不安脉象表现为脉数，血流疾急，势促，不稳。重点体现在"不安"上，即其波峰到达时的不稳定，振荡感，如荡秋千一般。此时脉搏波整体体现为来疾去疾，起搏点急甚，到达高峰的时间很短（图 4）。

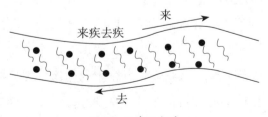

来

来疾去疾

去

图 4　心神不定脉

3.心神动摇脉　脉搏波传导过程中，所伴有的谐振波呈现多频率、多振幅性，导致脉象杂乱而出现"动"；"摇"为桡动脉横向搏动时的扩张和收缩的急促和不稳（图5）。

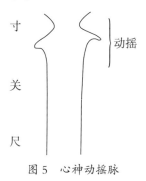

图 5　心神动摇脉

4.敏感多疑脉　惊悸不安状态脉象多见于胆小之人，或精神敏感、易于担心之人（图6）。

刚：此时患者心理处于高度负荷状态，表现出一种绷急的状态，桡动脉血管处于收缩状态，所以脉管壁显示张力较高。

敛：血管壁搏动周向扩张不利，回缩动度加大。

细：血管壁的张力偏高，周向扩张不利，则血管内径变细，即为古人所说的"脉形如循丝"。

直：惊恐具有固定的目标，总是在关注且担心某件事情或人，脉体在敛紧的基础上显示出直挺之态。

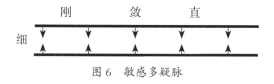

图 6　敏感多疑脉

第四节　惊悸不安状态量化评定体系的构建

　　临床上很多患者因身体的种种不适来就诊，但西医无法找到其器质性病变，笔者认为这大都是因异常心理状态导致的躯体化症状。现在很多临床医师对异常的心理状态缺乏认识，而患者又认为其不重要或涉及隐私，不会主动诉说，使得医者不能准确诊断和治疗，延误患者康复时间。为了使广大的临床医务工作者充分认识异常心理状态在疾病中的作用，深入发掘惊悸不安状态对临床的指导意义，笔者在总结以前相关文献及临床实践的基础上，进行了大量研究，运用心理学中的心理测量的相关方法，编制了"中医惊悸不安状态评定量表"，并对量表进行了科学性评价，为临床准确辨识惊悸不安状态提供了客观的衡量标准，对中医的客观化研究有重要的意义。同时，笔者还选取了发病与惊悸不安状态有密切相关的失眠症作为切入点，进一步研究了惊悸不安状态与人格的相关性，以期为失眠症、心悸、焦虑等处于惊悸不安状态疾病的预防、诊断和治疗提供依据。

一、惊悸不安状态评定量表的研制

（一）量表研制的重要性

　　量表，最初属于心理学范畴，是心理测量的最直接且常用的工具。所谓心理测量是指依据一定的心理学理论，按照一定的操作程序，给人的记忆、思维、注意及能力、人格、气质、情绪等心理特性用数量化的形式进行测量。从广义来讲，任何可以使事物数量化的值和量的渐进系列都可称之为量表。在心理测量学上，评定量表是用来量化观察中的所得印象的一种测量工具，为心理卫生评估中收集资料的重要手段之一。

　　中医研究越来越重视量表的应用，尤其是中医证候学及中医心理学的研究。中医证候是对疾病处于一定阶段的病因、病位、病变性质，以及正邪双方力量对比等各方面情况的病理概括，是机体对致病因素及内外环境反应的、以临床病理功能变化为主的综合表现。中医证候具有整体、综合、动态及多样性的特点，它以辨证论治的形式密切联系着临床实践和药物研究。由于中医理论体系的"非线性"，导致临床中医师对证候辨识多存在"仁者见仁"的问题，对证候认识的差异性不利于疾病的诊疗，也在一定程度上限制了中医辨证体系的继承和发展。因此，如何准确地收集患者疾病的证候信息，形成对某一证候统一、系统化的认识便成为正确施治的重要保障，这亦是疾病疗效判断的客观要求，而评定量表的客观化、数量化、系统化等特点正迎合了这一需求，因此，量表在中医药研究领域的运用越来越广泛。

目前有关中医证候的量表研究及应用越来越多，包括"疲劳自评量表""亚健康状态中医基本证候特征调查问卷""血管性痴呆的中医辨证量表""中医体质量表的初步编制""艾滋病的中医症状量化的研究"等，这些量表都具有极高的科研和临床应用价值。中医心理学的研究更是离不开量表的应用，借助西医心理学的量表研究方法，中医情志疾病的理论及临床研究均得到了很大的发展，如"中医肝脏象情绪自评等级量表""中医阴阳人格分类测量量表""中医气质量表的初步研究建立""更年期妇女中医情志量表的初步研究"等。

可以看出，在中医药研究领域运用量表进行研究或自行编制量表已经越来越被大家所接受和采纳，这也是中医融会贯通西医的一个方面。但目前存在的问题是，现已成形的量表多是欧美国家编制的，由于文化差异，笔者引进后必须重新修订考核。这些量表多用于症状评定或筛查，极少有针对个体化用药治疗的"量体裁衣"之效，能否直接为我所用尚存争议。所以中医有必要编制具有中医特色的量表，或根据中医理论对借鉴量表进行本土化改造，以期直接指导中医诊断和治疗。

对于心理状态辨识，现代临床中医务工作者大多是根据个体主观体验、观察者的角度、社会适应能力等方面进行辨识，这样可以辨别正常和异常的心理状态，但是缺乏客观性，容易带有评价者的主观色彩，更无法对中医的心理紊乱状态做到有效的辨识，而量表的客观化、数量化、系统化的特点可以达到避免主观感受，提供客观依据的效果。

因此，为了构建惊悸不安状态量化评定体系，准确辨识中医惊悸不安状态，笔者在大量研究的基础上，编制了"中医惊悸不安状态评定量表"，以期能够早期辨识惊悸不安状态，为临床医务工作者提供辨证论治的客观证据，明确疾病发生的病因、病机，提高治疗效果。

（二）量表的形成及临床测试

量表的制作首先要在文献调研的基础上构建惊悸不安的条目池信息，然后通过临床预调查和正式调查，对量表进行修订和考核，研制出信效度良好的"中医惊悸不安状态评定量表"。

1. 构建问卷条目池，形成初始调查问卷　条目池的构建是量表的关键，这直接关系到量表的研制是否能够全面和准确地测试出研究者的目的。通过查阅文献发现，与中医惊悸不安状态有关的关键词有"惊""悸""恐""惕""奔豚""忪""怔忡"等。查阅国内外有关惊悸不安状态的量表研究发现，对其研究的非常少，有鉴于此，研究者以《中华医典》光盘、CNKI 医学文献检索等计算机检索为主，辅助手工检索，对中医近千种古籍文献、现代文献，以和"惊""悸""恐""惕""奔豚""忪""怔忡"等为关键词进行检索，共检索出上千条相关文献，取其中相关症状和体征以及描述性词语的词条，作为量表的备选词条。组织从事中医临床、中医文献、心理学等方面的专家小组对词条的合理性、科学性、规范性以及语言表述等方面进行规范论证，对上述备选条目按中医"形神统一"原则进行分析，并经过初步筛选形成条目池。然后由中医专家、心理学专家、临床医师和护士组成的核心小组对条目池进行讨论和重要性评分，删除评价较低的条目，修改难于理解和不恰当的条目，最后初步确定了 49 项作为初始问卷的条目。最终形成初始问卷的内容，包括三个部分：知情同意书、基本信息和中医惊悸不安状态评定量表。在调查之前告知被调查者相关内容，并签署知情同意书；基本信息包括姓名、性别、年龄、学历、职业、婚况、失眠病程等内容；测量量表的名称拟定为"中医惊悸不安状态评定量表"，为自评量表。

中医历来讲究"形神统一"。"形"是指人的形体，包括四肢百骸、筋骨皮肉脉等有形之器，以及为之奉养的精气血津液等营养物质；"神"是指人体的一切生命活动的外在表现及精神意识、思维活动。"形神合一"是指人体的形骸和一切生命活动的外在表现（包括广义和狭义之神）具有统一性，两者之间在生理和病理方面相互作用、相互影响。因此，本测试量表条目分析遵循中医"形神统一"的原则，涉及"形""神"两方面，共 49 个条目，选用七级评分法，结合中国人的思维特点，设有中间等级，选项之间力求等距，分为 1~7 级。

2. 进行临床预调查，形成正式调查问卷　"中医惊悸不安状态评定量表"初始调查问卷形成后，要进行临床预调查，形成正式调查问卷。按照测量的目的，临床预调查是选择合适的受试人群测试，了解项目对测验目的的适当程度，以便对条目进行必要修订。

由于中医惊悸不安状态涉及的病证是多种多样的，临床调查较复杂，而睡眠是人类生活中最重要的活动之一，然而随着社会节奏的加快，压力的日益增大，失眠的发病率逐年上升，成为危害人们身心健康的常见病、多发病。临床中失眠症患者所占的比例也非常高，因此，笔者选取失眠症作为临床预调查的病证，进行初始问卷调查。

笔者选取了处于惊悸不安状态的失眠症患者为研究对象，对他们进行初始问卷调查。通过采集相关信息，建立数据集，运用离散趋势法、克朗巴赫系数法、条总相关法及因子分析四种方法，共删除 15 个条目，得到 34 个正式调查量表的条目。并分析得出反映"心惊神乱"的条目在因子 1 和因子 2 上的载荷较大，根据理论及专家意见将因子 1 和因子 2 合并为一个因子，称其为"心惊神乱"因子；反映"神用不及"的条目在因子 3 上的载荷较大，称其为"神用不及"因子；反映"心志减退"的条目在因子 4 上的载荷较大，称其为"心志减退"因子；反映"意的减退"的条目在因子 5 和因子 6 上的载荷较大，根据理论及专家意见将因子 5 和因子 6 合并为一个因子，称其为"意的减退"因子；反映"惊则气乱"的条目在因子 7 上的载荷较大，称其为"惊则气乱"因子。按照统计结果及专家小组意见对量表条目进行筛选，筛选后的 34 个条目组成正式调查问卷的量表内容，将 34 个条目重新随机编排，形成"中医惊悸不安状态评定量表"正式调查问卷内容，涵盖"惊则神乱""神用不及""心志减退""意的减退"及"惊则气乱"共五个维度。

3. 进行正式调查问卷临床测试，形成正式量表　正式问卷形成后仍需进行临床测试，正式调查问卷的临床测试按照临床预调查的纳入和排除标准选取符合的患者，采集数据后运用 SPSS 采取双人录入比对的方法建立数据集。

数据集建立后，根据调查结果，首先进行条目分析，结果示量表中未出现"天花板效应"或"地板效应"的条目，所有患者均完整填写了整个量表，说明条目语言表述无歧义或模糊，容易理解，困难度低，34 项条目全部保留；然后对保留的 34 个条目进行项目分析，笔者计算出每个被试的总分，对总分进行高低排序，进行独立样本的 T 检验，考察所有项目的鉴别度，结果显示所有项目 T 值均达到了显著性水平，因此将 34 个项目全部保留，之后进行因素分析。因素分析要求观测变量之间呈线性关系，因此在进行因素分析前应进行变量的线性检验。KMO 和巴莱特检验结果显示收集的量表数据呈较好的线性，适合进行因素分析。通过探索性因素分析，按照共同度小于 0.35 及载荷小于 0.4 两个标准结合实际对条目进行了调整，筛除了 A2、A10、A15、A24 四个条目。最后得到 30 个条目，经随机重新编排形成正式的"中医惊悸不安状态评定量表"。

量表修订后的因子分析提取的 7 个因子能解释量表 57.112% 的内容，符合因子提取的要求。提取的公因子所反映的内容与理论构思所要测量的领域一致，从理论和经验上将提取的 7 个公因子合并为 5 个公因子并对其进行解释命名是合理的。五个因子分别为"心惊神乱""神用不及""心志减退""意的减退"及"惊则气乱"。

这五个因子将分别发挥各自分量表的测量功能，整个量表的理论分数范围是 30~210 分。分量表 1（即"心惊神乱"因子）的理论分数范围是 12~84 分，表征患者惊恐过度，耗伤心神的程度；分量表 2（即"神用不及"

因子）的理论分数范围是 4~28 分，表征患者气血亏虚，神失所养的程度；分量表 3（即"心志减退"因子）的理论分数范围是 6~48 分，表征患者心肾亏虚，心智减退的程度；分量表 4（即"意的减退"因子）的理论分数范围是 5~35 分，表征患者心神不及，意的减退的程度；分量表 5（即"惊则气乱"因子）的分数范围是 3~21 分，表征患者暴受惊恐，气机逆乱的程度。患者在总量表和分量表上所得的分数越高代表惊悸不安状态程度越严重。

（三）量表的科学性考核

1.量表的信度　信度指测量结果的一致性或可靠性，量表信度指量表本身的稳定性及可重复性。考察信度的方法包括重测信度、复本信度、内部一致性信度三种，本研究中主要采用了内部一致性信度的检验方法。内部一致性分析采用 Cronbach α 系数来考核量表及分量表的条目同质性。DeVillis FR 和 Nunnally JC 认为 Cronbach α 系数的可接受标准是 0.50~0.70，如果 Cronbach α 系数在 0.80~0.90，可认为内部一致性很好。

笔者在结构分析的基础上，检验了量表的折半信度和内部一致性，折半信度为 0.805，代表内部一致性的 Cronbach α 系数结果显示：总量表及五个分量表的内部一致性均为良好或可接受。

2.量表的效度　效度即真实性，指量表的评定结果能否符合编制的目的，以及符合的良好程度。就症状量表而言，主要是指评分结果能否反映病情的严重程度及其变化。效度检验主要包括内容效度、平行效度和结构效度。本研究主要采用了内容效度和结构效度的检验方法。

（1）内容效度：内容效度（content validity）指所选条目能否代表所测量的内容和主题。目前没有特别准确的统计方法来检验它，因为判断量表是否具有内容效度带有很大的主观性。目前常用条目得分与量表总分及所属方面得分的相关系数来反映量表的内容效度。

本量表条目与量表总分之间相关系数在 0.276~0.630，分量表 1 与其 12 个条目之间相关系数在 0.482~0.709，分量表 2 与其 4 个条目之间相关系数在 0.572~0.802，分量表 3 与其 6 个条目的相关系数在 0.583~0.666，分量表 4 与其 5 个条目的相关系数在 0.638~0.764，分量表 5 与其 3 个条目的相关系数在 0.698~0.722。以上数据表明量表具有较好的内容效度。

（2）结构效度：结构效度（construct validity）指测量在多大程度上正确地验证了编制量表的理论构思。采用因子分析法提取主成分，满足下列条件则认为量表具有良好的结构效度：①主成分对总体方差的累计贡献率在 40% 以上；②量表中的条目得分至少在一个主成分上负荷超过 0.4；③主成分所代表的内容与理论构思中所要测量的领域一致。

本量表因子分析提取的主成分对总体方差的累计贡献率为 57.112%，笔者按照因子负荷小于 0.4 的标准删减条目，所以每个条目在主成分上的负荷均超过 0.4，主成分所代表的内容与理论构思中所要测量的领域一致，这说明量表具有较好的结构效度。

3. 量表的反应度 反应度（responsibility to change）又称灵敏度，指内外环境变化时，若被测对象有所变化，则测量结果必须灵敏地对此作出反应。

本研究同时选取了 105 名符合失眠症诊断标准，但不符合惊悸不安状态选择标准的失眠症患者，作为第二人群进行对比研究，两组人群的量表测试得分情况及方差分析结果显示：两组人群在总量表及 5 个分量表上的差异均有统计学意义（P 值均 <0.01）。说明失眠症惊悸不安状态评定量表在总体及分量表上均有区分惊悸不安失眠症与非惊悸不安失眠症的能力，即本量表能够准确评定失眠症患者的惊悸不安状态，具有较好反应度。从信效度方面对量表进行科学性考核：从内部一致性和折半信度两方面考核量表信度，折半信度为 0.805，量表总的 Cronbach α 系数 0.890，5 个分量表的 Cronbach α 系数在 0.502~0.836，除却分量表 5 的内部一致性较低外，其余分量表与总量表的内部一致性均为良好；从内容效度和结构效度两方面考核量表效度，量表条目与量表总分之间相关系数在 0.276~0.630，各条目与其所属分量表之间相关系数在 0.482~0.802，这些数据表明量表具有较好的内容效度；本研究采用因子分析法提取的主成分对总体方差的累计贡献率为 57.112%，条目得分至少在一个主成分上负荷超过 0.4，并且主成分所代表的内容与理论构思中所要测量的领域一致，这说明量表具有较好的结构效度。

二、惊悸不安状态评定量表特色分析

目前中医研究和治疗失眠症多从"安神"入手，试图寻求一种可与西医镇静安神药相媲美的中医"安眠药"，这种仅仅关注失眠患者夜间睡眠行为的治疗是很难取得良好疗效的。笔者从"心理紊乱状态"这一根本性问题角度入手研究失眠症，通过改善其白天的心理紊乱状态达到恢复患者健康睡眠的目的。失眠症惊悸不安状态的评定，除惊悸外在躯体表现以外，更重要的是患者内心的自我感受。本研究通过借鉴心理学研究方法，结合中医理论和临床研究及专家经验知识，研制出中医诊断失眠症惊悸不安状态的、量表形式的评价工具。失眠症惊悸不安状态评定量表不仅反映出了惊悸状态的内涵，而且能够客观评价失眠患者的心理紊乱状态，这对于失眠症的研究和治疗有深远意义。

在量表的编制过程中，笔者始终坚持以中医理论为指导原则，使量表具有中医特色。初步临床实践证明，该量表具有以下特点。

（一）符合中国人的思维方式

中国人的思维方式向来是整体的、系统的，中医学更是强调整体观念、天人合一的思想。惊悸不安状态评定量表是在中医理论指导下，应用心理学的量表研究方法构建的针对惊悸不安状态的特殊性量表，符合中国文化背景特点，贴近国人的文化语言习惯，如"感到心提在嗓子眼"的说法通俗易懂，易于为中国人理解和接受，能够准确地反映患者易于理解的心理状态。量表的内容全面地体现了以患者为中心、"以人为本"的原则。

（二）"形神统一"的体现

中医理论讲究"形神合一"。惊悸不安状态评定量表评价内容包含"神"（心理领域）与"形"（躯体化领域）两大方面，体现了中医的"形神统一"的理论原则，将其引入中医诊断评定体系有助于解决中医心理紊乱状态不能客观评价的问题。"形神统一"涉及各方面心身特点，其中"神"包括思维（如不愿见人）、语言（如精神疲倦不愿多言）、精神状态（如因无力感而时常哭泣）等，"形"包括体形（如身体多汗出）、气色（如表情惊恐不安）、体力（如阵发性腿软）等，有意义的条目都列入量表中。

（三）诊断和辨证论治的双重功能

1.有利于对惊悸不安状态的辨识 该量表准确辨识出患者是否处于惊悸不安状态。对于临床医师来说，通过采集患者的临床症状和体征计算出量表的分数，可以依据量表得分的高低对患者所处的状态做出客观的判定，从而明确患者的致病因素，准确分析患者的病因、病机，"对症下药"，达到治病求本的目的。同时，患者也可以清楚地认识自身所处的心理紊乱状态及程度，解除不必要的心理负担，同时也有利于医者开展有针对性的防治措施。

2.有利于指导惊悸不安状态的治疗 量表是手段，通过填写量表的方法获得有效的资料，其最终目的还是为了指导临床，为临床治疗心理紊乱状态提供思路。通过对惊悸不安状态的辨识可以直接指导临床，如可以根据总量表得分的高低，针对目前患者的疾病状态，酌情选用药物治疗、针灸治疗或综合治疗等疗法，从而确定一套最优方案。

采用中医自己制订的特异性心理量表，不仅可以弥补目前临床诊疗判定指标的不足，而且比普适性量表更加客观真实地反映不同患者的心理状况、治疗满意性等有关内容，更有利于凸显中医的优势，体现中医理论的特点，符合中医"因时、因地、因人"三因制宜中以"人"为本的个体临床辨证论治原则。

在最终形成的量表中，所形成的五个维度是符合中医理论的，"惊则神乱""神用不及""心志减退""意的减退"及"惊则气乱"皆能体现惊悸不安状态的特点，从而选用合适的治疗药物，如心志减退者应合理利用强志药物，以取得更好的疗效。

3.判定疗效 量表还可以作为疗效的判定工具，通过患者在治疗前后所测试的结果比较，可以直观地观测到患者病情的改善情况。

在科学不断发展的今天，对医学的要求也越来越严格，因而中医的客观化、量化就具有重要的意义。笔者在中医理论指导下借鉴现代心理学研究方法编制的"失眠症惊悸不安状态量表"，既能够准确识别惊悸状态，又可以客观化量化相关症状体征，有利于提高共识及科学结果的重复，为中医的客观化提供新的方法和思路。

因此，植根于中医的传统理论，借鉴现代心理学的科学研究方法和思路，研制具有指导辨证施治意义的"惊悸不安状态评定量表"是非常有意义的。

第五节　失眠症患者惊悸不安状态与人格的相关性分析

当今社会中，失眠症的发病率逐年上升，导致失眠的原因除了生理、病理和社会环境因素外，精神心理因素占据着越来越重要的位置。失眠患者对失眠存在主观评估不当、不合理信念以及不成熟的防御应对方式等，都是失眠得以存在和持续的因素，而人格在这其中又起着重要作用。调查研究发现，大多数人都遭遇过短暂的失眠，而最后形成长期失眠的只是少数，这部分人具有相同的个性特点：内向、敏感，具体表现为情绪不稳定，容易冲动，对自己的身体和工作能力缺乏自信，抗精神压力的能力不足。此种人格特征的失眠症患者多存在内心的不和谐状态，自我认识偏差，生存中的矛盾和冲突进一步验证和强化了以往的不良认知，加深了心理冲突。我们通过中医惊悸不安状态评定量表与艾森克人格量表（EPQ）的相关性分析研究，来探索失眠症惊悸不安状态与人格之间的内在联系。

人格的概念有很多种，这里的人格主要是指人所具有的与他人相区别的独特而稳定的思维方式和行为风格。艾森克人格测验（Eysenck Personality Questionnaire，EPQ）是英国心理学家艾森克（H. J. Eysenck）等编制的一种有效的人格测量工具，对分析人格的特质具有重要作用。该量表适用于 16 岁以上的成年人，共 88 个项目，包括三个个性维度，即内外向（E 量表）、情绪稳定性（N 量表）、精神质（P 量表）及一个效度量表（L 量表）。E 量表分越低提示性格越内向，N 量表分越高提示情绪越不稳定，P 量表分越高提示精神质（即偏强性）越严重，L 量表分越高提示掩饰性越强。笔者采用的是龚耀先修订的艾森克个性（成人）问卷。各量表获得的粗分应按照年龄和性别常模换算出标准 t 分再进行比较分析，其中 t 分在 43.3~56.7 分为中间型，50% 人群处于这个范围，在 38.5~43.3 分和 56.7~61.5 分为倾向型，38.5 以下和 61.5 以上为典型。

笔者共调查 106 名失眠症患者，量表回收后经检查无不合格量表，106 份量表数据全部纳入研究，用 SPSS 16.0 对数据进行统计学分析。首先计算出被调查者 EPQ 各量表获得的粗分，然后按照年龄和性别常模换算成标准 t 分，再对标准 t 分进行分析。

从分析结果来看，惊悸不安状态的失眠症患者有 28.3% 属于典型或倾向型内向性格，有 30.2% 具有不稳定性情绪，易于焦虑、紧张，对事情的情绪反应强烈；失眠症惊悸不安状态量表总分与情绪稳定性（N 量表）呈显著正相关，提示总量表得分高的惊悸不安失眠患者多存在不稳定性情绪；分量表 1 得分与内外向（E 量表）呈显著负相关，与情绪稳定性（N 量表）、精神质（P 量表）均呈显著正相关，提示分量表"心惊神乱"得分高的患者多存在典型或倾向内向性格、不稳定性情绪及精神质人格；分量表 2、3、5 得分与内外向（E 量表）呈显著负相关，与情绪稳定性（N 量表）呈显著正相关，提示分量表"神用不及""心志减退""惊则气乱"得分高的患者多存在典型或倾向内向性格及不稳定性情绪；分量表 4 的得分与 EPQ 各量表得分相关不显著。

现代心理学的研究结果认为，失眠症患者具有高度一致的个性心理特征，表现为过分焦虑、强迫性思维、内心易冲突、过分担忧自身健康等神经质个性。这些个性特征又被称为人格因素分类中神经质的高分特征，已被证实是失眠产生和维持的原因之一，这与笔者的研究结果是相同的。个性内向的人富于内省，处理心理冲突的方式往往是将其内化而非外倾或发泄，长此以往容易出现焦虑、紧张或害怕等惊悸不安的心理紊乱状态；而具有不稳定性情绪的人本身就易于焦虑、紧张、担忧，情绪起伏大，喜欢夸大病情严重程度，也容易出现惊悸不安的心理紊乱状态。

失眠症惊悸不安状态与人格的相关性研究，提示个性心理特征在失眠症发生和维持中起着重要的作用，良好的个性心理特征能够有效地缓解外界刺激对内心造成的心理冲突，保持健康的心理状态。所以在失眠症的研究和治疗中需要认识个性心理特征的关键作用，注重恢复患者紊乱的心理状态，从而达到治疗失眠症的目的。

惊悸不安状态量化评定体系的构建对临床中准确辨识中医惊悸不安状态提供了客观依据，中医惊悸不安状态与人格特性亦有相关性，所以笔者在治疗惊悸不安状态时不仅仅要借助量表准确识别，更要结合其人格特点，找到其根本的病因病机，既要注重合理选择方药，又要注重恢复患者心理紊乱状态，才能达到最佳的治疗效果。

参考文献

［1］寿小云. 寿氏心理脉学与临床［M］. 北京：中国中医药出版社，1998：86.

［2］齐向华. 系统辨证脉学［M］. 北京：中国中医药出版社，2012：274-278.

［3］张伯礼，王晓晖. 证候及其现代研究［J］. 继续医学教育，2006，20（19）：1-4.

［4］王天芳，薛晓琳，王庆国. 量表在中医药研究中应用现状与展望［J］. 北京中医药大学学报，2006，29（5）：293-297.

［5］王天芳. 疲劳自评量表的理论构建及其研制［J］. 北京中医药大学学报，2007，30（4）：221-223.

［6］刘保延，何丽云，谢雁鸣，等. 亚健康状态中医基本证候特征调查问卷的研制［J］. 中国中医基础医学杂志，2004，10（9）：23-28.

［7］田金洲，韩明向，许晋文，等. 血管性痴呆诊断、辨证及疗效评定标准（研究用）［J］. 中国老年医学杂志，2002，22（5）：329-331.

［8］王琦. 中医体质量表的初步编制［J］. 中国临床康复，2006，10（3）：12-14.

［9］郭建中，徐立然. 艾滋病中医临床症状量化的思考与分析［J］. 河南中医学院学报，2007，22（1）：5-8.

［10］胡随瑜，王哲，尤劲松，等. 中医肝脏象情绪评定量表的初步编制［J］. 中国临床心理学杂志，2001，9（2）：84-86.

［11］郭争鸣，肖跃群，杨小兵. 应用心理测量技术编制中医阴阳人格分类测量量表的研究［J］. 湖南中医杂志，2006，22（1）：44-48.

［12］王丹芬. 中医气质学说及中医气质量表（TCM-QZS）的初步研究［D］. 长沙：湖

南中医学院，2004.

［13］王华.建立更年期妇女中医情志量表的初步研究［D］.广州中医药大学，2005.

［14］白素云，田秀娟，刘娜.正常与异常心理状态的判定［J］.中国临床康复，2007，9（4）：121.

［15］DEVILLIS FR. Scale Development: Theory and application［J］. Neberry. CA: Sage, 1991: 26.

［16］NUNNALLY JC. Psychometric［M］. 2ndedn.New York: McGraw Hill, 1978.

［17］方积乾.医学统计学与电脑实验［M］.上海：上海科学技术出版社，2001：238-255.

［18］王锦槐.蝉蜕治疗失眠有奇效［J］.中医杂志，1994，35（7）：391.

［19］魏怀玲，余凌虹，刘耕陶.赤灵芝孢子粉水溶液提取物（肌生注射液）对小鼠的催眠镇静作用［J］.中药药理与临床，2000，16（6）：12-13.

［20］邓谦，郑凯，廖志航，等.神安颗粒对戊巴比妥钠催眠作用影响的实验研究［J］.成都中医药大学学报，2001，24（1）：48.

［21］梁红，费力鹏.探讨国内生活事件量表的应用［J］.中国心理卫生志，2005，19（1）：42-44.

［22］刘协和.艾森克个性问卷及艾森克个性理论［J］.中华神经精神科杂志，1984，17（1）：53-55.

［23］龚耀先.修订艾森克个性问卷手册［M］.长沙：湖南医学院出版社，1986.

［24］KALES A, VGONTZAS A. Predisposition to and persistence of chronic insomnia: Importance of psycho-behavioral factors［J］.Arch Inter Med, 1992, 152: 1570-1572.

［25］杨德森.中国人的心理解读［M］.合肥：安徽科学技术出版社，2004：37-38.

［26］PAILHOUS E, BENOIT O, GOLDENBERG F, et al. Psychological profile and sleep organization in young subject with poor quality of sleep［J］. Psychiatry Res, 1988, 26(3): 327-336.

［27］COURSEY RD. Personality measures and evoked responses in chronic insomniacs［J］. J Abnorm Psychol, 1975, 84(3): 239-249.

［28］陈兴时.多导睡眠图在精神科的应用［J］.上海精神医学，2001，3（1）：45-47.

第三章 惊悸不安状态的常见病证

　　人体疾病的发生发展，不仅和人与自然环境的关系是否协调有关，而且受到社会的制约，特别是与社会变故、一定时期内社会生产的发展水平及社会文化环境密切相关。流行病学调查表明，紧张的社会事件如战争、空袭、社会动乱可引起人们罹患各种心身疾病。例如第二次世界大战期间，德国参战士兵曾有整个连队突然患应激性胃肠溃疡的情况；又如当社会大动乱时，妇女月经失调的人数增多。随着社会的发展，人们面对着各种各样的压力，惊悸不安状态成为一种临床常见的症状，不仅导致一些躯体的不适，还导致各种心理疾病，如焦虑症、自闭症等，严重影响了人们的身心健康。从中医角度讲，临床主要会出现如下病证。

第一节　心系病证

一、心悸

【定义】

心悸是指患者自觉心中悸动，惊惕不安，甚则不能自主的一种病证，临床一般多呈发作性，每因情绪波动或劳累过度而发作，且常伴胸闷、气短、失眠、健忘、眩晕、耳鸣等症。病情较轻者为惊悸，病情较重、持续不解者为怔忡。

【历史沿革】

心悸的病名最早见于汉代张仲景的《伤寒论》和《金匮要略》，称之为"心动悸""心下悸""心中悸""惊悸"等，并认为其病因有惊扰、水饮、虚劳、汗后受邪等，记载了心悸时表现的结、代、促脉及其区别，并创立了炙甘草汤等方治疗心悸。《黄帝内经》虽无心悸、怔忡之名，但已经有类似症状的记载。《素问·举痛论》云："惊则心无所倚，神无所归，虑无所定，故气乱矣。"并认为其病因有宗气外泄、心脉不通、突受惊恐、复感外邪等，并对心悸的脉象变化有深刻的认识。《素问·平人气象论》："脉绝不至曰死，乍疏乍数曰死。"这是关于心悸时严重脉律失常与疾病预后的最早记载。《景岳全书·怔忡惊恐》认为怔忡由阴虚劳损所致，《医林改错》指出瘀血内阻致心悸怔忡，并记载用血府逐瘀汤治疗，每多获效。

【病因病机】

1. 心悸的基本病因病机　心悸的发病，或由惊恐恼怒，动摇心神，致心神不宁而为惊悸；或因久病体虚，劳累过度，耗伤气血，心神失养，若虚极邪盛，无惊自悸，悸动不已，则成为怔忡。其病位在心，与肝、脾、肺、肾四脏密切相关，心悸的病性主要有虚实两方面。虚者为气血阴阳亏损，心神失养而致；实者多由痰火扰心，水饮凌心及瘀血阻脉而引起。虚实之间可以相互夹杂或转化。

2. 惊悸不安状态心悸的病机　在诸多致病因素中，因惊悸不安导致心悸的患者逐日增加，患者多平素心虚胆怯，易受情绪及突发事情的刺激，导致心神动摇，不能自已而心悸。导致心悸的病理途径主要概括为以下几个方面。

（1）心胆气虚，心神失养：心胆素虚，表现为怯弱胆小，优柔寡断，善惊易恐，多梦易醒。清代罗国纲在《罗氏会约医镜·论怔忡惊悸恐惧健忘》中曰："惊悸者，肝胆怯也。""惊则气乱"，则可导致气机升降出入失常，而致心悸、怔忡、失眠、健忘、多梦等，同时心脏因惊悸过度而伤神，神气被伤，心无主宰，血不能营运周身，心神失养，故形消肉脱，皮毛憔悴，色泽晦暗，死于冬季。即《灵枢·本神》所言："心怵惕思虑则伤神，神伤则恐惧自失，破䐃脱肉，毛悴色夭，死于冬。"

（2）心血亏虚，气虚痰结：惊悸不解，耗伤心神，心血亏虚，心宫失养，气血一体，心气亦随之耗散，又脾主运化而居中焦，为气机升降的枢纽、气血生化之源。脾主运化水谷及水湿，心脾气虚，运化无力，而致痰湿郁结，停滞于中焦，兼以生冷硬物损伤脾阳，使阴阳不得交通升降，郁结于中，发为心悸。王肯堂在《证治准绳·惊悸恐》亦言："人之所主者心，心之所养者血。心血一虚，神气失守。失守则舍空，舍空而痰入客之，此惊悸之所由发也。"

（3）痰火互结，内扰心神：持续惊悸不解则扰动气机，气机的升降出入不循常道，进而导致气机郁滞，气留止而不行，气郁久而化火，火性燔灼，炼津而为痰，痰与火相互为因，互相搏结，上扰清空，内扰心神，心神动摇，不能自已而发为心悸。

【证候特点】

1.心悸的基本证候特点　多于情志刺激后发作，发作时心慌不安，心跳剧烈，不能自已，或一过性，或持续性，或持续时间较长，或一日发作数次，或数日发作一次，常兼见胸闷、气短、汗出、喘促，甚则出现晕厥。脉象多以结、代、促、涩多见。

2.惊悸不安状态心悸证候特点　惊悸所致的心悸除表现为心慌、胸闷气短、心前区疼痛、面色苍白和全身乏力等，心理张力高，还可伴交感神经兴奋的症状，如情绪容易激动、失眠、多汗、发抖、眩晕、多梦等。该病多呈阵发性，内心纠结，发作时心慌不安加重，心跳剧烈，不能自主，而且与情绪波动呈正相关性，在脉象上表现为脉搏的最高峰有匆匆滑过的悸动感，《蠢子医》形容这种脉象为"往来如鼠窜"。

过度、持久的惊悸情绪易造成患者的心理障碍，进而导致机体的整体调节功能减弱和抗病能力下降。如冠心病本身是一种心身疾病，过度的惊悸等心理因素诱发神经系统发生改变，这种改变直接导致冠脉供血不足，机体的整体调节能力下降，抗病能力降低，进而导致冠心病、心肌梗死的发生。另外，惊悸情绪产生后会反作用于心肌梗死患者的病情变化，长此以往，形成恶性循环，最终导致机体阴阳失调。

二、不寐

【定义】

不寐，是指经常不能获得正常睡眠的一种病证，主要表现为睡眠时间、深度的不足以及不能消除疲劳、恢复体力与精力，轻者入睡困难，或寐而不酣，时寐时醒，或醒后不能再寐，重则彻夜不寐，常影响人们的正常工作、生活、学习和健康，并能加重或诱发心悸、胸痹、眩晕、头痛、中风病等病证。

【历史沿革】

不寐又称作"不得卧""目不瞑"。《素问·逆调论》记载有"胃不和则卧不安"。《中藏经》将惊悸不寐责于心、肝、胆的功能失调，"虚则伤寒，寒则恐畏，头眩，不能独卧；实则伤热，热则惊悸，精神不守，卧起不宁"。《太平圣惠方》曰："胆虚冷，恒多恐畏，不能独卧，心下澹澹。"并提出了相应的方剂，为惊悸状态不寐治疗的肇始。汉代张仲景的《伤寒论》将其病机分为外感和内伤两类，提出"虚劳虚烦不得眠"的论述。《景岳全书》："不寐证虽病有不一，然惟知邪正二字则尽之矣。盖寐本乎阴，神其主也，神安则寐，神不安则不寐，其所以不安者，一由邪气之扰，一由营气不足耳。有邪者多实证，无邪者皆虚证。"其将不寐的病机分为有邪、无邪两种类型。明代李中梓对不寐的病机及治疗提出了卓有见识的论述："不寐之故，大约有五：一曰气虚，六君子汤加酸枣仁、黄芪；一曰阴虚，血少心烦，酸枣仁一两，生地黄五钱，米二合，煮粥食之；一曰痰滞，温胆汤加南星、酸枣仁、雄黄末；一曰水停，轻者六君子汤加菖蒲、远志、苍术，重者控涎丹；一曰胃不和，橘红、甘草、石斛、茯苓、半夏、神曲、山楂之类。大端虽五，虚实寒热，互有不齐，神而明之，存乎其人耳。"清代《冯氏锦囊秘录·杂证大小合参》提出"壮年肾阴强盛，则睡沉熟而长，老年阴气衰弱，则睡轻微而短"，说明不寐的病因与肾阴盛衰及阳虚有关。

【病因病机】

1. 不寐的基本病因病机　人之寤寐，由心神控制，而营卫阴阳的正常运作是保证心神调节寤寐的基础。失眠的病因虽多，但以情志、饮食或气血亏虚等内伤病因居多，由这些病因引起心、肝、胆、脾、胃、肾的气血失和，阴阳失调，其基本病机以心血虚、胆虚、脾虚、肾阴亏虚进而导致心失所养及由心火偏亢、肝郁、痰热、胃失和降进而导致心神不安两方面为主。其病位在心，但与肝、胆、脾、胃、肾关系密切。其病理变化总属阳盛阴衰，阴阳失交。一是阴虚不能纳阳，一是阳盛不得入于阴。

2. 惊悸不安状态不寐的病机　形成不寐的原因很多。思虑惊悸劳倦，内伤心脾，心肾不交，阴虚火旺，肝阳扰动，心胆气虚，久病体虚，饮食不节以及胃中不和等因素，均可影响心神而引起阴阳失交，阳不入阴而导致不寐。导致不寐的病理途径主要有以下几方面。

（1）心脾两伤，心神不安：惊悸持续不解，伤及心脾，阴血暗耗，营血亏虚，上不奉心，以致心神不安，神不守舍而夜不能寐。

（2）心肾失交，心火独盛：素体虚弱、久病之人，肾阴耗伤，水不济火，心阳独亢或五志过极，心火内炽，不能下交于肾，心肾失交，水不济火，心火亢盛，均可扰乱神明而致心神不宁。

（3）气机紊乱，痰浊内扰：惊悸导致气机升降失常，机体失去正常化气行水的功能，水津代谢障碍，聚成痰浊阻于体内，蒙蔽心包，扰及心神，心神被蒙，神明主寤寐功能受阻而致不寐。

（4）气机壅滞，神气受阻：气机壅滞，导致神气逆乱，故当寐不寐，当寤不寤。

总而言之，中医认识神志活动由心所主，精神、情志活动的失调，不仅伤心而且耗神。神安则寐，神不安则不寐。正如《景岳全书·不寐》篇中指出："盖寐本乎阴，神其主也，神安则寐，神不安则不寐。"情志是一种心理活动，情志乃生来俱有，过则为病。善惊之人，一方面是气多消耗，气不足则精血虚，阴不敛阳，阴阳不交而不寐，另一方面，"惊则神无所倚"，心神不宁，则导致躯体气机逆乱，脏腑失调而致不寐，再者，惊则气机紊乱，气血失其调和，出现心神不安而不寐。可见，"惊悸"情志与失眠有着密切的关系。其病机与心、脾、肝、胆有关。惊悸日久，伤及心脾，则阴血亏虚，心失所养，神不守舍，而致不寐。

面对日益加快的生活节奏、激烈的竞争，人们的心理负担也随之加重，在这种状况下，惊悸致病因素也就相对显得更加突出。

【证候特点】

1. 不寐的基本证候特点　临床主要表现为睡眠时间不足，睡眠深度不够，不能消除疲劳，恢复体力与精力。睡眠时间不足者可表现为入睡困难，眠浅易醒，醒后不能再寐，严重者甚至彻夜不寐；睡眠深度不够者表现为夜间时醒时寐，寐而不酣，或夜寐梦多。因睡眠时间不足、睡眠深度不够及睡眠质量的下降，患者常表现为头晕、头痛、神疲乏力、心悸、健忘，严重者会导致烦躁、心神不宁等症。

2. 惊悸不安状态不寐证候特点　不寐大体可由两个方面原因引起，一是因为生活、工作不良事件导致睡眠质量下降，一是患者本身对睡眠的害怕担忧，导致睡眠障碍。惊悸不安导致的失眠往往是长期的，短时间内很难改善，平素心胸狭窄，遇到难以解决的事情便萦绕心间，难以释怀，耗伤阴血，以致阴虚不能纳阳，表现为眠浅易醒，或夜寐增多，严重者则彻夜不寐，醒后疲劳明显，可伴有头晕、头痛、心悸、乏力现象。这与其他原因导致的失眠证候特点上有明显差别，因咳嗽、呕吐、腹满等其他病症导致的不寐多是暂时的，也会表现为睡眠时间及深度、质量的不够，醒后有一定的疲劳、神疲乏力、心悸、健忘等症状，病理因素去除后，睡眠自然恢复正常，但因为长时间处于睡眠不足状态又会导致患者对睡眠的过度担心，过度关注睡眠质量，这样又会加重睡眠的不足，长此以往，则形成恶性循环。

第二节 脑系病证

一、癫狂

【定义】

癫狂以精神抑郁，表情淡漠，沉默痴呆，语无伦次，静而多喜为特征。狂病以精神亢奋，狂躁不安，喧扰不宁，骂詈毁物，动而多怒为特征。癫狂均以青壮年罹患者多，因两者在临床症状上不能截然分开，又能相互转化，故以癫狂并称。

【历史沿革】

癫狂病名出自《黄帝内经》。《素问·至真要大论》说"诸躁狂越，皆属于火"，指出了火邪扰心可致病。《灵枢·癫狂》有"得之忧饥""得之大怒""得之有所大喜"等记载，明确了情志因素致病。金元时期《素问玄机原病式·狂越》指出："故心火旺则肾水衰，乃失志而狂越也。"《丹溪心法·癫狂》认为："癫属阴，狂属阳……大率多因痰结于心胸间。"其提出了癫狂与痰的密切关系，为后世用吐法治疗本病建立了理论基础。明代王肯堂在《证治准绳·癫狂痫总论》曰："癫者，或狂或愚，或歌或笑，或悲或泣，如醉如痴，言语有头无尾，秽洁不知，积年累月不愈。""狂者，病之发时，猖狂刚暴，如伤寒阳明大实发狂，骂詈不避亲疏，甚则登高而歌，弃衣而走，逾垣上屋，非力所能，或与人语所未尝见之事。"清代王清任《医林改错·癫狂梦醒汤》指出"癫狂……乃气血凝滞"，开创了从瘀治疗癫狂之先河。

【病因病机】

1.癫狂的基本病因病机　癫狂的发生与七情内伤、饮食失节、禀赋不足相关，损及心、脾、肝、胆、肾，导致脏腑功能失调和阴阳失于平秘，进而产生气滞、痰结、郁火、瘀血等，蒙蔽心窍或心神被扰，神明逆乱，引起神志异常。癫证以脏气不平，阴阳失调，神机逆乱为病机关键。狂证多是痰火瘀血闭塞心脑，阴阳失调，形神失控所致。

2. 惊悸不安状态癫狂的病机

（1）气机壅滞，痰气郁结：气机逆乱，导致肝失疏泄，脾失健运，痰气郁结，蒙蔽清窍则发为癫证；气机郁滞，化生痰浊，日久化火，痰火郁结阳明，痰随火升，扰乱神明，神明失主而发为狂证。

（2）火盛煎灼，耗伤阴津：惊悸日久不解，耗伤心脾，生化乏源，气血俱虚，导致心神失养，发为癫证；心肝郁火，或阳明腑热久羁，耗伤津液，心肾失调，阴虚火旺，神明受扰发为狂。

（3）痰瘀互结，蒙蔽清窍：患者素日性格内向，加之情志不畅，导致气郁痰结，气滞血瘀，痰瘀互结，神窍被塞，神明昏乱，惊恐、心绪不宁而发为癫狂。

【证候特点】

1. 癫狂的基本证候特点　癫证以精神失常为其各证候的共有特征，以精神抑郁，表情淡漠，沉默痴呆，语无伦次，静而少动，喃喃自喜，不知秽洁，不知羞耻为特征。其发病一般较慢，部分患者可有晨重晚轻的节律变化，常伴有失眠、纳差、便秘等症状。狂证以动而多怒，兴奋性精神失常为证候特征，常以喧扰不宁，躁妄骂詈，不避亲疏，逾垣上屋，登高而歌，弃衣而走，甚至持刀杀人等凶狂之象为主。

2. 惊悸不安状态癫狂的证候特点　癫狂多由五志过极、七情内伤所致，而七情中又以惊悸为多见。《素问·举痛论》云："惊则心无所倚，神无所归，虑无所定，故气乱矣。"癫证患者平素性格内向，大多数近期有情志内伤史，临床以精神抑郁，表情淡漠，沉默痴呆，出言无序，或喃喃自语，语无伦次，静而少动，多喜为其主要表现，在脉象上可表现为不同程度的"浊"；狂证患者多有明显的七情内伤史，临床以精神错乱，哭笑无常，动而多怒，喧扰不宁，躁妄骂詈，不避亲疏，逾垣上屋，登高而歌，弃衣而走，甚至持刀杀人为其特征，在脉象上表现为谐振波的杂乱。癫狂多有家族史，可发于不同年龄、不同性别，但以青壮年女性为多。

二、中风

【定义】

中风病是以突然昏仆、不省人事、半身不遂、口舌㖞斜、言语謇涩或不语、偏身麻木为主要临床表现的病证。根据脑髓神机受损程度的不同，有中经络、中脏腑之分。

【历史沿革】

《内经》虽没有明确提出中风病名，但所记述的"大厥""薄厥""仆击""偏枯""风痱"等病证，与中风病在卒中昏迷期和后遗症期的一些临床表现相似。其对本病的病因病机也有一定认识。如《灵枢·刺节真邪》："虚邪偏客于身半，其入深，内居荣卫，荣卫稍衰，则真气去，邪气独留，发为偏枯。"此外，还认识到本病的发生与个人的体质、饮食、精神刺激等有关。如《素问·通评虚实论》明确指出："仆击、偏枯……肥贵人则高粱之疾也。"还明确指出中风的病变部位在头部，是由气血逆而不降所致。如《素问·调经论》说："血之与气并走于上，则为大厥，厥则暴死。"对中风病的病因病机及其治法，历代医家论述颇多，从病因学的发展来看，大体分为两个阶段。唐宋以前，以"外风"学说为主，多从"内虚邪中"立论；唐宋以后，特别是金元时代，突出以"内风"立论，可谓中风病因学说上的一大转折。其中刘完素力主"肾水不足，心火暴甚"；李东垣认为"形盛气衰，本气自病"；朱丹溪主张"湿痰化热生风"；元代王履从病因学角度将中风病分为"真中""类中"。明代张介宾提出"非风"之说，提出"内伤积损"是导致本病的根本原因；明代李中梓又将中风病明确分为闭、脱二证，仍为现在临床所应用。清代医家王清任指出中风半身不遂，偏身麻木是由于"气虚血瘀"所致，立补阳还五汤治疗偏瘫，至今仍为临床所用。

【病因病机】

1.中风的基本病因病机　由于脏腑功能失调，气血素虚，或痰浊、瘀血内生，加之劳倦内伤、忧思恼怒、饮酒饱食、用力过度、气候骤变等诱因，而致瘀血阻滞、痰热内蕴,或阳化风动、血随气逆,导致脑脉痹阻或血溢脉外,引起昏仆不遂,发为中风。其病机有虚(阴虚、气虚)、火(肝火、心火)、风(肝风)、痰(风痰、湿痰)、气(气逆)、血(血瘀)六端,此六端多在一定条件下相互影响,相互作用。基本病机总属阴阳失调,气血逆乱。其病位主要在心、脑,与肝、肾密切相关。病理性质多属本虚标实,肝肾阴虚,气血衰少为致病之本,风、火、痰、气、瘀为发病之标,两者可互为因果。

2. 惊悸不安状态中风病机　素有内伤积损,复因年老劳逸失度、情志不遂等触发,引起脏腑阴阳失调,血随气逆,上犯于脑,以致脑之神明失用。分而言之,导致中风的病理途径主要有以下几方面。

(1)肝阳暴亢,风火上扰:情志过极,七情所伤,肝失条达,气机郁滞,血行不畅,瘀结脑脉;暴怒伤肝,则肝阳暴涨,或心火暴盛,风火相扇,血随气逆,上冲犯脑。凡此种种,均易引起气血逆乱,上扰脑窍而发为中风。尤以暴怒引发本病者最为多见。正如《医学衷中参西录·治内外中风方》所言:"内中风之证,曾见于《内经》,而《内经》初不名为内中风,亦不名为脑充血,而实名之为煎厥、大厥、薄厥……盖肝为将军之官,不治则易怒,因怒生热,煎耗肝血,遂致肝中所寄之相火,燃然暴发,挟气血而上冲脑部,以致昏厥。"

(2)风痰瘀血,闭阻脉络:惊悸担忧、烦劳过度,伤耗阴精,阴虚而火旺,或阴不制阳而使阳气鸱张,引动风阳,挟痰浊、瘀血上壅,风、痰、瘀阻经络,发为中风。《灵枢·刺节真邪》:"虚邪偏客于身半,其入深,内居荣卫,荣卫稍衰,则真气去,邪气独留,发为偏枯。"

(3)痰热腑实,风痰上扰:惊悸不解,脾胃受损,健运失常,痰浊内生,郁久化热,痰热互结,壅滞经脉,上蒙清窍;或素体肝旺,气机郁结,克伐脾土,痰浊内生;或肝郁化火,灼津成痰,痰郁互结,上壅清窍,蒙蔽神机,发为中风。此即《丹溪心法·中风》所谓"湿土生痰,痰生热,热生风也"。临床上,痰热闭阻清窍为阳闭,湿痰内闭清窍为阴闭,两者可相互转化。

(4)气虚血瘀,脉阻络痹:素体气虚,或惊悸担忧日久伤气,气行无力，血行不畅，日久瘀血与风、痰之邪留滞经络，阻痹脉络。

（5）肾精不足，髓海失养：素体肝肾亏虚，肾精不足，无以充盈髓海，加之惊悸致气血逆乱，神明失主，阴阳失调，发为中风。

【证候特点】

1. 中风的基本证候特点　临床可见突然昏仆、不省人事、半身不遂、言语謇涩或不语、口舌㖞斜等。次症见头痛、眩晕、呕吐、二便失禁或不通、烦躁、抽搐、痰多、呃逆等，发病之前多有头晕、头痛、肢体麻木等先兆症状。

2. 惊悸不安状态中风证候特点　多由情志刺激、劳累过度等诱发，发作时可见突然昏仆，兼有半身不遂、口眼㖞斜、言语不利或失语。有因食积者，可见头昏沉、腹胀等，脉象可见滑、凸、短，与周围组织模糊；有因于气滞者，可见心胸憋闷、腹部压痛等，脉象上，左关部可见脉肝郁谐振波，日久者可泛化至右手整体三部。

第三节　脾胃系病证

一、胃痛

【定义】

胃痛是由于胃气阻滞，胃络瘀阻，胃失所养，不通则痛导致的以上腹胃脘部近心窝处发生疼痛为主症的一种病证。

【历史沿革】

《黄帝内经》首先记录了胃病，如《素问·六元正纪大论》谓："……民病胃脘，当心而痛。"到了东汉，张仲景提出了寒热错杂胃脘痛的辨治方法，并为后世提供了有益借鉴，《伤寒论·辨厥阴病脉证并治第十二》曰："厥阴之为病……心中疼热，饥而不欲食，食则吐蛔，下之利不止。"其中的"心中疼"即是胃痛。至金元时期，胃脘痛被单独列出，如《兰室秘藏》首立"胃脘痛"一门，论其病机，则多系饮食劳倦而致脾胃之虚，又为寒邪所伤导致。论其治法，大旨不外益气、温中、理气、和胃等。《丹溪心法·心脾痛》谓："大凡心膈之痛，须分新久。若明知身受寒气，口吃寒物而得病者，于初得之时，当与温散或温利之药。若曰病得之稍久则成郁，久郁则蒸热，热久必生火……"胃痛亦有属热之说，至丹溪而畅明。至于胃痛与心痛的混淆，历来分辨不清、不全面，至明代，医家们方明确关注。如明代王肯堂在《证治准绳·心痛胃脘痛》中写道："或问：丹溪言心痛即胃脘痛，然乎？曰：心与胃各一脏，其病形不同，因胃脘痛处在心下，故有当心而痛之名，岂胃脘痛即心痛者哉。"其后张景岳在《景岳全书·心腹痛》里对胃痛的病因病机、辨证论治进行了较为系统的总结。到了清代，许多医家提出瘀血阻滞致胃痛，如叶天士《临证指南医案·胃脘痛》提出"久痛入络"之说，对瘀血滞于中焦，胀满刺痛者，《医林改错》采用血府逐瘀汤治疗，均做出了重要贡献。

【病因病机】

1.基本病因病机　导致胃痛的原因有久病体虚、饮食劳倦、七情失调、感受风寒湿邪等。基本病机为胃气阻滞，胃络瘀阻，胃失所养，不通则痛或不荣则痛。胃痛早期多由外邪、饮食、情志等所致，即"不通则痛"；后期脾胃虚弱致病，往往虚实夹杂。《临证指南医案·胃脘痛》早已有关于这种病机的论述："胃痛久而屡发，必有凝痰聚瘀。"即"不荣则痛"。本病的病位在胃，与肝、脾关系密切，也与胆、肾有关。

2.惊悸不安状态胃脘痛的病机　在诸多导致胃痛的因素中，惊悸最易致气机升降出入失职，导致胃气壅阻，清阳不升，浊阴不降，发为胃痛。分而言之，导致胃脘痛的病理途径主要有以下几个方面。

（1）中焦不运，化湿生痰：脾气不升，营血郁滞，阻塞胃络；惊悸日久，气机结滞，阻于中焦，脾胃受困，运化不及，化生湿痰，壅遏胃气，胃气不降，胃络不通而痛。

（2）气机郁结，胃络血瘀：素体心胸狭窄，惊悸日久而致气机郁结，气滞日久或久痛入络，可致胃络血瘀。如《临证指南医案·胃脘痛》说："胃痛久而屡发，必有凝痰聚瘀。"胃痛日久不愈，脾胃受损，可由实证转化为虚证，正气将难以恢复。就临床所见，惊悸导致胃脘痛，往往是上述病理变化兼杂出现，但常表现为脾胃气虚、脾胃虚寒，或兼有痰、湿、瘀，可见不思饮食、食滞难消、胃脘饱胀等症状。

（3）肝失疏泄，横逆犯胃：脾胃的受纳运化，中焦气机的升降，有赖于肝之疏泄，即《素问·宝命全形论》所谓的"土得木而达"。忧思恼怒，情志不遂，肝失疏泄，肝郁气滞，横逆犯胃，以致胃气失和，清阳不升，浊阴不降，发为胃痛。所以《杂病源流犀烛·胃病源流》谓："胃痛，邪干胃脘病也……惟肝气相乘为尤甚，以木性暴，且正克也。"肝郁日久，又可化火生热，邪热犯胃，导致肝胃郁热而痛。

（4）日久伤阴，胃失所养：若素体不足，或惊悸思虑过度，或饮食所伤，或过服寒凉药物，或久病脾胃受损，均可引起脾胃虚弱，中焦虚寒，致使胃失温养，胃脘枯槁，不荣而痛。

【证候特点】

1.胃痛的基本证候特点　疼痛的部位在上腹部胃脘处，俗称心窝部。其疼痛的性质为胀痛、隐痛、刺痛、灼痛、绞痛等，常因病因病机的不同而异，其中尤以胀痛、隐痛、刺痛常见。可有压痛，按之其痛或增或减，但无反跳痛。其痛有呈持续性者，也有时作时止者，常伴食欲不振、恶心呕吐、嘈杂泛酸、嗳气吞腐等症状。其痛常因寒暖失宜、饮食失节、情志不舒、劳累等诱因而发作或加重。

2.惊悸不安状态胃痛证候特点　惊悸不安状态导致的胃痛部位较弥漫，疼痛常连及心胸，以隐痛或胀痛为主，痛可连及肩背部，按其心俞疼痛感剧烈，疼痛多呈持续性，按之其痛可有减轻，情绪激动、遇事着急时疼痛明显加重。

消化性溃疡是典型的心身疾病之一。实验研究发现，心理因素可影响胃液分泌、黏膜血管的充盈程度和胃壁蠕动的变化。当心理因素如不同程度的惊悸、担心与各种体质因素联合作用时，就有可能产生溃疡。现代医学认为机体的应激状态、物理和化学因素的刺激、某些病原菌的感染都可以引发胃溃疡病。一方面由于精神紧张，或过分担忧对大脑皮质产生不良的刺激，削弱了大脑皮质的正常功能，使丘脑下中枢的调节作用减弱或丧失，引起自主神经功能紊乱，从而使胃黏膜组织血管痉挛而引起缺血，造成营养障碍，此时胃酸及胃蛋白酶分泌也增加；另一方面，惊悸情绪还可引起内分泌失调，加速溃疡的形成。由此可见，胃溃疡是一种典型的心身疾病。

二、泄泻

【定义】

泄泻是以排便次数增多，粪质稀溏或完谷不化，甚至泻出如水样为主症的病证。大便稀溏而势缓者谓之泄，大便清稀如水而势急者谓之泻，现一般临床统称为泄泻。泄泻是一种常见的脾胃肠病证，一年四季均可发生，但以夏秋两季较为多见。

【历史沿革】

本病首载于《黄帝内经》。《素问·气交变大论》中有"鹜溏""飧泄""注下"等病名，并对其病因病机等有较全面论述。如《素问·举痛论》曰："寒气客于小肠，小肠不得成聚，故后泄腹痛矣。"《素问·阴阳应象大论》言"湿盛则濡泄""春伤于风，夏生飧泄"，指出风、寒、湿皆可致泻。同时指出病变部位，《素问·脏气法时论》曰："脾病者……虚则腹满肠鸣，飧泄，食不化。"其为后世认识本病奠定了基础。陈言在《三因极一病证方论·泄泻叙论》中提出："喜则散，怒则激，忧则聚，惊则动，脏气隔绝，精神夺散，必致溏泄。"提出了情志也可致泄泻。《景岳全书·泄泻》："凡泄泻之病，多由水谷不分，故以利水为上策。"提出分利之法治疗泄泻的原则。李中梓在《医宗必读·泄泻》中提出了治泻九法，即淡渗、升提、清凉、疏利、甘缓、酸收、燥脾、温肾、固涩，全面系统地论述了泄泻的治法，成为泄泻治疗学上的里程碑。

【病因病机】

1.泄泻的基本病因病机　泄泻的病因，有感受外邪、饮食所伤、情志不调、禀赋不足，以及久病脏腑虚弱等，主要病机是脾病湿盛，脾胃运化功能失常，肠道分清泌浊、传导功能失司。本病病位在肠，主病之脏属脾，同时与肝肾关系密切。脾主运化，喜燥恶湿，大小肠司泌浊、传导，若脾运失职，小肠无以分清泌浊，则发生泄泻。正如《景岳全书·泄泻》中指出："若饮食失节，起居不时，以致脾胃受伤，则水反为湿，谷反为滞，精华之气不能输化，乃至合污下降，而泻痢作矣。"急性泄泻，经及时治疗多数可在短期内痊愈，有少数患者暴泄不止，损气伤津耗液，可成痉、厥、闭、脱等危证。

2. 惊悸不安状态泄泻的病机

（1）气机郁结，中焦失运：惊悸致气机升降失职，脾运失司，水湿泛滥，即《医宗必读》所谓"无湿则不泄"。小肠无以分清泌浊，水谷杂下则发生泄泻。故《杂病源流犀烛·泄泻源流》说："湿盛则飧泄，乃独由于湿耳，不知风寒热虚，虽皆能为病，苟脾强无湿，四者均不得而干之，何自成泄。是泄虽有风寒热虚之不同，要未有不原于湿者也。"

（2）惊悸伤脾，脾胃虚弱：惊悸日久，耗伤气血，脾气虚弱，不能受纳水谷，也不能运化精微，反聚水成湿，积谷为滞，致脾胃升降失司，清浊不分，混杂而下，遂成泄泻。如《景岳全书·泄泻》曰："泄泻之本，无不由于脾胃。"

（3）气机紊乱，肝郁乘脾：惊悸不解，则易致气机升降失职，肝喜条达，主疏泄，肝气疏泄失职，横逆犯脾，脾失健运，无以运化水湿而致泄泻。正如《景岳全书·泄泻》所言："凡遇怒气便作泄泻者，必先以怒时挟食，致伤脾胃。故但有所犯，即随触而发，此肝脾二脏之病也，盖以肝木克土，脾气受伤而然。"

【证候特点】

1. 泄泻的基本证候特点　临床可见大便次数增多，每日三五次以至十数次以上，泻下急迫，粪质稀溏，甚则如水样，或完谷不化，或时溏时泻，常伴纳呆，脘腹胀满，腹痛肠鸣，泻后痛减。起病或缓或急，常有反复发作史。

2. 惊悸不安状态泄泻证候特点　起病或缓或急，时发时止，常因外感寒热湿邪、内伤饮食情志、劳倦、脏腑功能失调等诱发或加重。临床多因情志刺激致病，泻下急迫，大便次数增多，粪质稀薄，甚至泻出如水样，或时溏时泻，日久致脾肾阳虚可见"五更泻"，常伴纳差、腹胀、形寒肢冷、腰膝酸软等症状。肝郁乘脾日久在脉象上可见尺脉的"滑""热"。

第四节　肝胆系病证

胁痛

【定义】

胁痛是指一侧或两侧胁肋疼痛为主要表现的病证，是临床比较多见的一种自觉症状。胁，指侧胸部，为腋以下至第十二肋骨部的总称。如《医宗金鉴·卷八十九》所言："其两侧自腋而下，至肋骨之尽处，统名曰胁。"

【历史沿革】

胁痛的记载最早见于《黄帝内经》。《素问·脏气法时论》曰："肝病者，两胁下痛引少腹，令人善怒。"《灵枢·经脉》云："胆足少阳之脉……是动则病口苦，善太息，心胁痛不能转侧。"明确指出了本病的发生主要与肝胆病变相关。《医宗必读·心腹诸痛》中认为左胁痛多留血，右胁痛多痰气。肾亏气虚亦可致胁痛，如《医碥·胁肋痛》："房劳伤肾，气虚血滞，胸胁多有隐隐作痛。"《证治汇补·胁痛》篇对胁痛的病因和治疗原则进行了较为全面系统地描述，曰："因暴怒伤触，悲哀气结，饮食过度，风冷外侵，跌仆伤形……或痰积流注，或瘀血相搏，皆能为痛。至于湿热郁火，劳役房色而病者，间亦有之。"对于胁痛日久，转入络者，叶天士在《临证指南医案·胁痛》中善用辛温通络、甘缓理虚、辛泄宣瘀等法立方遣药，颇为实用，对后世医家影响较大。

【病因病机】

1.胁痛的基本病因病机　《素问·热论》曰："三日少阳受之，少阳主胆，其脉循胁络于耳，故胸胁痛而耳聋。"胁痛主要责之于胆，且与脾、胃、肾相关。胁痛的基本病机为气滞、血瘀、湿热蕴结致肝胆疏泄不利，不通则痛，或肝阴不足，络脉失养，不荣则痛。病机转化较为复杂，既可由实转虚，又可由虚转实，而成虚实并见之证；因而胁痛既可气滞及血而发，又可由血瘀阻气而病，最后气血同病。

2. 惊悸不安状态胁痛的病机　因情志所伤，或惊恐日久不解，气机升降出入失常，可致肝失调达，疏泄不利，气阻络痹，痹阻于胁下，导致胁痛。其主要病脏在肝、脾。分而言之，导致胁痛的病理途径主要有以下几方面。

（1）气机失调，胁下痹阻：性格谨慎胆小，遇事担忧，惊恐不已，以致气机升降出入失常，结滞胁下，胁络不通而致胁痛，肝郁胁痛如久延不愈，或治疗不当，日久可致气滞血瘀，转化为瘀血胁痛。故《杂病源流犀烛·肝病源流》又说："气郁，由大怒气逆，或谋虑不决，皆令肝火动甚，以致胠胁肋痛。"

（2）瘀血停滞，痹阻胁下：气郁日久，血行受阻，瘀血停着，而血瘀又加重了气滞，痹阻胁络，不通则痛而发为胁痛。如《临证指南医案·胁痛》说："久病在络，气血皆窒。"《类证治裁·胁痛论治》谓："血瘀者，跌扑闪挫，恶血停留，按之痛甚。"

（3）气郁日久，化火伤阴：脾胃居中焦，主升降之权，惊悸担忧日久，气机升降出入失常，损失脾胃，脾失健运，生湿蕴热，内外之湿热，均可蕴结于肝胆，导致肝胆疏泄不利，气机阻滞，不通则痛，而成胁痛。《素问·刺热》说："肝热病者……胁满痛。"湿热蕴结，胁痛日久不愈，热邪伤阴，可转化为肝阴不足胁痛。

（4）阴津亏耗，经络失养：惊悸不解，久耗阴津，肝阴不足，络脉失养，不荣则痛。正如《金匮翼·胁痛统论》所说："肝虚者，肝阴虚也，阴虚则脉细急，肝之脉贯膈布胁肋，阴虚血燥则经脉失养而痛。"虚证胁痛兼以情志失调，或重感湿热之邪，也可转化为阴虚气滞，或阴虚湿热之虚实并见证。若失治误治，久延不愈，个别病例也可演变为积聚，甚者转为臌胀重证。

【证候特点】

1.胁痛的基本证候特点　临床以胀痛为主，走窜不定，疼痛每因情志变化而增减，胸闷而胀，疼痛走窜不定，纳呆，嗳气频频，苔薄，脉弦，为气机郁结；如胁痛以刺痛为主，痛有定处，入夜更甚，胁下或见痞块，舌紫暗，脉沉涩，为瘀血内停；如胁痛伴有恶心呕吐，口苦，舌红，苔黄腻，脉弦滑数，为湿热内郁。

2.惊悸不安状态胁痛证候特点　惊悸不安状态胁痛多以胸胁胀痛，满闷气短为特点，情绪波动时加重，与时间及体位关系不大，太息及嗳气后胁痛可有不同程度的减轻。这与瘀血、痰饮等直接导致的胁痛证候特点有明显差别：瘀血停着胸胁导致的胁痛多以刺痛为主，夜甚，部位固定，揉按胸胁有时可见硬块为特点；因痰饮停聚胸胁而致的胁痛多以钝痛为主，甚至仅有隐隐作痛但伴有憋闷不舒感，因体位变换胁痛可有轻重不同，常伴有咳吐痰涎，胸部满闷不舒，双肺部听诊有呼吸音粗等特点。

第五节　肾系病证

一、淋证

【定义】

淋证是指以小便频急，滴沥不尽，尿道涩痛，小腹拘急，痛引腰腹为主要临床表现的一类病证。

【历史沿革】

淋之名称，始见于《黄帝内经》。《素问·六元正纪大论》称其为"淋闷"，并有"甚则淋""其病温"等的记载，并提到："其病中热胀……小便黄赤，甚则淋。"《金匮要略·五脏风寒积聚病脉证并治第十一》指出淋闭为"热在下焦"。《金匮要略·消渴小便不利淋病脉证并治第十三》描述了淋证的症状："淋之为病，小便如粟状，小腹弦急，痛引脐中。"隋代《诸病源候论·淋病诸候》对本病的病机做了详细的论述，并将本病的病位及发病机制做了高度明确地概括："诸淋者，由肾虚膀胱热故也。"又云："若饮食不节，喜怒不时，虚实不调，则脏腑不和，致肾虚而膀胱热也……肾虚则小便数，膀胱热则水下涩，数而且涩，则淋沥不宣，故谓之为淋。"并把淋证分为石、劳、气、血、膏、寒、热七种，而以"诸淋"统之。巢氏这种以"肾虚"为本，以"膀胱热"为标的病机理论，为后世医家奠定了理论基础。金元时期，刘完素在《素问玄机原病式》中指出淋证是"热甚客于肾部，干于足厥阴之经。廷孔郁结极甚，而气血不能宣通"的结果，为"淋证之上行感染"的认识开创了先河。《丹溪心法·淋》强调淋证主要由热邪所致："淋有五，皆属乎热。"明代《景岳全书·淋浊》在认同"淋之初病，则无不由乎热剧"的同时，提出"久服寒凉""淋久不止"有"中气下陷及命门不固之证"，并提出治疗时"凡热者宜清，涩者宜利，下陷者宜升提，虚者宜补，阳气不固者温补命门"，对淋证病因病机的认识更为全面，治疗方法也较为完善。历代医家对淋证的分类进行了探索，《中藏经》首先将淋证分为冷、热、气、劳、膏、砂、虚、实八种，为淋证临床分类的雏形。《备急千金要方·淋闭》提出"五淋"之名，《外台秘要·淋并大小便难病》具体指出五淋的内容："《集验》论：五淋者，石淋、气淋、膏淋、劳淋、热淋也。"

【病因病机】

1.淋证的基本病因病机　"诸淋者，由肾虚而膀胱热故也。"其病机主要是湿热蕴结下焦，肾与膀胱气化不利。淋证的病位在肾与膀胱，且与肝、脾有关。病理因素主要为湿热之邪。病理性质有虚、实之分，且多见虚实夹杂之证。淋证日久不愈，热伤阴，湿伤阳，易致肾虚，肾虚日久，湿热秽浊邪毒容易侵入膀胱，引起淋证的反复发作，因此，肾虚与膀胱湿热在淋证的发生、发展及病机转化中具有重要的意义。

2.惊悸不安状态淋证病机

（1）外邪入中，膀胱湿热：外感湿热或小肠邪热、心经火热、下肢丹毒等热邪传入膀胱，或下阴不洁，秽浊之邪从下侵入机体，上犯膀胱，酿生湿热所致。

（2）肝郁气滞，湿热蕴结：本证由情志不遂，气滞不宣，气郁化火，或气火郁于下焦，使膀胱的气化不利，与湿合邪，湿热内蕴，枢机不利而致淋证。

（3）脾肾两虚，气化无权：由于素体肾虚，加之劳累过度，房室不节，外感受湿热之邪，多食辛热肥甘、嗜酒太过，损伤脾肾，脾胃乃后天之本，肾精、肝血均有赖于水谷精微的不断充养，胃不受纳，脾不散精，脾肾两虚，膀胱气化无权而发为淋证。

【证候特点】

1. 淋证的基本证候特点　淋证以小便频急，滴沥不尽，尿道涩痛，小腹拘急，痛引腰腹为基本特征。其起病或急或缓，其病程或长或短。小便频急者每日小便可达数十次，而每次尿量较少，或伴有发热，小便热赤；或小便排出砂石，排尿时尿流中断，腰腹绞痛难忍；或尿中带血或夹有血块；或郁怒之后少腹胀满疼痛，小便艰涩疼痛；或小便浑浊如米泔或滑腻如脂膏；病久或反复发作后，则致劳淋，常伴有低热、腰痛、小腹坠胀、疲劳等症。

2. 惊悸不安状态淋证基本特点

（1）热淋：起病多急骤，或伴有发热，小便赤热，溲时灼痛，脉象热、动。

（2）石淋：起病较缓，以小便排出砂石为主症，或排尿时突然中断，尿道窘迫疼痛，或腰腹绞痛难忍，脉象上，尺脉如沙粒感。

（3）气淋：与情志密切相关。小腹胀满较明显，小便艰涩疼痛，尿后余沥不尽。

（4）血淋：溺血而痛。

（5）膏淋：淋证而见小便浑浊如米泔水或滑腻如膏脂。

（6）劳淋：小便不甚赤涩，但淋沥不已，时作时止，遇劳即发。

二、遗精

【定义】

遗精是指以不因性生活而精液频繁（每周 2 次以上）遗泄并伴有头昏、精神萎靡、腰腿酸软、失眠等症的一种临床病证。有梦而遗精者，称为梦遗；无梦而遗，甚至清醒时精液自出者，称为滑精。

【历史沿革】

本病的记载始见于《黄帝内经》。《灵枢·本神》篇说："怵惕思虑则伤神，神伤则恐惧，流淫而不止……恐惧而不解则伤精，精伤则骨酸痿厥，精时自下。"表明了遗精与情志关系密切。遗精一证，在汉代《金匮要略·血痹虚劳病脉证并治第六》中称"失精"和"梦失精"，并立桂枝牡蛎汤调和阴阳，潜镇摄纳。《诸病源候论·虚劳病诸候》指出本病的病机有肾气虚弱和见闻感触等："肾气虚弱，故精溢也。见闻感触，则动肾气，肾藏精，今虚弱不能制于精，故因见闻而精溢出也。"宋代《普济本事方·膀胱疝气小肠精漏》载有治遗精方四首，该书正式提出了遗精和梦遗的名称。元代《丹溪心法·梦遗》认为遗精的病因在肾虚之外，还有湿热："精滑专主湿热，黄柏、知母降火，牡蛎粉、蛤粉燥湿。"并倡"相火"导致遗精理论，指出肝与肾皆有相火，每因心火动则相火亦动。至明代，对遗精的认识渐趋完善。如《医宗必读·遗精》指出五脏之病皆可引起遗精："苟一脏不得其正，则必害心肾之主精者焉。"

【病因病机】

1.遗精的基本病因病机　遗精的病机主要是君相火旺，扰动精室；湿热痰火下注，扰动精室；劳伤心脾，气不摄精；肾精亏虚，精关不固。基本病理变化总属肾失封藏，精关不固。病位主要在肾，并与心、肝、脾密切相关。病理因素不外乎湿与火，病理性质有虚实之别，且多虚实夹杂。

2.惊悸不安状态遗精病机　本病的发病多由于房室不节，先天不足，用心过度，思欲不遂，饮食不节，湿热侵袭等所致。分而言之，导致遗精的病理途径主要概括为以下几个方面。

（1）君相火旺，心肾不交：《素问·六节藏象论》说肾者主蛰，封藏之本，精之处也"，故精之蓄泄无非听命于心。劳心过度，心阴暗耗，心火偏亢，心火不能下交于肾，肾水不能上济于心，心肾不交，水亏火旺，扰动精室，迫精妄泄，发为遗精。《证治要诀·遗精》谓："有用心过度，心不摄肾，以致失精者。"《折肱漫录·遗精》说："梦遗之证，其因不同……非必尽因色欲过度，以致滑泄。"

（2）肝胆气郁，湿热下注：情志不畅，气机郁结肝胆，加之平素醇酒厚味，损伤脾胃，湿热内生，下注精室，迫精下泄而导致遗精。

（3）劳伤心脾，气不摄精：素体心脾亏虚，或惊悸担忧，劳心太过，或体劳太过，气血暗耗，以致心脾亏虚，气不摄精，发为遗精。《景岳全书·遗精》谓："有因用心思索过度辄遗者，此中气有不足，心脾之虚陷也。"

（4）肾元虚衰，精关不固：先天不足，禀赋素亏，或青年早婚，房室过度，或少年无知，频犯手淫，导致肾精亏虚，封藏失职，精关不固，发为遗精。《医贯·梦遗并滑精论》说："肾之阴虚，则精不藏，肝之阳强，则火不秘。以不秘之火，加临不藏之精，除不梦，梦即泄矣。"《证治要诀·遗精》谓："有欲太过，滑泄不禁者。"

【证候特点】

1.遗精的基本证候特点　不因性生活而精液频繁遗泄，每周2次以上，或在睡中有梦而遗，或在睡中无梦而遗，或有少量精液随尿外流，甚者可在清醒时自行流出，常伴有头晕、耳鸣、健忘、心悸、失眠、腰酸膝软、精神萎靡，或尿时不爽、少腹及阴部作胀不适等症状。

2.惊悸不安状态遗精证候特点　非性交时发生精液外泄，遗精次数频繁，一夜2~3次或每周2次以上，或在清醒时精自滑出，有的入夜即遗，或清醒时精液自出，精液量少而清稀，遗精时阴茎勃起不坚，或根本不能勃起，遗精后出现精神疲惫、腰膝酸软、耳鸣头晕、失眠多梦、身体乏力、记忆力减退等症状。脉象稀、滑。

第六节　气血津液病证

一、厥证

【定义】

厥证是指以突然昏倒，不省人事，四肢逆冷为主要临床表现的一种急性病证。病情轻者，一般在短时内可苏醒，醒后无偏瘫、失语及口眼㖞斜等后遗症，但病情重者，则昏厥时间较长，甚至一厥不复而导致死亡。

【历史沿革】

《黄帝内经》论厥甚多，含义、范围广泛，概括起来可分为两类表现。一种是指突然昏倒，不知人事，如《素问·大奇论》曰："暴厥者，不知与人言。"另一种是指肢体和手足逆冷，如《素问·厥论》曰："寒厥之为寒也，必从五指而上于膝。"《伤寒论》《金匮要略》论厥，继承《内经》中手足逆冷为厥的论点，而且重在感受外邪而发厥。此类厥证在伤寒、温病学中均有大量深入的研究，属于外感病中的发厥，对于由外邪而致厥者有重要临床指导价值。一是论内伤杂病的发厥，指突然发生神志改变的临床表现。自隋唐以降，历代医家多有论述。《诸病源候论》对尸厥的表现进行描述，"其状如死，犹微有息而不恒，脉尚动而形无知也"。并探讨其病机是"阴阳离居，荣卫不通，真气厥乱，客邪乘之"。宋代《卫生宝鉴·厥逆》初步提出内伤杂病与外感病的厥之不同点。至明代《医学入门·外感寒暑》首先明确区分外感发厥与内伤杂病厥证。《景岳全书·厥逆》总结明代以前对厥证的认识，提出以虚实论治厥证，切中临床。此后医家对厥证的理论不断充实、完善和系统化，提出了气、血、痰、食、暑、尸、酒、蛔等厥，并以此作为辨证的重要依据，指导临床治疗。

【病因病机】

1.基本病因病机　厥证的病因主要有情志内伤、体虚劳倦、亡血伤津等，主要是气机突然逆乱，升降乖戾，气血阴阳不相顺接。正如《景岳全书·厥逆》所说："盖厥者，尽也。逆者，乱也。即气血败乱之谓也。"病位主要在心、肝而涉及脾、肾。厥证由于体质和病机转化的不同，又有虚实的区别。大凡气盛有余者，情志突变，气逆上冲，血随气逆，或挟痰挟食壅滞于上，以致清窍闭塞，不知人事，成为厥之实证；气虚不足，或大量出血者，清阳不升，气陷于下，血不上达，气随血脱，气血一时不相顺接，以致神明失养，不知人事，四肢不温，发为厥之虚证。

2.惊悸不安状态厥证的病机　情志变动，最易影响气机运行，轻则气郁，重则气逆，逆而不顺则气厥。分而言之，导致厥证的病理途径主要有以下几个方面。

（1）气机逆乱，壅塞清窍：恼怒、惊骇、恐吓的情志变动，"惊则气乱""恐则气下"等即可致气逆上冲或清阳不升，清窍失灵而发生昏仆致厥。

（2）血随气升，神明失主：素有肝阳偏亢，遇暴怒伤肝，肝阳上亢，肝气上逆，血随气升，气血逆乱于上，发为血厥；同样，大量失血，血脱气无以附，气血不能上达清窍而昏不知人，发为血厥。

（3）痰浊壅滞，闭阻神明：素体多湿多痰，或素有咳喘宿痰，或病久损伤脾胃，健运失职，水湿久聚成痰，遇情志刺激，气机逆乱，痰随气升，上闭清窍，发为痰厥。

【证候特点】

1.厥证的基本证候特点　厥证为内科急症，本病的特点有急骤性、突发性和一时性。临床上以突然发生一时性的神志异常为证候特征，急骤发病，突然昏倒，移时苏醒。其往往在发病前有明显的诱发因素，如情绪紧张、恐惧、惊吓、疼痛等，发作前有头晕、恶心、面色苍白、出汗等先期症状。发作时昏仆，不知人事，或伴有四肢逆冷。厥之轻者在昏倒不知人事后可于短时间内苏醒，醒后感到头昏乏力，倦怠口干，并无其他明显后遗症。厥之重者可一厥不醒，"半日远至一日"，乃至死亡。

2.惊悸不安状态厥证的证候特点　多与情志刺激有关，急性发病，由惊恐而发者，肝气上逆，表现为突然昏仆，呼吸气粗，口噤握拳，头晕头痛，或突然昏仆，牙关紧闭，四肢厥冷，面赤唇紫，或鼻衄，甚者一厥不复导致死亡。

二、郁病

【定义】

郁病是由于情志不舒，气机郁滞所致，以心情抑郁、情绪不宁、胸部满闷、胁肋胀痛，或易怒喜哭，或咽中如有异物梗塞等症为主要表现的一类病证。本病临床甚为常见，以女性发病居多，并多有郁怒、多虑、悲哀、忧愁等情志所伤史。可兼有精神不振、胸闷胁胀、善太息、不思饮食、失眠多梦等多种症状。本病相当于西医学的神经症、癔症等。

【历史沿革】

早在古代，医家们就认识到思虑过度及抑郁不舒是产生郁病的主要原因。如《素问·举痛论》曰："惊则气乱……惊则心无所倚，神无所归，虑无所定，故气乱矣。""恐则气下……恐则精却，却则上焦闭，闭则气还，还则下焦胀，故气下行矣。"《金匮要略·妇人杂病脉证并治第二十二》记载了脏躁和梅核气两种病证，并观察到这两种病证以女性多见，提出的方药沿用至今，效果甚佳。元代《丹溪心法·六郁》提出"六郁"之说，创立了六郁汤、越鞠丸等相应的治疗方剂。明代《医学正传》首先采用郁证这一病证名称。自明代之后，已逐渐把情志之郁作为郁病的主要内容。如《古今医统大全·郁证门》说："郁为七情不舒，遂成郁结，既郁之久，变病多端。"《景岳全书·郁证》将情志之郁称为因郁而病，着重论述了怒郁、思郁、忧郁三种郁证的证治。至清代，叶天士针对郁病提出相应的治疗方法，其《临证指南医案·郁》所载的病例，均属情志之郁，治则涉及疏肝理气、苦辛通降、平肝息风、活血通络、益气养阴等法，用药轻清灵巧，对临床启发甚有裨益，并且敏锐观察到精神及心理治疗对郁病具有重要意义，提出"郁证全在病者能移情易性"。综上可知，郁有广义、狭义之分。广义的郁，包括外邪、情志等因素所致的郁在内。狭义的郁，即单指情志不舒为病因的郁。明代以后的医籍中记载的郁病，多单指情志之郁而言，临床可见心情抑郁、情绪不宁、胸胁胀满疼痛等症状。

【病因病机】

1. 郁病的基本病因病机　导致郁病的因素有情志失调、体质虚弱等。《杂病源流犀烛·诸郁源流》曰："诸郁，脏气病也。其原本由思虑过深，更兼脏气弱，故六郁之病生焉。"本病始于肝失条达，疏泄失常，故以气机郁滞不畅为先。郁病的病位在肝，但可涉及心、脾、肾。郁证的基本病机是气机郁滞导致肝失疏泄，脾失健运，心失所养，脏腑阴阳气血失调。如《类证治裁·郁证》言："七情内起之郁，始而伤气，继必及血，终乃成劳。"

2. 惊悸不安状态郁病的病机　惊悸不安状态主要造成的气的运行障碍为气结、气下、气逆。《丹溪心法·六郁》曰："气血冲和，万病不生，一有怫郁，诸病生焉。故人身诸病，多生于郁。"分而言之，导致郁病的病理途径主要有以下几方面。

（1）脾失健运，痰蒙心神：恐惧担忧伤脾，气机结滞，脾气不运，水湿不化，日久气郁生痰，痰蒙心神，心神不能外展而发为郁病。

（2）气血逆调，心神失养：惊悸担忧日久，导致气机逆乱，气为血之帅，血亦随之逆乱，气血失调，心神失养而致心气郁闭发为郁病。

（3）心肾阴亏，虚火扰神：惊悸不解，耗伤阴津，肾阴被耗，而致阴虚火旺或心肾阴虚，虚火上扰心神，心神不宁，烦躁郁闷。

（4）气血两虚，心神失养：惊悸过度，耗伤脾胃，气血生化无源，气血不足，而致心脾两虚或心神失养，进而导致心神无法舒展，形成郁病。

【证候特点】

1. 郁病的基本证候特点　忧郁不乐貌，胸胁胀满疼痛，易怒易哭，或咽中如有炙脔，吞之不下，咯之不出等。

2. 惊悸不安状态郁病证候特点　惊悸不安状态所致的郁病多以咽中如有炙脔，胸胁胀满不舒，默默不喜言语为主。除惊恐脉象外，还会在脉象上出现圆包样突起，或出现麻手感谐振波，或脉搏起始段的急缓等。

三、血证

【定义】

凡由多种原因引起火热熏灼或气虚不摄，致使血液不循常道，或上溢于口鼻诸窍，或下泄于前后二阴，或渗出于肌肤所形成的一类出血性疾病，统称为血证。在古代医籍中，亦称为血病或失血。

【历史沿革】

早在《黄帝内经》即对血的生理及病理有较深入的认识。有关篇章对血溢、血泄、衄血、咳血、呕血、溺血、溲血、便血等病证做了记载，并对引起出血的原因及部分血证的预后有所论述。《金匮要略·惊悸吐衄下血胸满瘀血病脉证治第十六》最早记载了泻心汤、柏叶汤、黄土汤等治疗吐血、便血的方剂，沿用至今。《诸病源候论·血病诸候》将血证称为血病，对各种血证的病因病机做了较详细的论述。《备急千金要方》收载了一些较好的治疗血证的方剂，至今仍广泛应用的犀角地黄汤即首载于该书。《济生方·失血论治》认为失血可由多种原因导致，"所致之由，因大虚损，或饮酒过度，或强食过饱，或饮啖辛热，或忧思恚怒"，而对血证的病机，则强调因于热者多。《素问玄机原病式·热类》亦认为失血主要由热盛所致。《医学正传·血证》率先将各种出血病证归纳在一起，并以"血证"之名概之。《先醒斋医学广笔记·吐血》提出了著名的治吐血三要法，强调了行血、补肝、降气在治疗吐血中的重要作用。《景岳全书·血证》曰："血本阴精，不宜动也……盖动者多由于火，火盛则逼血妄行；损者多由于气，气伤则血无以存……是皆动血之因也。"将引起出血的病机提纲挈领地概括为"火盛"和"气虚"两个方面。《血证论》是论述血证的专书，对各种血证的病因病机、辨证论治均有许多精辟论述，并提出了治血四法，即止血、消瘀、宁血、补血。

【病因病机】

1.血证的基本病因病机　　血证的病机多为火热熏灼、迫血妄行及气虚不摄、血溢脉外两类。《三因极一病证方论·失血叙论》说："夫血犹水也，水由地中行，百川皆理，则无壅决之虞；血之周流于人身荣、经、府、俞，外不为四气所伤，内不为七情所郁，自然顺适。万一微爽节宣，必至壅闭，故血不得循经流注，荣养百脉，或泣或散，或下而亡反，或逆而上溢，乃有吐、衄、便、利、汗、痰诸证生焉。"在火热之中，又有实火及虚火之分，外感风热燥火、湿热内蕴、肝郁化火等，均属实火；而阴虚火旺之火，则属虚火。气虚之中，又有仅见气虚和气损及阳、阳气亦虚之别。

由火热亢盛所致者属于实证；由阴虚火旺及气虚不摄所致者，则属于虚证。实证和虚证虽各有其不同的病因病机，但在疾病发展变化的过程中，又常发生实证向虚证的转化。因此，在某些情况下，阴虚火旺及气虚不摄，既是引起出血的病理因素，又是出血所导致的结果。此外，出血之后，已离经脉而未排出体外的血液，留积体内，蓄结而为瘀血，瘀血又会妨碍新血的生长及气血的正常运行。

2.惊悸不安状态血证病机 正如《景岳全书·血证》说："血本阴精，不宜动也，而动则为病；血主荣气，不宜损也，而损则为病。盖动者多由于火，火盛则逼血妄行；损者多由于气，气伤则血无以存。"分言之，导致虚劳的病理途径主要有以下几方面。

（1）火热亢盛，迫血妄行：情志不遂，气机郁结，久而化热化火，火热煎灼，迫血妄行，肝火上逆犯肺则引起衄血、咯血；肝火横逆犯胃则引起吐血。

（2）阴虚火旺，络损血溢：久病或热病，伤耗阴精，阴盛火旺，迫血妄行而致衄血、尿血、紫斑。

（3）气虚不摄，血溢脉外：久病或热病使正气亏损，气虚不能摄血，以致血液外溢而形成衄血、吐血、便血、紫斑。

【证候特点】

1.血证的基本证候特点 血证以出血为突出表现，随其病因、病位的不同，而表现为鼻衄、齿衄、咳血、吐血、便血、尿血、紫斑等。随病情轻重及原有疾病的不同，则有出血量或少或多、病程或短或长及伴随症状等的不同。与出血同时出现的症状及体征，以火热亢盛、阴虚火旺及正气亏虚证候为多见。

（1）热盛迫血证：多发生在血证的初期，大多起病较急，出血的同时，伴有发热、烦躁、口渴欲饮、便秘、尿黄、舌质红、苔黄少津、脉弦数或滑数等症。

（2）阴虚火旺证：一般起病较缓，或由热盛迫血证迁延转化而成。表现为反复出血，伴有口干咽燥、颧红、潮热盗汗、头晕耳鸣、腰膝酸软、舌质红、苔少、脉细数等症。

（3）气虚不摄证：多见于病程较长，久病不愈的出血患者。表现为起病较缓，反复出血，伴有神情倦怠、心悸、气短懒言、头晕目眩、食欲不振、面色苍白或萎黄、舌质淡、脉弱等症。

2. 惊悸不安状态血证证候特点　惊悸不安状态血证病程较长，血出或缓或急，血量或多或少，根据疾病病理性质的不同，出血部位常不固定。如肝气逆乱，有余则上逆致鼻衄，肝气虚无以冲上则致下焦出血，发为尿血、便血。

四、虚劳

【定义】

虚劳又称虚损，是由于禀赋薄弱、后天失养及外感内伤等多种原因引起的，以脏腑功能衰退，气血阴阳亏损，日久不复为主要病机，以五脏虚证为主要临床表现的多种慢性虚弱证候的总称。

【历史沿革】

历代医籍对虚劳的论述甚多。《素问·通评虚实论》所说的"精气夺则虚"可视为虚证的提纲。而《素问·调经论》所谓"阳虚则外寒，阴虚则内热"，进一步说明虚证有阴虚、阳虚的区别，并指明阴虚、阳虚的主要特点。《难经·十四难》论述了"五损"的症状及转归。《金匮要略·血痹虚劳病脉证并治第六》首先提出了虚劳的病名。《诸病源候论·虚劳病诸候》比较详细地论述了虚劳的原因及各类症状，对五劳、六极、七伤的具体内容做了说明。金元以后，许多医家对虚劳的理论认识及临床治疗都有较大的发展。如李东垣重视脾胃，长于甘温补中。朱震亨重视肝肾，善用滋阴降火。明代张介宾对阴阳互根的理论作了深刻的阐发，在治疗肾阴虚、肾阳虚的理论及方药方面有新的发展。李中梓《医宗必读》强调脾、肾在虚劳中的重要性。绮石《理虚元鉴》为虚劳专书，对虚劳的病因、病机、治疗、预防及护理均有较好的论述。清代的《不居集》对虚劳的资料做了比较系统的汇集整理，是研究虚劳的一部有价值的参考书。

【病因病机】

1.虚劳的基本病因病机　虚劳可由多种原因导致，《理虚元鉴·虚症有六因》曰："有先天之因，有后天之因，有痘疹及病后之因，有外感之因，有境遇之因，有医药之因。"各种病因，或是因虚致病，因病成劳，或因病致虚，久虚不复成劳，而其病性，主要为气、血、阴、阳的虚损。病损部位主要在五脏，尤以脾肾两脏更为重要。引起虚损的病因，往往首先导致某一脏气、血、阴、阳的亏损，而由于五脏相关，气血同源，阴阳互根，所以在虚劳的病变过程中常互相影响，一脏受病，累及他脏，气虚不能生血，血虚无以生气；气虚者，日久阳也渐衰；血虚者，日久阴也不足；阳损日久，累及于阴；阴虚日久，累及于阳。以致病势日渐发展，而病情趋于复杂。

2.惊悸不安状态虚劳病机　虚劳多发生在先天不足，后天失调，及大病久病，耗伤精气的患者。病程一般较长，症状逐渐加重，短期内不易恢复。分言之，导致虚劳的病理途径主要有以下几方面。

（1）心脾两虚，五脏失养：忧郁思虑，积思不解，所欲未遂等劳神过度，心失所养，脾失健运，心脾损伤，气血亏虚，久则形成虚劳。

（2）肾精不足，无以濡养：惊悸担忧日久，损耗精气，或房室不节等，使肾精亏虚，肾气不足，从而导致虚劳。

【证候特点】

1.虚劳的基本证候特点　虚劳以脏腑功能减退、气血阴阳亏损所致的虚弱不足的证候为其特征，在虚劳共有特征的基础上，由于虚损性质的不同而有气、血、阴、阳虚损之分。气虚损者主要表现为面色萎黄、神疲体倦、懒言声低、自汗、脉细，血虚损者主要表现为面色不华、唇甲淡白、头晕眼花、脉细，阴虚损者主要表现为口干舌燥、五心烦热、盗汗、舌红苔少、脉细数，阳虚损者主要表现为面色苍白、形寒肢冷、舌质淡胖有齿痕、脉沉细。

2. 惊悸不安状态虚劳证候特点　惊悸不安状态虚劳病程较长，临床可见精神萎靡不振、四肢乏力、倦怠、懒言，甚者可见贫血。脉象多缓，或见脉稀。

第七节　肢体经络病证

一、痹病

【定义】

痹病是指正气不足，风、寒、湿、热等外邪侵袭人体，痹阻经络，影响气血运行，导致肌肉、筋骨、关节发生疼痛、麻木、重着，或关节屈伸不利、僵硬、肿大、变形等为主要表现的一种临床病证。

【历史沿革】

《黄帝内经》最早提出了痹之病名，并专辟"痹论"篇。《素问·痹论》曰"所谓痹者，各以其时重感于风寒湿之气也"，指出了痹病的病因，"其风气胜者为行痹，寒气胜者为痛痹，湿气胜者为著痹也"，并整体阐述了痹与五脏的关系："五脏皆有合，病久而不去者，内舍于其合也。故骨痹不已，复感于邪，内舍于肾。筋痹不已，复感于邪，内舍于肝；脉痹不已，复感于邪，内舍于心；肌痹不已，复感于邪，内舍于脾；皮痹不已，复感于邪，内舍于肺。所谓痹者，各以其时重感于风寒湿之气也。"其为后世认识痹病奠定了基础。张仲景在《伤寒论》里对太阳风湿，在《金匮要略》里对湿痹、历节风进行了辨证论治，所创立的桂枝附子汤、桂枝芍药知母汤、乌头汤等至今仍为治痹的常用效方。隋代《诸病源候论》不仅对痹病的多种临床表现进行了描述，而且在病因学上提出了"由血气虚，则受风湿，而成此病"的理论。唐代《备急千金要方》已认识到有些痹病后期可引起骨节变形，收集了许多治痹方剂，而且有药酒、膏摩等治法。金元时期，《儒门事亲》对相似的风、痹、痿、厥、脚气等病证进行了鉴别。《丹溪心法》提出了"风湿与痰饮流注经络而痛"的观点，丰富了痹病的病机理论。明清时期，痹病的理论有较大发展和日臻完善。《医门法律》对痹病日久，主张治疗应"先养血气"。清代温病学的形成，对热痹的病因、症状和治疗有更充分的论述。痹病久病入络在这一时期受到重视。《医宗必读》主张分清主次，采用祛风、除湿、散寒治疗痹病，行痹应参以补血，痛痹应参以补火，着痹应参以补脾补气，对痹病的治疗原则作了较全面的概括。

【病因病机】

1. 痹病的基本病因病机　本病的基本病机为风、寒、湿、热病邪留注肌肉、筋骨、关节，造成经络壅塞，气血运行不畅，肢体筋脉拘急失养。但风、寒、湿、热病邪为患，各有侧重：风邪甚者，病邪流窜，病变游走不定；寒邪甚者，肃杀阳气，疼痛剧烈；湿邪甚者，黏着凝固，病变沉着不移；热邪甚者，煎灼阴液，热痛而红肿。初病属实，久病必耗伤正气而虚实夹杂，伴见气血亏虚，肝肾不足的证候。痹病日久不愈，气血津液运行不畅之病变日甚，血脉瘀阻，津液凝聚，痰瘀互结，闭阻经络，深入骨节，出现皮肤瘀斑、关节肿胀畸形等症，甚至深入脏腑，出现脏腑痹的证候。

2. 惊悸不安状态痹病病机

（1）风寒湿邪，痹阻脉络：惊悸日久，耗伤正气，卫外不固，感受风、寒、湿邪，故《诸病源候论·风病·风湿痹候》说："由血气虚，则受风湿。"《济生方·痹》也说："皆因体虚，腠理空疏，受风寒湿气而成痹也。"正气不足，无力驱邪外出，病邪稽留而病势缠绵，风寒湿郁久化热，而为风湿热之邪。

（2）痰瘀互结，闭阻经脉：脾胃受损，运化失职，水湿内聚，凝而成痰，气虚推动无力，瘀血内阻，痰瘀互结，闭阻经络，发为痹病。

（3）肝肾亏虚，筋脉失荣：素体肝肾亏虚，加之痹阻日久，气血耗伤，筋脉失其濡养、温煦，发为痹病。

【证候特点】

1. 痹病的基本证候特点　临床以肌肉、筋骨、关节疼痛为主要证候特征。

但疼痛的性质有酸痛、胀痛、隐痛、刺痛、冷痛、热痛或重着疼痛等各异。疼痛的部位，或以上肢为主或以下肢为甚，可对称发作，亦可非对称发生，或累及单个关节或多关节同病，可为游走不定或为固定不移。或局部红肿灼热，或单纯肿胀疼痛，皮色不变。或喜热熨，或喜冷敷。多为慢性久病，病势缠绵，亦可急性起病，病程较短。病重者，关节屈伸不利，甚者关节僵硬、变形，生活困难。

2. 惊悸不安状态痹病证候特点　惊悸不安状态痹病多病程较长，以隐痛为主，疼痛走窜不定，缠绵难愈。除见惊悸脉象外，还可见整体脉象的涩滞不畅感。

二、痿证

【定义】

痿证是指筋脉弛缓、软弱无力，甚至日久不用，引起肌肉萎缩或瘫痪的一种病证，临床以下肢痿弱较为常见。痿者，萎也，枯萎之义，即指肢体痿弱，肌肉萎缩。

【历史沿革】

《黄帝内经》有许多篇章对痿病做了专门论述。《素问·痿论》指出本病的病因病机为"肺热叶焦"，筋脉失润，"湿热不攘"，筋脉弛缓；病证分类方面，根据五脏与五体的关系，提出了"皮痿""脉痿""筋痿""肉痿""骨痿"的分类方法；在发病原因方面，《素问·痿论》指出了"热伤五脏""思想无穷""焦虑太过""有渐于湿"及远行劳倦、房劳太过等；治疗方面，提出了"治痿者独取阳明"和"各补其荥而通其俞，调其虚实，和其逆顺"的针灸治痿原则，为后世认识痿病奠定了理论基础。隋唐时期，将痿病列入风门，较少进行专题讨论。宋代《三因极一病证方论·五痿叙论》指出情志、劳逸致"内脏精血虚耗，荣卫失度……故致痿躄""痿躄则属内，脏气不足之所为也"。金元时期，张从正对"风、痹、痿、厥"予以鉴别，《儒门事亲·指风痹痿厥近世差玄说》指出："夫四末之疾，动而或劲者为风，不仁或痛者为痹，弱而不用者为痿，逆而寒热者为厥，此其状未尝同也。故其本源，又复大异。"《丹溪治法心要·痿》不但立专篇论述痿病，而且指出病因有"热、湿痰、血虚、气虚"，明确提出痿证"不可作风治"，从而与张从正一起纠正了"风痿混同"之弊，还运用脏腑生克补泻阐述了"泻南方、补北方"的治痿法则。明代《景岳全书·痿证》强调"非尽为火证……而败伤元气者，亦有之"，并强调精血亏虚致痿："元气败伤，则精虚不能灌溉，血虚不能营养者，亦不少矣。"清代《临证指南医案·痿》指出本病为"肝、肾、肺、胃四经之病"。

【病因病机】

1.痿证的基本病因病机　痿证的形成原因颇为复杂，主要有外感、内伤两方面。其病机则为五脏内伤，精血受损，肌肉筋脉失于滋养所致。病位虽在肌肉筋脉，但关乎五脏，尤以肝、肾、肺、胃最为密切。其病理性质有虚有实：热证以虚热为多，湿热为患则属实；虚证为精血亏虚，亦有气虚者；因虚不运，痰湿、瘀血、湿热、湿邪、积滞等，都可兼夹发生。故《证治汇补·痿躄》说："内热成痿，此论病之本也，若有感发，必因所挟而致。"

2.惊悸不安状态痿证病机　分而言之，导致痿证的病理途径主要有以下几方面。

（1）肺热津伤，筋脉失润：感受温热毒邪，高热不退，或病后余热燔灼，伤津耗气，或肾水亏虚，水不制火，则火灼肺金，皆令"肺热叶焦"，不能布送津液以润泽五脏，遂成四肢肌肉筋脉失养，痿弱不用。故《素问·痿论》曰："五脏因肺热叶焦，发为痿躄。"

（2）湿热浸淫，痹阻筋脉：气机逆乱，脾胃升降失常，失其健运，脾不能运化水湿，久则聚湿化热，濡滞肌肉，浸淫经脉，气血不运，肌肉筋脉失养而发为痿病。此即《素问·生气通天论》所谓"湿热不攘，大筋软弱，小筋弛长，软短为拘，弛长为痿"之义。

（3）气血虚弱，筋脉失养：脾胃为后天之本，气血生化之源，五脏六腑，四肢百骸赖以温煦滋养。若素体虚弱，久病成虚，脾胃受损，脾胃既不能运化水谷以化生气血而精血不足，也不能转输精微，五脏失其润养，筋脉失其滋煦，故发为痿病。正如《医宗必读·痿》所云："阳明者，胃也，主纳水谷，化精微以资养表里，故为五脏六腑之海，而下润宗筋……主束骨而利机关也。""阳明虚则血气少，不能润养宗筋。故弛纵，宗筋纵则带脉不能收引，故足痿不用。"

（4）气虚血瘀，脉络痹阻：素体肝肾亏虚，或因劳役太过而致肝肾亏损，或五志失调，火起于内，耗灼精血，均可致肝肾亏损。肝血不足，肾精亏虚，肝不主筋，肾不主骨，髓枯筋痿，肌肉也随之不用，发为痿病。另外，也有因实致虚者，如湿热留滞不化，下注于肝肾，久则亦能损伤，导致筋骨失养。《脾胃论·脾胃虚弱随时为病随病制方》曰："夫痿者，湿热乘肾肝也，当急去之。不然，则下焦元气竭尽而成软瘫。"

【证候特点】

1.痿证的基本证候特点　本病以筋脉弛缓，肢体肌肉软弱无力，不能随意活动，甚至肌肉萎缩或瘫痪为主要证候特征。但因证不同，临床表现各异。有急性起病，进行性加重者；有缓慢发病者；也有时轻时重，周期性发作者；有疲劳后发病者，有睡卧后发作者。有以女性多见，有以男性为主者。一般以下肢发病多见，也有见于上肢、肩背者，有影响窍髓，难于张口、睁目者，甚至瘫痪于床者。有以肢体近端肌肉弱于远端者，或以肢体远端肌肉弱于近端者。初则仅为肌肉软弱无力，久则肌肉萎缩不用。

2.惊悸不安状态痿证证候特点　惊悸不安状态痿证病程多较长，多与情志刺激有关。可见四肢、面部等部位肌肉瘫痪，伴有肢体感觉障碍，肌张力的改变，面瘫患者可见鼓腮漏气、闭目不能等，日久不愈可见筋脉肌肉萎缩，脉象枯，尤以左尺脉明显。

三、颤证

【定义】

颤证是以头部或肢体摇动、颤抖，不能自制为主要临床表现的一种病证。轻者表现为头摇动或手足微颤，重者可见头部振摇，肢体颤动不止，甚则肢节拘急，失去生活自理能力。本病又称"振掉""颤振""震颤"。

【历史沿革】

《黄帝内经》中虽无颤证病名的记载，但对本病已有认识。如《素问·至真要大论》"诸风掉眩，皆属于肝"，其"掉"字包含震颤之义。《素问·脉要精微论》有"骨者，髓之府，不能久立，行则振掉，骨将惫矣"之论；《素问·五常政大论》又有"其病摇动""掉眩巅疾""掉振鼓栗"等，阐述了本病以肢体摇动为其主要症状，属风象，与肝、肾有关，为后世对颤证的认识奠定了基础。明代楼英在《医学纲目·颤振》中，肯定了《黄帝内经》肝风内动的观点，扩充了病因病机内容，阐明了风寒、热邪、湿痰均可作为病因而生风致颤，并指出本病与瘛疭有别。明代王肯堂《证治准绳·颤振》中论述了本病的发病特点、预后和治疗，并指出本病以中老年居多。明代孙一奎《赤水玄珠·颤振门》又提出气虚、血虚均可引起颤证，治法为气虚颤掉，用参术汤；血虚而振，用秘方定心丸。上述治法至今仍有临床价值。至清代，张璐《张氏医通·颤振》明确指出颤证与瘛疭的区别，认为本病多因风、火、痰、虚所致，并载列相应的治疗方药十余首，使本病的理法方药理论日趋充实。

【病因病机】

1.颤证的基本病因病机　概而论之，颤证的主要病机有风、火、痰、瘀四端，在一定条件下相互影响，相互转化，引起气血阴精亏虚，不能濡养筋脉；或痰浊、瘀血壅阻经脉，气血运行不畅，筋脉失养；或热甚动风，扰动筋脉，而致肢体拘急颤动而发为颤证。本病的病变部位在筋脉，与肝、肾、脾等脏关系密切。本病的病机演变常见为本虚标实。本为气血阴阳亏虚，其中以阴津精血亏虚为主；标为风、火、痰、瘀为患。标本之间密切联系，风、火、痰、瘀可因虚而生，诸邪又进一步耗伤阴津气血。

2.惊悸不安状态颤证病机　分而言之，导致颤证的病理途径主要有以下几方面。

（1）风阳内动，肢体震颤：因情志内伤，素体阳盛，加之恼怒过度，或因长期忧郁恼怒，气郁化火，使肝阴暗耗，肝阳上亢，阳升风动，上扰清空；或外感风温热毒，热毒炽盛，燔灼肝经，引动肝风，风火外邪与内生肝风同气相召，风助火势，火动生风，风火相扇，发为颤证。

（2）痰热风动：脾湿生痰，肝郁化火，痰因火动，肝火夹痰火而流窜经络，阻塞筋脉，发为本病。

（3）气血亏虚，筋脉失养：素体气血不足或思虑、饮食损伤脾胃，生化不足，气血亏虚；或产后大出血、久病大病，或虫积噬血，耗伤气血。脾胃为后天之本，气血生化之源。若久病体虚，脾胃虚弱，或失血之后，耗伤气血，或饮食不节，忧思劳倦，均可导致气血两虚。气血两虚，筋脉失养，发为颤证。

（4）髓海不足，后天失养：因先天不足，髓海失充，进而后天脏腑功能减退，气血生化乏源，筋脉失于濡养，发为本病。如《素问·脉要精微论》曰："头者精明之府，头倾视深，精神将夺矣。背者胸中之府，背曲肩随，府将坏矣。腰者肾之府，转摇不能，肾将惫矣……骨者髓之府，不能久立，行则振掉，骨将惫矣。"

（5）阳气虚衰，筋脉失煦：多因阳气虚衰，失于温煦，筋脉不用。

【证候特点】

1.颤证的基本证候特点　本病以头部或肢体摇动、颤抖，不能自制为主要临床表现。本病病机为本虚标实。肝肾阴虚、气血不足为病之本，属虚；风、火、痰、瘀等病理因素多为病之标，属实。一般震颤较剧、肢体僵硬、烦躁不宁、胸闷体胖、遇郁怒而发者，多为实证；颤抖无力、缠绵难愈、腰膝酸软、体瘦眩晕、遇烦劳而加重者，多为虚证。但病久常标本虚实夹杂，临证需仔细辨别其主次偏重。颤证日久可导致气血不足、络脉瘀阻，出现肢体僵硬、动作迟滞乏力的现象。

2.惊悸不安状态颤证证候特点　本病是一种心理问题的躯体化表达，是长期处于惊悸不安、内心恐惧焦虑状态下，心理张力增高，心理能量释放的表现，此类患者常具有受惊病史或自幼胆小易惊，部分患者可描述其颤抖哆嗦由内心发出，是自觉心中颤动而带动肢体震颤。患者常神气不足，出现精神不振，嗜睡健忘，目光少动乏神表现。惊悸不安状态下震颤的最典型脉象特征是"动"。

第八节 外科病证

瘰疬

【定义】

瘰疬，指发生于颈部、腋下等处淋巴结之慢性感染疾患者，又名马刀侠瘿。其中有疮作核，如杏核，大小不一，结核生于腋下，形状如蛤蜊者，名马刀；生于颈旁者名侠瘿。两者常相联系，或称为瘰疬，古人认为小者为瘰，大者为疬。瘰疬亦名鼠瘘、鼠疮、老鼠疮、九子疮、鼠疬、走鼠疮、蝼蛄疬、延珠瘰、野瘰、串疮等。

【历史沿革】

瘰疬之名始见于《黄帝内经》。《灵枢·寒热》："寒热瘰疬在于颈腋者。"宋代《疮疡经验全书》对瘰病的发病部位及临床发展过程作了详细描述。临床多按发病情况分为急性、慢性两类。清代的吴谦等按经络的不同将瘰疬分而命名，《医宗金鉴·外科心法要诀·瘰疬》云："此证小者为瘰，大者为疬。当分经络：如生于项前，属阳明经，名为痰瘰；项后属太阳经，名为湿瘰；项之左右两侧，属少阳经，形软，遇怒即肿，名为气疬；坚硬筋缩者，名为筋疬；若连绵如贯珠者，即为瘰疬；或形长如蛤蜊，色赤而坚，痛如火烙，肿势甚猛，名为马刀……"指出了不同部位瘰疬的病理因素，为后世治疗奠定了基础。《金匮要略·血痹虚劳病脉证并治第六》云："人年五六十，其病脉大者，痹侠背行，若肠鸣，马刀侠瘿者，皆为劳得之。"其指出了瘰疬的病因。

【病因病机】

1.瘰疬的基本病因病机　瘰疬起病缓慢，多由三焦、肝、胆等经风热气毒蕴结而成，肝、肾两经气血亏损，虚火内动所致，可分为急性、慢性两类。瘰疬的发生可因情志不畅，肝气郁结，脾失健运，聚湿生痰，结于颈项而成核块；或者患者原有肺肾阴虚，阴虚则火旺，灼津成痰，痰火互结而成瘰疬，至病之后期，热胜肉腐成脓，脓乃气血所化，长期脓水淋漓，势必耗伤气血，因此瘰疬后期，患者虚损证候明显。

2.惊悸不安状态瘰疬病机　瘰疬多由情志不畅引起，分而言之，导致瘰疬的病理途径主要有以下几方面。

（1）气机郁滞，痰凝成核：情志内伤，肝气郁滞，脾失健运，痰热内生，随经络循至颈部，痰凝气结而成结块，发为瘰疬。

（2）阴亏火旺，灼津成痰：素有肺肾阴亏，以致阴亏火旺，肺津不能输布，灼津成痰，痰火互结，凝聚成核。

（3）热盛肉腐，气血两虚：病之后期，热胜肉腐成脓，脓乃气血所化，长期脓水淋漓，耗伤气血，或日久痰湿化热，或肝郁化火，下烁肾阴，导致气血不足。

【证候特点】

1.瘰疬的基本证候特点　初期：颈部一侧或双侧，结块肿大如豆，较硬，无疼痛，推之活动，不热不痛，肤似正常，可延及数日不溃。中期：结块逐渐增大，与皮肤及周围组织粘连融合成块，形成不易推动的结节性肿块。成脓者，皮肤微红，或紫暗发亮，扪之微热，按之有轻微波动感。后期：液化成脓的结块经切开或自行溃破后，脓液稀薄，或夹有败絮样坏死组织。疮口呈潜行性空腔，创面肉色灰白，疮口皮色紫暗，久不收敛，可以形成窦道。如脓水转稠，肉芽转成鲜红色，表示将收口愈合。

2.惊悸不安状态瘰疬证候特点　多与情志不畅有关，病程较长，起病较缓。颈部、腋下等处可扪及肿大之淋巴结，初时核块如黄豆，皮色不变，不觉疼痛，之后核块渐增大，数目增多，化脓时皮色转为暗红，溃后脓水清稀，夹有败絮样物质，经年累月，不易收口。脉象上，寸部可见圆包样突起。

第九节 妇科病证

一、月经不调

【定义】

月经不调的含义有广义与狭义之分。广义的月经不调泛指一切月经病；狭义的月经不调仅指月经的周期、经色、经量、经质出现异常改变，并伴有其他症状。本篇以月经周期的异常作为本病的主要症状介绍，而经期的异常往往会伴有经量、经色、经质的异常，临证时当全面分析。

【历史沿革】

战国时代成书的我国现存的第一部医学巨著《黄帝内经》，确定了中医学的理论基础，同时提出了妇女的解剖、月经生理、妊娠诊断等基本理论，还初步论述了一些女性疾病的病理，如月事不来、带下、肠覃等。《内经》的理论为中医妇产科学的发展奠定了基础。到了秦代，记载了关于月经不调的第一个病案，据《史记·扁鹊仓公列传》记载，太仓公淳于意首创"诊籍"，其中"韩女内寒月事不下"等是妇产科最早的病案。魏晋时期，主要是脉学和病源证候学的成就，推动了妇产科的发展。晋代王叔和著成的《脉经》使诊脉的理论与方法系统化、规范化，其中在妇产科方面，提出了"居经""避年"之说。隋代巢元方等编著了《诸病源候论》，书中有妇人病 8 卷，前 4 卷论妇科病，其中月水不调候 5 论，逐项讨论了病因、病机及临床所见，内容颇为丰富。宋代陈自明著《妇人大全良方》，全书分调经、求嗣、胎教等 8 门，对月经不调论述甚广，是我国著名的妇产科专著，是当时一部杰出的作品，一直风行 300 多年，对后世医家也有巨大影响。到了金元时期，百家争鸣，金元四大家最具代表性，例如李东垣著《兰室秘藏》所论："妇人血崩，是肾水阴虚不能镇守包络相火，故血走而崩也。"

对今天月经病的治疗是有指导意义的。朱丹溪在理论上提出"阳常有余，阴常不足"之说，治疗上重视保存阴精。明代李时珍著《奇经八脉考》和《濒湖脉学》，其对月经理论和奇经八脉的论述，对中医月经理论的发展做出了重要贡献。

【病因病机】

1. 月经不调基本病因病机　导致月经不调的因素有外感寒邪、忧思抑郁、忿郁恼怒、饮食失节等。如《医学心悟》所云："经，常也，一月一行，循乎常道，以象月盈则亏也。经不行，则反常而灾沴至矣。方书以趱前为热，退后为寒，其理近似，然亦不可尽拘也。"病机主要分为两种：一是"不荣则痛"，气血虚弱或肝肾亏损，无以荣养胞宫；二是"不通则痛"，气血瘀滞胞宫所致。其病位在胞宫，与肝、肾、脾关系密切。肾气旺盛，肝脾调和，冲任脉盛，则月经按时而下。

2. 惊悸不安状态月经不调的病机　随着生活节奏的加快，社会压力的加剧，女性不但积极参与社会的各项工作，并且在某些领域十分出色，甚至超过了男性，在取得这些成就、生活工作压力增大的同时，气机不舒、思虑过度、惊悸担忧的情况越来越多，进而身体也出现了月经不调等症状。分而言之，导致月经不调的病理途径主要有以下几方面。

（1）气滞血瘀，冲任失和：中医认为"惊则气乱"，气机升降出入失调，"气为血之帅"，则致血液不循常道，冲任失和，以致经血渐亏，月经量少而不流畅。

（2）气血亏虚，胞宫失养：遇事不顺，欲念不遂人意，导致沉思积郁，困阻脾气，脾胃乃气血生化之源，冲任依赖之本，脾胃功能受制，无力运化气血精微灌注胞宫，冲任气血失养，经血枯闭，遂致月经三五不调，或迟或早，甚至导致闭经。

【证候特点】

1. 月经不调的基本证候特点　月经先期、后期或先后不定期，月经之色、质、量等亦随之出现异常，或伴面色苍白、口唇色淡、头晕耳鸣、神疲、纳差、畏寒肢冷、小腹冷痛、经行吐衄、子宫肌瘤、胸胁、乳房胀痛。此外，月经不调还可表现为伴有躁动、情绪不稳、容易激动、胸部或腹部肿胀、体重增加、身体局部水肿、食欲改变、口腔溃疡、痤疮、头痛等。这些情况通常在月经前出现，月经开始后的 24 小时内结束，不过具体情况因人而异。除此，女性在月经期还可能伴有下腹部胀痛、腰酸背痛等异常表现。严重的痛经、经前期综合征也属此范畴。

2. 惊悸不安状态月经不调证候特点　惊悸导致的月经不调多以经期紊乱，或提前或延后，淋漓不断为主，常伴小腹疼痛、胸闷、心慌等症状，严重者可见肩背部胀痛。

二、带下病

【定义】

正常女性自青春期开始，肾气充盛，脾气健运，任脉通调，带脉健固，阴道内即有少量白色或无色透明无臭的黏性液体，特别是在经期前后、月经中期及妊娠期量增多，以润泽阴户，防御外邪，此为生理性带下。如《沈氏女科辑要》引王孟英说："带下，女子生而即有，津津常润，本非病也。"带下病是以带下增多为主要症状，带下的量明显增多，色、质、气味发生异常，或伴全身、局部症状者，称为"带下病"，又称"下白物""流秽物"。

【历史沿革】

"带下"之名，首见于《黄帝内经》。如《素问·骨空论》说："任脉为病……女子带下瘕聚。"如《金匮要略心典》说："带下者，带脉之下，古人列经脉为病，凡三十六种，皆谓之带下病，非今人所谓赤白带下也。"《女科证治约旨》说："若外感六淫，内伤七情，酝酿成病，致带脉纵弛，不能约束诸脉经，于是阴中有物，淋漓下降，绵绵不断，即所谓带下也。"指出了带下的原因。在《诸病源候论》中还有五色带下的记载，有青、赤、黄、白、黑五色名候，指出五脏俱虚损者，为五色带俱下。

【病因病机】

1. 带下病基本病因病机　《傅青主女科》说："夫带下俱是湿症。"指出了其主要病因是湿邪。湿有内外之别。外湿指外感之湿邪，如经期涉水淋雨，感受寒湿，或产后胞脉空虚，摄生不洁，湿毒邪气乘虚内侵胞宫，以致任脉损伤，带脉失约，引起带下病。内湿的产生与脏腑气血功能失调有密切的关系：脾虚运化失职，水湿内停，下注任带；肾阳不足，气化失常，水湿内停，又关门不固，精液下滑；素体阴虚，感受湿热之邪，伤及任带。其基本病机为任脉损伤，带脉失约，病位主要在前阴、胞宫，与肝、脾、肾关系密切。

2.惊悸不安状态带下病的病机

（1）脾阳不健，湿浊下注：忧思气结，或饮食不节，劳倦过度，损伤脾气，运化失职，湿浊停聚，流注下焦，伤及任带，任脉不固，带脉失约，而致带下病。

（2）肝郁脾虚，湿热下注：素体脾虚，健运不及，湿浊内生，郁久化热，或情志不畅，肝郁化火，肝热脾湿，湿热互结，流注下焦，损及任带，约固无力，而成带下病。

（3）肾阳虚衰，气化失常：肾阳不足，命门火衰，气化失常，寒湿内盛，致带脉失约，任脉不固，带下失约。

（4）阴虚失守，湿热内侵：惊悸担忧日久，耗伤阴津，肾阴不足，相火偏旺，阴虚失守，下焦感受湿热之邪，损及任带，约固无力，而为带下病。

【证候特点】

1.带下病的基本证候特点　带下量多，绵绵不断，色白或黄，甚者可见色黄绿如脓，或赤白相兼，或五色杂下，质稀或稠，气味异常，伴有全身或局部症状，如阴部不适、头晕耳鸣、腰膝酸软等。

2.惊悸不安状态月经不调证候特点　惊悸导致的带下病病程多较长，淋漓不尽，且与情志关系密切，伴有头晕、心悸、胸闷等症状。脉象多表现为滑、稀，或寒，或热。

惊悸不安状态导致的疾病形态万千，各种躯体症状纷繁复杂。《素问·举痛论》曰："惊则气乱……惊则心无所倚，神无所归，虑无所定，故气乱矣。""恐则气下……恐则精却，却则上焦闭，闭则气还，还则下焦胀，故气下行矣。"惊悸不安，导致气机逆乱，进而影响到血、津、精的循行，从而衍化出不同的病机特点，如痰浊内扰、瘀血痹阻、水饮上泛、湿热下注等，若进一步发展，气、血、痰、瘀结滞于不同部位，便会派生出不同的疾病，如心悸、不寐、头痛、肩背痛等。但总括之，"责任因素"在于惊悸不安这一根本原因。这给我们提供了一个崭新的辨证思路，即治病当寻"责任因素"，溯本求源，还原疾病的发展过程，拨开"层层迷雾"，一切问题便会迎刃而解。

社会环境的改变主要通过影响人体的精神情志而对人体的生命活动和病理变化产生影响，因而必须考虑社会因素对人体身心功能的影响，尽量避免不利的社会因素对人的精神刺激，创造有利的社会环境，获得有力的社会支持，并通过精神调摄提高对社会环境的适应能力，以维持身心健康，预防疾病的发生。

参考文献

［1］周仲瑛.中医内科学［M］.2版.北京：中国中医药出版社，2007.

［2］商鸣宇，刘双，梁瑛，等.心理因素导致哮喘发作2例报告［J］.首都医科大学学报，2（23）：178-179.

［3］王晓静，郝春艳.急性心肌梗死患者心理及个性表现特征［J］.中国临床康复，2004，6（8）：1044.

［4］王志敏，王震.胃溃疡与心理社会因素相关性的分析研究［J］.现代预防医学，2009，15（36）：2898-2899.

［5］刘松，姚盛来，张跃，等.心理行为干预对食道癌患者术前应激反应的影响［J］.中国行为医学科学，2003，1（12）：68-69.

［6］张鲁豫.特发性水肿80例临床观察［J］.中国实用神经疾病杂志，2010，4（13）：封底.

［7］王勇.糖尿病合并心理障碍的研究［J］.长春中医药大学学报，2010，1（26）：32-33.

［8］孙广仁.中医基础理论［M］.2版.北京：中国中医药出版社，2007.

第四章 惊悸不安状态的临床辨证治疗

第一节 中医治疗法则

一、治疗总则

惊悸不安状态导致的病证纷繁复杂，主要的病因是心神耗伤；精气耗损，肾志不强；胆气不足或胆受邪气；火热内郁，扰动神志；虚劳；肝虚；血虚有痰；瘀血内阻；大气下陷。病理因素不外乎外邪、水饮、痰湿、血瘀、火邪，相关的脏器主要是心、肝、肾、脾、胆，造成的病理结果是气血阴阳的亏耗，以及气的运行异常，如气结、气下、气逆。围绕这一病理结果，惊悸的治疗总则确立为平调阴阳为纲，调整气机升降出入为目。

（一）平调阴阳为纲

阴，古作"仌"，或加表示虚拟实体的"阜"作"阴"；阳，古作"昜"，或加表示虚拟实体的"阜"作"阳"。"仌"字从今从云，意为"正在旋转团聚的雾气"。"昜"意为"发散气体"。可见，古人是从物质世界的本质——"气体"和气体的"运动"这两个角度定义"阴阳"的。《素问·阴阳应象大论》云："阴阳者，天地之道也，万物之纲纪，变化之父母，生杀之本始，神明之府也，治病必求于本。"

阴阳学说贯穿着中医学的思想体系，反映了中医生理、病理的整体观念，可运用在疾病的诊断、辨证及治疗用药上。阴阳不和，偏胜偏亏，均能使平衡破坏而引起疾病。治疗疾病，维持正常生理活动，就要"谨察阴阳所在而调之，以平为期"，正如《素问·生气通天论》所云："阴平阳秘，精神乃治；阴阳离决，精气乃绝。"

《素问·阴阳应象大论》云："善诊者，察色按脉，先别阴阳。""审其阴阳，以别柔刚，阳病治阴，阴病治阳，定其血气，各守其乡"，指出了调整阴阳是重要的治则之一。

（二）调整气机升降出入为目

气机的升降出入是人体生命活动的基本形式。《素问·六微旨大论》岐伯曰："出入废则神机化灭，升降息则气立孤危。故非出入，则无以生长壮老已；非升降，则无以生长化收藏。是以升降出入，无器不有。故器者生化之宇，器散则分之，生化息矣。故无不出入，无不升降。化有小大，期有近远，四者之有，而贵常守，反常则灾害至矣。"清代周学海《读医随笔·升降出入论》谓："升降者，里气与里气相回旋之道也；出入者，里气与外气相交接之道也。"清代黄元御《四圣心源·劳伤解》曰："脾为己土，以太阴而主升，胃为戊土，以阳明而主降，升降之权，则在阴阳之交，是谓中气。"

《素问·举痛论》曰："惊则气乱……惊则心无所倚，神无所归，虑无所定，故气乱矣。""恐则气下……恐则精却，却则上焦闭，闭则气还，还则下焦胀，故气下行矣。"因而，惊悸不安状态主要造成的气的运行障碍为气结、气下、气逆。

在临床实践中笔者发现惊悸既是病因又是病理产物，两者相互影响，互为因果，它随着病程的迁延也是不断发展，可由暂惊、久惊到惊悸，逐渐演变成怵惕、怔忡、恐惧。在这个病理过程中，惊悸不安状态的病机主要是阴阳的失衡无序，造成机体的寒热虚实状态，进一步影响气机的运行，使惊悸不安状态加重。因此，如何改变机体的阴阳失衡状态，解决气机的运行障碍，成为提高惊悸不安状态疗效的关键。

二、具体治则

《素问·阴阳应象大论》曰："治病必求于本。"即谓治疗疾病时，必须针对造成疾病的根本原因进行治疗，这是辨证论治的基本原则。但又可根据疾病之不同，采用不同的辨证治疗原则。概括之，惊悸不安状态所致疾病的辨证治如下。

1. 辨气之乱，调整气机　《素问·举痛论》曰："惊则心无所倚，神无所归，虑无所定，故气乱矣。"故治疗时应调整气机逆乱，如采用天麻钩藤饮潜降肝阳，调整上逆之气机，治疗各种因气机上逆导致的病证，如头痛、眩晕等。

2. 辨精、血、津液之亏，补其不足　气机逆乱，则导致精、血、津液随之而乱。如血随气上逆则导致吐血、衄血等，血液亏虚，需加补血活血药以补其虚，如当归、龙眼肉之属。

3. 辨具体病变脏腑，靶向用药　精、血、津液的逆乱，导致其运行不循常道。如气机逆乱，脾胃运化功能失常，津液不行，成痰成饮，而根据部位的不同，又分为痰饮、悬饮、支饮、溢饮，据此可靶向用药，以利病情之缓解。

第二节　方药辑要

一、古今中药辑要

通过检阅总结古代本草、医案及其他书籍，笔者以"惊""悸""恐""惕""奔豚""松""怔忡"为关键词查找出许多散在于古代文献中与治疗惊悸不安有关的中药。只有总结古人的用药经验，熟练掌握这些中药的药性、功用以及鉴别、炮制、煎煮法，发掘中草药的优势，才能指导临床用药，提高疗效。现将古代文献当中出现的治疗惊悸不安状态的药物分类如下。

（一）常用中药

1.草木类　人参、龙胆、沙参、柏实、茯苓、大枣、山药、款冬花、牡丹皮、厚朴、桔梗、旋覆花、石斛、远志、黄连、柴胡、百合、白芍、杏仁、钩藤、淡竹叶、丹参、地黄、茯神、甘草、当归、黄柏、天麻、细辛、桑白皮、酸枣仁、天竺黄、半夏、大黄、龙眼肉、木香、知母、玄参、天南星、枸杞子、白术、升麻、沉香。

2.动物类　龙骨、牛黄、牡蛎、鹿茸、天鼠屎、羚羊角、露蜂房、鳖、麝脐香、穿山甲、蚱蝉、僵蚕、玳瑁、阿胶、蝎、龟甲、蜂蜜、白花蛇、海螵蛸、紫贝齿。

3.矿物类　朱砂、石膏、紫石英、白石脂、磁石、代赭石、琥珀、礞石、玄明粉。

（二）非常用中药

黄丹、血参、珊瑚、青琅玕、自然铜、金牙、熊胆、伏翼、灯心、木通、木鳖子、螳螂、苏合香、夜明砂、蛇蜕、蜗牛、六畜毛蹄甲、虎骨、炙羊心、梨、鸭肉、黄参、羊肉、银屑、铁落、铁精、铅丹、铅霜、羖羊角、银膏、朱砂银、铁华粉、剪刀股、白石英、五色石脂、蛇黄、蜀漆、宜南草、龙脑香、返魂香、石南、车脂、甀、衣鱼、鹅、豕、狗、醍醐、虎、豹、熊、鹿、鼠、猬、泪夫蓝、古榇板。

中药出处：《神农本草经》《本草经集注》《新修本草》《本草品汇精要》《汤液本草》《药性论》《证类本草》《本草纲目》《本草蒙筌》《滇南本草》《本草征要》《药鉴》《本草衍义》《增广和剂局方药性总论》《本草备要》《本草述钩元》《本草便读》《药征》《名医别录》《本草汇言》《本草经疏》等。

（三）中药举例

因药物较多，现将古代文献中与治疗惊悸不安状态有关的权重较大药物进行分析，编纂如下。

1. 人参（《神农本草经》）

[**释名**]人蓡（音参，或省作蓡），黄参（《吴普本草》），血参（《名医别录》），人衔（《神农本草经》），鬼盖（《神农本草经》），神草（《名医别录》），土精（《名医别录》），地精、海腴、皱面还丹（《广雅》）。

[**简述**]为五加科植物人参 *Panax ginseng* C. A. Mey. 的根。多年生草本植物，喜阴凉、湿润的气候，多生长于昼夜温差小的海拔 500~1 100 米山地缓坡或斜坡地的针阔混交林或杂木林中。由于根部肥大，形若纺锤，常有分叉，全貌颇似人的头、手、足和四肢，故而称为人参。古代人参的雅称为黄精、地精、神草。人参被人们称为"百草之王"，主产于吉林、辽宁、黑龙江。多于秋季采挖，洗净。园参经晒干或烘干，称"生晒参"；鲜根以针扎孔，用糖水浸后晒干，称"糖参"；山参经晒干，称"生晒山参"，蒸制后，干燥，称"红参"。

[**性味归经**]甘、微苦，微温。归肺、脾、心、肾经。

[**功效主治**]大补元气，复脉固脱，补脾益肺，生津养血，安神益智。

本品能大补元气，复脉固脱，为拯危救脱要药。适用于因大汗、大泻、大失血或大病、久病所致元气虚极欲脱，气短神疲，脉微欲绝的重危证候。气虚欲脱兼见汗出，四肢逆冷者，应与回阳救逆之附子同用，以补气固脱与回阳救逆，如参附汤（《正体类要》）。若气虚欲脱兼见汗出身暖，渴喜冷饮，舌红干燥者，本品兼能生津，常与麦冬、五味子配伍，以补气养阴，敛汗固脱。

本品为补肺要药，可改善短气喘促、懒言声微等肺气虚衰症状。本品亦为补脾要药，可改善倦怠乏力、食少便溏等脾气虚衰症状。因脾虚不运常兼湿滞，故常与白术、茯苓等健脾利湿药配伍，如四君子汤（《太平惠民和剂局方》）。本品又能补益心气，安神益智，可改善心悸怔忡、胸闷气短、脉虚等心气虚衰症状，并能安神益智，治疗失眠多梦、健忘。常与酸枣仁、柏子仁等药配伍，如天王补心丹（《摄生秘剖》）。

本品还有补益肾气的作用，不仅可用于肾不纳气的短气虚喘，还可用于肾虚阳痿。治虚喘，常与蛤蚧、五味子、胡桃等药同用。治肾阳虚衰，肾精亏虚之阳痿，则常与鹿茸等补肾阳、益肾精之品配伍。

生津止渴，适用于热病气虚，津伤口渴及消渴证。热邪不仅容易伤津，亦会耗气，对于热病气津两伤，口渴，脉大无力者，本品既能补气，又能生津。

[**用法用量**] 煎服，3~19 g；挽救虚脱可用 15~30 g。宜文火另煎，分次兑服。野山参研末吞服，每次 2 g，日服 2 次。

[**用药禁忌**] 实证、热证而正气不虚者忌服。反藜芦、畏五灵脂、恶皂荚，应忌同用。

[**历代论述**]

《神农本草经》云："人参，味甘，微寒。主补五脏，安精神，定魂魄，止惊悸，除邪气。明目，开心益智。久服轻身、延年。一名人衔，一名鬼盖。生山谷。"

《本草经集注》云："……开心益智，治肠胃中冷，心腹鼓痛，胸胁逆满，霍乱吐逆，调中，止消渴，通血脉，破坚积，令人不忘……"

《本草乘雅半偈》云："人参功力，安定精神魂魄意志，于仓忙纷乱之际，转危为安。定亡为存……生处背阳向阴，当入五脏，以类相从也。人身卫气，日行于阳道则寤，夜入于五脏则寐。则凡病剧张惶，不能假寐者，人参入口，便得安寝，此即入脏养阴，安精神，定魂魄之外征矣。"

《名医别录》云："主治肠胃中冷，心腹鼓痛，胸胁逆满，霍乱吐逆，调中，止消渴、通血脉、破坚积，令人不忘。一名神草，一名人微，一名土精，一名血参。如人形者有神。生上党及辽东。二月、四月、八月上旬采根，竹刀刮，曝干，无令见风。"

[**现代研究**] 现代药理研究证实，人参的主要成分为人参皂苷，目前已分离的人参皂苷有 30 余种，分别称为人参皂苷（Ginsenoside）-RX。皂苷为人参生理活性的物质基础。人参还含有挥发油（人参炔醇、β-榄香烯）、有机酸、多糖等。人参皂苷 Rb 类有中枢镇静作用，Rb_1、Rb_2、Rc 混合皂苷具有安定作用；Rg 类有中枢兴奋作用。人参可加强大脑兴奋与抑制过程，调节紧张造成的兴奋与抑制过程紊乱，使其恢复正常。对中枢系统的作用与成分和用量有关。人参皂苷小剂量主要表现为中枢兴奋作用，可增加小

鼠和大鼠的自主活动，缩短戊巴比妥钠催眠剂量及睡眠时间，大剂量则表现为中枢抑制作用。

2. 茯苓（《神农本草经》）

［**释名**］伏灵（《本草纲目》），伏菟（《神农本草经》），松腴、不死面（《记事珠》），抱根者名伏神（《名医别录》）。

［**简述**］为多孔菌科真菌茯苓 *Poriacocos*（Schw.）Wolf 的干燥菌核。寄生于松科植物赤松或马尾松等树的根上。野生或栽培，主产于云南、安徽、湖北、河南、四川等地。产云南者称"云苓"，质较优。多于 7~9 月采挖。挖出后除去泥沙，堆置"发汗"后，摊开晾至表面干燥，再"发汗"，反复数次至现皱纹，内部水分大部分散失后，阴干，称为"茯苓个"。取之浸润后稍蒸，及时切片，晒干。或将鲜茯苓按不同部位切制，阴干，生用。

［**性味归经**］甘、淡、平。归心、脾、肾经。

［**功效主治**］利水消肿，渗湿，健脾，宁心。

本品味甘而淡，甘则能补，淡则能渗，药性平和，既可祛邪，又可扶正，利水而不伤正气，实为利水消肿之要药。可用治寒热虚实各种水肿。本品善渗泄水湿，使湿无所聚，痰无由生，可治痰饮之目眩心悸。味甘，善入脾经，能健脾补中，治疗脾胃虚弱，倦怠乏力，食少便溏。

本品益心脾而宁心安神。常用治心脾两虚，气血不足之心悸，失眠，健忘，多与黄芪、当归、远志同用，如归脾汤（《济生方》）；若心气虚，不能藏神，惊恐而不安卧者，常与人参、龙齿、远志同用，如安神定志丸（《医学心悟》）。

［**用法用量**］煎服，9~15 g。

［**使用注意**］虚寒精滑者忌服。

［**历代论述**］

《神农本草经》云："味甘，平，主胸胁逆气，忧恚，惊邪，恐悸，心下结痛，寒热烦满，咳逆，口焦舌干，利小便。久服安魂养神、不饥延年。"

《世补斋医书》云："伏苓一味，为治痰主药。痰之本，水也，茯苓可以利水；痰之动，湿也，茯苓又可行湿。"

《名医别录》云："无毒。止消渴，好唾，大腹淋沥，膈中痰水，水肿淋结，开胸府，调脏气，伐肾邪，长阴，益气力，保神守中。其有根者，名茯神。"

《本草易读》云："入足阳明、太阴、少阴、膀胱经。开心益志，健胃暖脾，利水燥湿，泄饮消痰。善安惊悸，最解烦满。"

《本草蒙筌》云："味甘、淡，气平。属金。降也，阳中阴也……为除湿行水圣药，乃养神益智仙丹。生津液缓脾，驱痰火益肺。和魂炼魄，开胃厚肠。却惊痫，安胎孕……暴病有余相宜，久病不足切禁。凡须细察，不可妄投。茯神附结本根，因津泄少；谓既不离其本，故此为名……专理心经，善补心气。止恍惚惊悸，除恚怒健忘。"

《雷公炮制药性解》云："味淡、微甘，性平无毒，入肺、脾、小肠三经。主补脾气，利小便，止烦渴，定惊悸，久服延年。"

[现代研究] 化学成分：本品含 β-茯苓聚糖，占干重约93%，另含茯苓酸、蛋白质、脂肪、卵磷脂、胆碱、组氨酸、麦角甾醇等。药理作用：茯苓煎剂、糖浆剂、醇提取物、乙醚提取物，分别具有利尿、镇静、抗肿瘤、降血糖、增加心肌收缩力的作用。茯苓多糖有增强免疫功能的作用。茯苓有护肝作用，能降低胃液分泌，对胃溃疡有抑制作用。

3. 茯神（《名医别录》）

[简述] 茯神为多孔菌科卧孔属植物茯苓（*Poria cocos* Schw.）Wolf 的菌核，原物种为低等植物，是寄生在松树上的真菌。药用部分为干燥菌核体，寄生于松科植物赤松或马尾松等树的根上，深入地下 20~30 厘米。分布于河北、河南、山东、安徽等地。以海拔在 700 米左右的松林中分布最广。温度以 10~35℃为宜。

[性味归经] 甘、淡，平。归心、脾、肾经。

[功效主治] 渗湿，健脾，宁心。

治心神不定，恍惚不乐；治心虚血少，神不守舍，多惊恍惚，睡卧不宁；治虚劳烦躁不得眠。

[用法用量] 煎服，10~15 g。

[使用注意] 肾虚小便不利或不禁、虚寒滑精者慎服。

[**历代论述**]

《名医别录》云："味甘，平。主辟不祥，治风眩、风虚、五劳、七伤，口干，止惊悸，多恚怒，善忘，开心益智，安魂魄，养精神。"

《本草易读》云："甘，平，无毒。疗风眩风虚，止惊悸健忘，除心下痛坚，解小肠涩淋，辟一切不详，补五般虚劳。善安魂魄，尤养精神。"

《药鉴》云："气温，味甘，无毒。阳也。专理心经，善补心血。止恍惚惊悸，治恚怒健忘。开心益智，安魂定魄。养精神，美颜色，疗风眩。乳制为良。"

《药性论》云："主惊痫，安神定志，补劳乏，心下急痛坚满，人虚而小肠不利。"

《药品化义》："茯神，其体沉重，重可去怯，其性温补，补可去弱。戴人曰，心本热，虚则寒。如心气虚怯，神不守舍，惊悸怔忡，魂魄恍惚，劳怯健忘，俱宜温养心神，非此不能也。"

[**现代研究**] 镇静作用。实验动物用茯神 10~20 g/kg 灌胃后，进入安静欲睡状态，但无睡眠现象；对于苯甲酸钠咖啡因兴奋之小鼠，以茯神煎剂 5 g/kg 做腹腔注射，能使其镇静，镇静率为 90%，镇静指数 3.11；若改用 20 g/kg 灌胃，则镇静率为 85.7%，镇静指数 1.64。

4.甘草（《神农本草经》）

[**释名**]蜜甘、蜜草、蕗草、美草、国老（《名医别录》），灵通（《记事珠》）。

[**简述**]为豆科植物甘草 *Glycyrrhiza uralensis* Fisch.、胀果甘草 *G. inflata* Bat. 或光果甘草 *G. glabra* L. 的根及根茎。主产于内蒙古、新疆、甘肃等地。春、秋采挖，以秋采者为佳。除去须根，晒干，要厚片，生用或蜜炙用。

[**性味归经**]甘，平。归心、肺、脾、胃经。

[**功效主治**]补脾益气，祛痰止咳，缓急止痛，清热解毒，调和诸药。

治疗心气不足，脉结代、心动悸；脾气虚证；咳喘；脘腹、四肢挛急疼痛；热毒疮疡、咽喉肿痛及药物、食物中毒。

[**用法用量**]煎服，1.5~9 g。生用性微寒，可清热解毒；蜜炙药性微温，

并可增强补益心脾之气和润肺止咳作用。

[**用药禁忌**] 不宜与京大戟、芫花、甘遂同用。本品有助湿壅气之弊，湿盛胀满、水肿者不宜用。大剂量久服可导致水钠潴留，引起水肿。

[**历代论述**]

《神农本草经》中记载："味甘，平。主五脏六腑寒热邪气，坚筋骨，长肌肉，倍力，金疮尰，解毒……"

《名医别录》云："主温中，下气，烦满，短气，伤脏，咳嗽，止渴，通经脉，利血气，解百药毒，为九土之精，安和七十二种石，一千二百种草。"

《日华子本草》云："安魂定魄，补五劳七伤，一切虚损，惊悸、烦闷、健忘，通九窍，利百脉，益精养气，壮筋骨。"

[**现代研究**] 本品含三萜类（三萜皂苷甘草酸的钾、钙盐为甘草甜素，是甘草的甜味成分）、黄酮类、生物碱、多糖等成分。现代药理研究表明，甘草的黄酮具有消炎、解痉及抑制末梢神经兴奋性作用，可抗心律失常，抗溃疡，抑制胃酸分泌，缓解胃肠平滑肌痉挛及镇痛。

5. 远志（《神农本草经》）

[**释名**] 苗名小草、细草、棘菀、葽绕（《神农本草经》）。李时珍曰：此草服之能益智强志，故有远志之称。《世说新语》载郝隆讥谢安云：处则为远志，出则为小草。

[**简述**] 为远志科植物远志 *Polygala tenuifolia* Willd. 或卵叶远志 *Polygala sibirica* L. 的干燥根。主产于山西、陕西、吉林、河南、河北等地。春季出苗前或秋季地上部分枯萎后，挖取根部，除去须根及泥沙，晒干。生用或炙用。

[**性味归经**] 苦、辛，温。归心、肾、肺经。

[**功效主治**] 安神益智，祛痰开窍，消散痈肿。

用于治疗失眠多梦，心悸怔忡，健忘，癫痫惊狂，咳嗽痰多，痈疽疮毒，乳房肿痛，喉痹。

本品苦、辛，性温，性善宣泄通达，既能开心气而宁心安神，又能通肾气而强志不忘，为交通心肾、安定神志、益智强识之佳品。主治惊悸健忘、多梦失眠等症，常与茯神、龙齿、朱砂等镇静安神药同用，如远志丸（《张氏医通》）；治健忘证，常与人参、茯苓、石菖蒲同用，如开心散（《备急千金要方》），若方中再加茯神，即不忘散（《证治准绳》）。

[**用法用量**] 煎服，3~9 g。外用适量。化痰止咳宜炙用。

[**用药禁忌**] 凡实热或痰火内盛者，以及有胃溃疡或胃炎者慎用。

[**历代论述**]

《新修本草》云："味苦，温，无毒。主咳逆伤中，补不足，除邪气，利九窍，益智慧，耳目聪明，不忘，强志，倍力。利丈夫，定心气，止惊悸，益精，去心下膈气，皮肤中热，面目黄。久服轻身不老，好颜色，延年。"

《雷公炮制药性解》云："味苦，性温，无毒，入心、肾二经。补不足，除邪气，益智慧，明耳目，宁怔忡，定惊悸，利九窍，治健忘，壮阳道，益精气，长肌肉，助筋骨。"

《本草蒙筌》云："味苦，气温。无毒……益精壮阳，强志倍力，辟邪气，去邪梦，定心气，安心神。增益智慧不忘，和悦颜色耐老。仍利九窍，亦补中伤。咳逆能驱，惊悸可止。治小儿惊痫客忤，疗妇人血禁失音。"

《景岳全书》云："味微苦、微辛，气温，阳也，升也……功专心肾，故可镇心止惊，辟邪安梦，壮阳益精，强志助力。以其气升，故同人参、甘草、枣仁，极能举陷摄精，交接水火。但可为佐，用不宜多。神气上虚者所宜，痰火上实者当避。"

《本草崇原》云："远志气味苦温，根荄骨硬，禀少阴心肾之气化。苦温者，心也。骨硬者，肾也。心肾不交，则咳逆伤中。远志主交通心肾，故治咳逆伤中。补不足者，补心肾之不足。除邪气者，除心肾之邪气。利九窍者，水精上濡空窍于阳，下行二便于阴也。神志相通，则益智慧。智慧益，则耳目聪明。心气盛，则不忘。肾气足，则强志倍力。"

[**现代研究**] 现代药理研究表明，远志皂苷 E、F、G 等可非竞争性地抑制环腺苷酸磷酸二酯酶，其 IC_{50} 值与罂粟碱相当。药代动力学研究表明，远志皂苷 F 像罂粟碱一样非竞争性抑制环腺苷酸磷酸二酯酶，可延长环己烯巴比妥给药小鼠的睡眠时间。远志根皮、未去木心的全根及木心与巴比

妥类催眠药均有协同作用，对戊四氮所致惊厥的对抗作用，以远志全根较强，根皮次之，根部木心则无效。

6. 朱砂（《神农本草经》）

[**简述**]为硫化物类矿物辰砂族辰砂，主含硫化汞（HgS）。主产于湖南、贵州、四川、广西、云南等地，以产于古之辰州（今湖南沅陵）者为道地药材。采挖后，选取纯净者，用磁铁吸净含铁的杂质，再用水淘去杂石和泥沙，照水飞法研成极细粉末，晾干或40℃以下干燥。

[**性味归经**]甘，微寒；有毒。归心经。

[**功效主治**]清心镇惊，安神解毒。

治疗心神不宁，心悸，失眠；惊风，癫痫；疮疡肿毒，咽喉肿痛，口舌生疮。

本品甘寒质重，寒能降火，重可镇怯，专入心经，既可重镇安神，又能清心安神，为镇心、清火、安神定志之药。可治心火亢盛，内扰神明之心神不宁、惊悸怔忡、烦躁不眠。

本品质重而镇，略有镇惊止痉之功。故可用治温热病，热入心包或痰热内闭所致的高热烦躁，神昏谵语，惊厥抽搐者；用治癫痫卒昏抽搐，常与磁石同用，如磁朱丸（《备急千金要方》）。

[**用法用量**]内服，只宜入丸、散剂，每次0.1~0.5 g；不宜入煎剂。外用适量。

[**用药禁忌**]本品有毒，内服不可过量或持续服用，孕妇及肝功能不全者禁服。入药只宜生用，忌火煅。

[**历代论述**]

《神农本草经》云："味甘，微寒。主治身体五脏百病，养精神，安魂魄，益气，明目，杀精魅邪恶鬼……能化为汞。"

《本草从新》云："定癫狂，止牙疼。"

《增广和剂局方药性总论》云："丹砂味甘，微寒，无毒……养精神，安魂魄，益气明目，通血脉，止烦渴。"

《景岳全书·本草正》云："其入心可以安神而走血脉，入肺可以降气而走皮毛，入脾可逐痰涎而走肌肉，入肝可行血滞而走筋膜，入肾可逐水邪而走骨髓，或上或下，无处不到。故可以镇心逐痰，祛邪降火，治惊痫，杀虫毒，祛蛊毒鬼魅中恶，及疮疡疥癣之属。但其体重性急，善走善降，变化莫测，用治有余，乃其所长……"

《药鉴》云："气寒，味甘，无毒。其色赤，赤象心，心主血，故能镇养心神，通调血脉。除中恶腹痛，扫疥瘘疮疡。止渴除烦，安魂定魄。和大枫子研末，则杀疮虫。佐条黄芩为丸，则绝胎孕。"

《医学衷中参西录》云："味微甘性凉……为汞五硫一化合而成……性凉体重，故能养精神、安魂魄、镇惊悸、息肝风；为其色赤入心，能清心热，使不耗血，故能治心虚怔忡及不眠……"

[**现代研究**] 现代药理研究表明，朱砂有镇静、催眠、抗惊厥作用。2% 朱砂混悬液给小鼠灌胃无镇静、催眠作用，但是连续 3 周给予含朱砂的药物能使小鼠的异戊巴比妥钠催眠时间延长。对戊四氮腹腔注射引起的惊厥无拮抗作用。亦有报道，小鼠灌服朱砂 1.2 g/20 g，连续 7 天，结果给药组产生惊厥时间可平均推迟 80 秒。

7. 龙骨（《神农本草经》）

[**释名**] 陆虎遗生、那伽骨、生龙骨、煅龙骨、五花龙骨、青化龙骨、花龙骨、白龙骨。

[**简述**] 为古代大型哺乳动物象类、三趾马类、犀类、鹿类、牛类等骨骼的化石。主产于山西、内蒙古、河南、河北、陕西、甘肃等地。全年可采，挖出后，除去泥土及杂质，贮于干燥处，生用或煅用。

[**性味归经**] 甘、涩，平。归心、肝、肾经。

[**功效主治**] 镇惊安神，平肝潜阳，收敛固涩。

治疗心神不宁，心悸失眠，惊痫癫狂；肝阳眩晕；滑脱诸证；湿疮痒疹，疮疡久溃不敛。

[**用法用量**] 煎服，15~30 g；宜先煎。外用适量。镇静安神、平肝潜阳多生用。收敛固涩宜煅用。

[**用药禁忌**] 湿热积滞者不宜使用。

[**历代论述**]

《神农本草经》云："主……咳逆，泄利脓血，女子漏下，癥瘕坚结，小儿热气惊痫。"

《神农本草经百种录》云："其骨最粘涩，能收敛正气，凡心神耗散，肠胃滑脱之疾，皆能已之……在人身亦但敛正气，而不敛邪气。所以仲景于伤寒之邪气未尽者，亦用之。"

《名医别录》云："微寒，无毒。主治心腹烦满，四肢痿枯，汗出，夜卧自惊，恚怒，伏气在心下，不得喘息，肠痈内疽阴蚀，止汗，小便利，溺血，养精神，定魂魄。安五脏……白龙骨治梦寐泄精，小便泄精。"

《药性论》云："逐邪气，安心神，止冷痢及下脓血，女子崩中带下，止梦泄精，梦交，治尿血，虚而多梦纷纭加而用之。"

《景岳全书·本草正》云："味甘、平，性收涩。其气入肝肾，故能安神志，定魂魄，镇惊悸，涩肠胃，逐邪气，除夜梦鬼交，吐血衄血，遗精梦泄，收虚汗，止泻痢，缩小便，禁肠风、下血、尿血，虚滑脱肛，女子崩淋带浊，失血漏胎，小儿风热惊痫。"

[**现代研究**]现代药理研究表明，龙骨水煎剂对小鼠的自主活动有明显抑制作用，能明显增加巴比妥钠小鼠的入睡率；具有抗惊厥作用，其抗惊厥作用与铜、锰元素含量有关；所含钙离子能促进血液凝固，降低血管壁通透性；并可减轻骨骼肌的兴奋性。

8.酸枣仁（《神农本草经》）

[**释名**]樲（《尔雅》）、山枣。

[**简述**]为鼠李科植物酸枣 *Ziziphus jujuba Mill.* var. *spinosa*（Bunge）Hu ex H. F. Chou 的干燥成熟种子。主产于河北、陕西、辽宁、河南、山西、山东、甘肃等地。秋末冬初采收成熟果实，除去果肉及核壳，收集种子，晒干。生用或炒用，用时捣碎。

[**性味归经**]甘、酸，平。归心、肝、胆经。

[**功效主治**]养心益肝，安神，敛汗，敛阴，生津止渴。

治疗心悸失眠；自汗，盗汗；伤津口渴咽干。

［**用法用量**］煎服，9~15 g。研末吞服，每次 1.5~2 g。本品炒后质脆易碎，便于煎出有效成分，可增强疗效。

［**用药禁忌**］凡有实邪郁火及患有滑泄证者慎服。

［**历代论述**］

《神农本草经》云："主心腹寒热，邪结气聚，四肢酸疼，湿痹。久服，安五脏，轻身、延年。"

《名医别录》云："主治烦心不得眠……虚汗，烦渴，补中，益肝气，坚筋骨，助阴气，令人肥健。"

《本草纲目》云："其仁甘而润，故熟用疗胆虚不得眠，烦渴虚汗之证；生用疗胆热好眠，皆足厥阴、少阳药也，今人专以为心家药，殊昧此理。"

《本草汇言》云："其仁均补五脏，如心气不足，惊悸怔忡，神明失守；或腠理不密，自汗盗汗；肺气不足，气短神怯，干咳无痰；肝气不足，筋骨拳挛，爪甲枯折；肾气不足，遗精梦泄，小便淋沥；脾气不足，寒热结聚，肌肉羸瘦；胆气不足，振悸恐畏，虚烦不眠等证，是皆五脏偏失之病。得酸枣仁之酸甘而温，安平血气，敛而能运者也。"

《景岳全书》云："味微甘，气平。其色赤，其肉味酸，故名酸枣。其仁居中，故性主收敛而入心……宁心志，止虚汗，解渴去烦，安神养血，益肝补中，收敛魂魄。"

［**现代研究**］现代药理研究表明，酸枣仁有镇静、催眠作用。大白鼠经口服或腹腔注射酸枣仁煎剂后均表现出镇静及嗜睡，无论白天或黑夜，正常状态或咖啡因引起的兴奋状态，酸枣仁均能表现上述作用、小白鼠口服时的镇静指数为 1.95，与巴比妥类药物表现协同作用、连续应用 6 天酸枣仁，动物睡眠变浅，持续时间缩短，即产生耐受性，但停药 1 周后可消失。

9. 淡竹叶（《神农本草经》）

［**释名**］碎骨子、山鸡米、金鸡米、迷身草、竹叶卷心。

［**简述**］为禾本科植物淡竹叶 *Lophatherum gracile* Brongn. 的干燥茎叶。主产于长江流域至华南各地。夏季末抽花穗前采割，晒干切段，生用。

［**性味归经**］甘、淡，寒。归心、胃、小肠经。

［**功效主治**］清热泻火，除烦，利尿。

治疗胸中疾热，咳逆上气；吐血，热毒风，止消渴，压丹石毒；消痰，治热狂烦闷，中风失音不语，头风，惊悸，瘟疫迷闷，妊妇头旋倒地，小儿惊痫天吊，喉痹，烦热。

［**用法用量**］煎服，6~9 g。

［**历代论述**］

《神农本草经》："味苦，平。主治咳逆上气，溢筋急，恶疡，杀小虫。"

《日华子本草》云："消痰，治热狂烦闷，中风失音不语，壮热头痛头风并怀妊人头旋倒地……小儿惊痫天吊。"

［**现代研究**］现代药理研究表明，淡竹叶具有解热作用。15% 酵母混悬液皮下注射引起大鼠人工发热，用淡竹叶水浸膏灌胃有解热作用。对用大肠埃希菌皮下注射引起的猫和家兔发热，淡竹叶亦有解热作用。每 2 g/kg 淡竹叶的解热效价相当于 33 mg/kg 非那西汀（Phenacetin）的 0.83 倍。

10. 滑石（《神农本草经》）

［**释名**］画石（《本草衍义》），液石、番石（《名医别录》），冷石（陶弘景）。

［**简述**］为硅酸盐类矿物滑石族滑石，主含含水硅酸镁 $[Mg_3 \cdot (Si_4O_{10}) \cdot (OH)_2]$，主产于山东、江西、山西、辽宁等地。全年可采。采挖后，除去泥沙及杂石，洗净，砸成碎块，研粉用，或水飞晾干用。

［**性味归经**］甘、淡，寒。归膀胱、肺、胃经。

［**功效主治**］利尿通淋，清热解暑，收湿敛疮。

治疗热淋，石淋，尿热涩痛；暑湿，湿温。本品外用有清热收湿敛疮作用，治疗湿疮、湿疹，可单用或与枯矾、黄柏等为末，撒布患处；治痱子，则可与薄荷、甘草等配合制成痱子粉外用。

［**用法用量**］煎服，10~20 g。宜包煎。外用适量。

［**用药禁忌**］脾虚、热病伤津者及孕妇忌用。

［**历代论述**］

《神农本草经》云："主身热泄澼，女子乳难，癃闭，利小便，荡胃中积聚寒热，益精气。"

《本草纲目》云："治五劳七伤，一切虚损，内伤阴痿，惊悸健忘，痫瘛烦满，短气痰嗽，肌肉疼痛，腹胀闷痛，淋闷涩痛……"

《本草通玄》云："利窍除热，清三焦，凉六腑，化暑气。"

11. 紫石英（《神农本草经》）

［**简述**］为卤化物类矿石紫石英 *Fluoritea* 的矿石。主产于浙江、辽宁、河北、甘肃等省。全年均可采挖，挑选紫色者入药。捣成小块，生用或煅用。

［**性味归经**］甘，温。归心、肺、肾经。

［**功效主治**］温肾助阳，镇心安神，温肺平喘。

治怔忡惊悸，魂魄不宁，或心虚不寐，精神烦乱；肾阳亏虚，宫冷不孕，崩漏带下；心悸怔忡，虚烦不眠；肺寒气逆，痰多咳喘。

本品甘温能补，质重能镇，为温润镇怯之品。用治心悸怔忡，虚烦失眠，常与酸枣仁、柏子仁、当归等养血补心之品同用（《郑子来家秘方》）；亦可用治心经痰热，惊痫抽搐，常与龙骨、寒水石、大黄等重镇清热之品同用。

［**用法用量**］煎服，9~15 g。打碎先煎。

［**用药禁忌**］阴虚火旺而不能摄精之不孕症及肺热气喘者忌用。畏扁青、附子。不欲鮀甲、黄连、麦句姜。《神农本草经疏》：妇人绝孕由于阴虚火旺不能摄受精气者忌用。

［**历代论述**］

《神农本草经》云："主心腹咳逆，邪气，补不足，女子风寒在子宫，绝孕十年无子。久服温中、轻身、延年。"

《名医别录》云："味辛，无毒。主治上气心腹痛，寒热、邪气、结气，补心气不足，定惊悸，安魂魄，填下焦，止消渴，除胃中久寒，散痈肿，令人悦泽。"

《药性论》云："女人服之有子，主养肺气，治惊痫，蚀脓，虚而惊悸不安者，加而用之。"

《本草便读》云："温营血而润养，可通奇脉，镇冲气之上升。"

《神农本草经疏》云："少阴主心，属阳而本热，虚则阳气衰而寒邪得以乘之，或为上气咳逆，或为气结寒热、心腹痛，此药温能除寒，甘能补中，中气足，心得补，诸证无不瘳矣。惊悸属心虚……得镇坠之力，而心君有以镇摄，即重以去怯之义也。"

《本草纲目》："紫石英……上能镇心，重以去怯也。下能益肝，湿以去枯也。心生血，肝藏血，其性暖而补，故心神不安，肝血不足及女子血海虚寒不孕者宜之。"

[现代研究] 本品主含氟化钙（CaF_2），纯品含钙51.2%，氟48.8%及氧化铁等。紫石英有兴奋中枢神经、促进卵巢分泌的作用。所含氧化钙服用过多，对牙齿、骨骼、神经系统、肾、心及甲状腺有损害作用。

12. 柏实（《神农本草经》）

[简述] 为柏科植物侧柏 Platycladus orientalis（L.）Franco 的种仁。主产于山东、河南、河北，陕西、湖北、甘肃、云南等地亦产。冬初种子成熟时采收，晒干，压碎种皮，簸净，阴干。生用。

[性味归经] 甘，平。归心、肾、大肠经。

[功效主治] 养心安神，润肠通便。

本品味甘质润，药性平和，主入心经，具有养心安神，润肝肾之功效。主治惊厥，小儿惊厥，神志不清，腹痛出虚汗，小便不利，有安神镇静的作用。本品气味清香，能透心肾，益脾胃。用于心阴不足、心血亏虚以致心神失养之心悸失眠、心悸怔忡、虚烦不眠、头晕健忘等；若治心肾不交之心悸不宁、心烦少寐、梦遗健忘，常以本品配伍麦冬、熟地黄、石菖蒲等以补肾养心，交通心肾。

本品质润，富含油脂，有润肠通便之功。用于阴虚血亏，肠燥便秘，老年、产后等肠燥便秘证。

此外，本品甘润，可滋补阴液，还可用治阴虚盗汗、小儿惊痫等。

[用法用量] 煎服，10~20 g。大便溏者宜用柏子仁霜代替柏子仁。

[用药禁忌] 便溏及多痰者慎用。

[历代论述]

《神农本草经》云："柏实，味甘，平。治惊悸，安五脏，益气，除湿痹。

久服令人悦泽美色，耳目聪明……"

《本草纲目》云："养心气，润肾燥，安魂定魄，益智宁神。"

《本草征要》云："安神定悸，壮水强阳。润血而容颜美少，补虚而耳目聪明。心藏神，肾藏精与志，心肾虚，则病惊悸，入心养神，入肾定志，悸必愈矣。悦颜聪明，皆心血与肾水互相灌溉耳。"

《本草乘雅半偈》云："《圣惠方》以实治惊痫，及大便青白色者，盖肝木受制，怒则乘其所胜，是以青白之色见于便，而惊从藏发，匪实奚宜。"

《本经逢原》云："柏子仁性平而补，味甘而辛，其气清香，能通心肾，益脾胃，宜乎滋养之剂用之……《本经》主惊悸、除风湿痹也……好古以为肝经气分药，时珍言，养心气，润肾燥，安魂定魄，益智宁神，即《本经》之安五脏也。"

《景岳全书》云："味甘平，性微凉。能润心肺，养肝脾，滋肾燥，安神魂，益志意。故可定惊悸怔忡，益阴气，美颜色，疗虚损，益血止汗，润大肠，利虚秘，亦去百邪鬼魅，小儿惊痫。总之，气味清香，性多润滑，虽滋阴养血之佳剂，若欲培补根本，乃非清品所长。"

[**现代研究**]柏子仁含脂肪油，并含少量挥发油、皂苷及植物甾醇、维生素 A、蛋白质等。柏子仁单方注射液可使猫的慢波睡眠深睡期明显延长，并具有显著的恢复体力作用。据报道，以柏子仁、当归等量制丸，每次 9 g，每日 3 次，治疗血虚之脱发，效果满意（全国中草药新医疗法展览会资料选编，1972：373）。另有用柏子仁等治疗变异性心绞痛、梦游症、男性脏躁证等。

13. 知母（《神农本草经》）

[**释名**]蚳母（《本经》音迟，《说文解字》作芪），连母、货母、地参（《神农本草经》），水参（又名水须、水浚）、茷藩（音沉烦）、苦心（《名医别录》），儿草（《名医别录》）。李时珍曰："宿根之旁，初生子根，状如蚔虻之状，故谓之蚳母，讹为知母、蝭母也。余多未详。"

[**简述**]为百合科植物知母 *Anemarrhena asphodeloides* Bge. 的干燥根茎。主产于河北、山西及山东等地。春、秋二季采挖，除去须根及泥沙，

晒干，习称"毛知母"。或除去外皮，晒干。切片入药，生用，或盐水炙用。

［**性味归经**］苦、甘，寒。归肺、胃、肾经。

［**功效主治**］清热泻火，生津润燥。

本品味苦甘而性寒质润，苦寒能清热泻火除烦，甘寒质润能生津润燥止渴，善治外感热病，高热烦渴。主入肺经而长于泻肺热、润肺燥，用治肺热燥咳。本品兼入肾经而能滋肾阴、泻肾火、退骨蒸，用治阴虚火旺所致的骨蒸潮热、盗汗、心烦。本品性甘寒质润，能泻肺火、滋肺阴，泻胃火、滋胃阴，泻肾火、滋肾阴，可用治阴虚内热之消渴证。

本品功能滋阴润燥，可用治阴虚肠燥便秘证，常配生地黄、玄参、麦冬等药用。消渴热中，除邪气，肢体水肿，下水，补不足，益气（《本经》）。心烦躁闷，骨热劳往来，产后蓐劳，肾气劳，憎寒虚烦（甄权）。热劳传尸疰痛，通小肠，消痰止嗽，润心肺，安心，止惊悸（大明）。刘元素曰："多服令人泄，凉心去热，治阳明火热，泻膀胱、肾经火，热厥头痛，下痢腰痛，喉中腥臭。"王好古曰："泻肺火，滋肾水，治命门相火有余。"

［**用法用量**］煎服，6~12 g。

［**用药禁忌**］本品性寒质润，有滑肠作用，故脾虚便溏者不宜用。

［**历代论述**］

《日华子本草》云："热劳传尸疰病，通小肠，消痰止嗽，润心肺，安心，止惊悸。"

《神农本草经》云："主消渴热中，除邪气，肢体浮肿，下水，补不足，益气。"

《药性赋》云："泻无根之肾火，疗有汗之骨蒸，止虚劳之热，滋化源之阴生。"

《本草纲目》云："知母之辛苦寒凉，下则润肾燥而滋阴，上则清肺金而泻火，乃二经气分药也。"

14. 生地黄（《神农本草经》）

［**释名**］芐（音户）、芑（音起）、地髓（《本经》）。大明曰：生者以水浸验之。浮者名天黄；半浮半沉者名人黄；沉者名地黄。入药沉者

为佳，半沉者次之，浮者不堪。时珍曰：《尔雅》云：芐，地黄。郭璞云：江东呼为芐。罗愿云：芐以沉下者珍为贵，故字从下。

[简述] 为玄参科植物地黄 *Rehmannia glutinosa* Libosch. 的新鲜或干燥块根。主产于河南、河北、内蒙古及东北。全国大部分地区有栽培。秋季采挖，去除芦头、须根及泥沙。鲜用，或干燥生用。

[性味归经] 甘、苦，寒。归心、肝、肾经。

[功效主治] 清热凉血，养阴生津。

本品苦寒，入营血分，为清热、凉血、止血之要药，又其性甘寒质润，能清热生津止渴，故常用治温热病热入营血，壮热烦渴、神昏舌绛。

本品甘寒养阴，苦寒泄热，入肾经而滋阴降火，养阴津而泄伏热。

本品甘寒质润，既能清热养阴，又能生津止渴。用治热病伤阴，烦渴多饮，《神农本草经》云："主折跌绝筋，伤中，逐血痹，填骨髓，长肌肉。作汤除寒热积聚，除痹，生者尤良。久服轻身，不老。"《名医别录》云："主男子五劳七伤，女子伤中胞漏下血，破恶血，溺血，利大小肠，去胃中宿食，饱力断绝，补五脏内伤不足，通血脉，益气力，利耳目。"助心胆气，强筋骨长志，安魂定魄，治惊悸劳劣，心肺损，吐血鼻衄，妇人崩中血运（大明）。产后腹痛。久服变白延年（甄权）。凉血生血，补肾水真阴，除皮肤燥，去诸湿热（元素）。主心病，掌中热痛，脾气痿蹶嗜卧，足下热而痛（好古）。

[用法用量] 煎服，10~15 g。鲜品用量加倍，或以鲜品捣汁入药。

[用药禁忌] 脾虚湿滞、腹满便溏者不宜使用。

[历代论述]

《本草备要》云："痿痹惊悸（有触而心动曰惊，无惊而自动曰悸，即怔忡也。有因心虚火动者，有因肝虚胆怯者，有因水停心下者，火畏水，故悸也。地黄能交心肾而益肝胆，亦能行水，故治之）。"

《得配本草》云："一切惊悸经枯，掌中热，劳劣痿厥、吐衄、崩漏、便秘等症，均此治之。"

《日华子本草》云："助心胆气，强筋骨长志，安魂定魄，治惊悸劳劣，心肺损，吐血鼻衄，妇人崩中血运。"

［**现代研究**］本品水提液有降压、镇静、抗炎、抗过敏作用；其流浸膏有强心、利尿作用；其乙醇提取物有缩短凝血时间的作用；以其为主药的六味地黄丸有降血压、改善肾功能、抗肿瘤作用；地黄有对抗连续服用地塞米松后血浆皮质酮浓度的下降，并防止肾上腺皮质萎缩的作用，具有促进机体淋巴母细胞的转化、增加 T 淋巴细胞数量的作用，并能增强网状内皮细胞的吞噬功能，特别对免疫功能低下者作用更明显。

15. 羚羊角（《神农本草经》）

［**释名**］羚羊（俗）、麢羊（音铃）、九尾羊。

［**简述**］为牛科动物赛加羚羊 *Saiga tatarica* Linnaeus 的角。主产于新疆、青海、甘肃等地。全年均可捕捉，以秋季猎取最佳。猎取后锯取其角，晒干。镑片或粉碎成细粉。

［**性味归经**］咸，寒。归肝、心经。

［**功效主治**］平肝息风，清肝明目，散血解毒。

本品主入肝经，咸寒质重，善能清泄肝热，平肝息风，镇惊解痉。故为治惊痫抽搐之要药，尤宜于热极生风所致者。

本品味咸，质重主降，有平肝潜阳之功。治肝阳上亢所致之头晕目眩，烦躁失眠，头痛如劈等症。本品亦善清泻肝火而明目。故用治肝火上炎之头痛、目赤肿痛、羞明流泪等症，常与决明子、黄芩、龙胆、车前子等同用。

本品入心、肝二经，寒以胜热，故能气血两清，清热凉血散血，泻火解毒，用于温热病壮热神昏，谵语躁狂，甚或抽搐，热毒斑疹等症。王孟英以羚羊角、犀角加入白虎汤中，称羚犀石膏知母汤，治温热病壮热、谵语发斑等。

此外，本品有解热、镇痛之效，可用于风湿热痹，肺热咳喘，百日咳等。

陈藏器本草云：羚羊角，主溪毒及惊悸，烦闷，卧不安，心胸间恶气毒，瘰疬。肉，主蛇咬，恶疮。

［**用法用量**］煎服，10~15 g。鲜品用量加倍，或以鲜品捣汁入药。

［**用药禁忌**］脾虚湿滞、腹满便溏者不宜使用。

［**历代论述**］

《本草经集注》云："主治青盲，明目，杀疥虫，止寒泄，辟恶鬼、虎、野狼，止惊悸。治百节中结气，风头痛及蛊毒，吐血，妇人产后余痛。"

《证类本草》云："辟蛊毒恶鬼不祥，安心气，常不魇寐。"

《景岳全书·本草正》云："味咸，性寒。羊本火畜，而此则属木，善走少阳、厥阴二经。故能清肝定风，行血行气，辟鬼疰邪毒，安魂魄，定惊狂，祛魇寐，疗伤寒邪热，一切邪毒，中恶毒风，卒死昏不知人，及妇人子痫强痉，小儿惊悸烦闷，痰火不清……"

《本草纲目》云："羊，火畜也，而羚羊则属木，故其角入厥阴肝经甚捷，同气相求也……其发病也，小儿惊痫，妇人子痫，大人中风搐搦，及筋脉挛急，历节掣痛，而羚角能舒之。魂者，肝之神也，发病则惊骇不宁，狂越僻谬，魇寐卒死，而羚角能安之。血者，肝之藏也……《本经》《别录》甚著其功，而近俗罕能发扬，惜哉！""平肝舒筋，定风安魂，散血下气，辟恶解毒，治子痫痉疾。"

《本草择要纲目》云："治惊悸烦闷。心胸恶气。瘰疬恶疮溪毒。平肝舒筋。定风安魂。散血下气。辟恶解毒。治子痫痉疾。盖羊火畜也。而羚羊则属木。故其角入厥阴肝经甚捷……搐搦及筋脉挛急历节掣痛。而羚角能舒之。魂者肝之神也。发病则惊骇不宁。"

［**现代研究**］羚羊角外皮浸出液对中枢神经系统有抑制作用，有镇痛作用，并能增强动物耐缺氧能力；煎剂有抗惊厥、解热作用；煎剂或醇提取液有降压作用，其小剂量可使离体蟾蜍心脏收缩加强，中等剂量或大剂量可抑制心肌功能。

16. 天麻（《神农本草经》）

［**简述**］为兰科植物天麻 *Gastrodia elata* Bl. 的干燥块茎。主产于四川、云南、贵州等地。立冬后至次年清明前采挖，冬季茎枯时采挖者名"冬麻"，质量优良；春季发芽时采挖者名"春麻"，质量较差。采挖后，立即洗净，蒸透，敞开低温干燥。用时润透或蒸软，切片。

［**性味归经**］甘，平。归肝经。

［**功效主治**］息风止痉，平抑肝阳，祛风通络。

本品主入肝经，功能息风止痉，且味甘质润，药性平和。故可用治各种病因之肝风内动，惊痫抽搐，不论寒热虚实，皆可配伍应用。

本品既息肝风，又平肝阳，为治眩晕、头痛之要药。不论虚证、实证，随不同配伍皆可应用。本品又能祛外风，通经络，止痛。用治中风手足不遂，筋骨疼痛等，可与没药、制乌头、麝香等药配伍，如天麻丸（《圣济总录》）。

［**用法用量**］煎服，3~9 g。研末冲服，每次 1~1.5 g。

［**用药禁忌**］血液衰少及类中风者忌用。

［**历代论述**］

《神农本草经疏》云："凡头风眩晕，与夫痰热上壅，以致头痛及眩，或四肢湿痹麻木，小儿风痫，惊悸等证，所必须之药。"

《用药法象》云："疗大人风热头痛；小儿风痫惊悸；诸风麻痹不仁；风热语言不遂。"

《本草汇言》云："主头风，头痛，头晕虚旋，癫痫强痉，四肢拘挛，语言不顺，一切中风风痰等证。"

《本草易读》云："治诸风湿痹，四肢拘挛，疗风热麻痹，语言不遂。风痫惊悸良剂，眩晕头痛灵丹。"

《药性论》云："治冷气顽痹，瘫缓不遂，语多恍惚，多惊失志。"

《开宝本草》云："主诸风湿痹，四肢拘挛，小儿风痫、惊气，利腰膝，强筋力。"

《景岳全书》云："味辛，平，阴中有阳。治风虚眩晕头旋，眼黑头痛，诸风湿痹，四肢拘挛，利腰膝，强筋骨，安神志，通血脉，止惊恐恍惚，杀鬼精虫毒及小儿风痫惊气。然性懦力缓，用须加倍，或以别药相佐，然后见功。"

［**现代研究**］镇静作用：有的医疗单位用合成天麻素（天麻苷）治疗神经衰弱和神经衰弱综合征患者，有效率分别为 89.44% 和 86.87%，且能抑制咖啡因所致的中枢兴奋作用，还有加强戊巴比妥钠的睡眠时间效应。抗惊厥作用：天麻对面神经抽搐、肢体麻木、半身不遂、癫痫等具有一定疗效。还有缓解平滑肌痉挛，缓解心绞痛、胆绞痛的作用。降压作用：天麻能治疗高血压。久服可平肝益气、利腰膝、强筋骨，还可增加外周及冠

状动脉血流量, 对心脏有保护作用。

17. 紫贝齿 (《新修本草》)

［**简述**］为宝贝科动物蛇首眼球贝 *Erosaria caputserpentis*（L.）、山猫宝贝 *Cypraea lynx*（L.）或绶贝 *Mauritia arabica*（L.）等的贝壳。主产于海南、广东、福建、台湾等地。5~7 月间捕捉, 除去贝肉, 洗净, 晒干。生用或煅用。用时打碎或研成细粉。

［**性味归经**］咸, 平。归肝经。

［**功效主治**］平肝潜阳, 镇惊安神, 清肝明目。

本品味咸性平, 主入肝经, 具有显著的平肝潜阳作用, 多与石决明、牡蛎、磁石等镇潜肝阳药同用, 以增强平肝潜阳之力。

本品质重, 具有镇惊安神之效。适用于肝阳上扰, 心阳躁动之惊悸心烦, 失眠, 多梦者, 每与龙骨、磁石、酸枣仁等安神药同用, 共收安神、平肝之效。亦可用于小儿惊风, 高热, 抽搐者, 可与羚羊角、珍珠母、钩藤等清热息风止痉药物配伍。

本品有清肝明目作用, 用治肝热目赤肿痛、目生翳膜、视物昏花等症, 可与菊花、蝉蜕、夏枯草等清肝明目药物配伍。

［**用法用量**］煎服, 10~15 g; 宜打碎先煎, 或研末入丸、散剂。

［**用药禁忌**］脾胃虚弱者慎用。

［**历代论述**］

《新修本草》曰: "明目, 去热毒。"

《本草纲目》载: "小儿癍疹, 目翳。"

《饮片新参》谓: "清心, 平肝安神, 治惊惕不眠。"

18. 珍珠 (《日华子本草》)

［**简述**］又名真珠, 为珍珠贝科动物马氏珍珠贝 *Pteria martensii*（Dunker）、蚌科动物三角帆蚌 *Hyriopsis cumingii*（Lea）或褶纹冠蚌 *Cristaria plicata*（Leach）等双壳类动物受刺激形成的珍珠。前一种海产珍珠, 主产于广东、海南、广西等沿海地区, 以广东合浦产者最佳; 后两种淡水珍珠主产于安徽、江苏、黑龙江等地。全年可采, 自动物体内取出, 洗净,

干燥。水飞或研成极细粉用。

[**性味归经**] 甘、咸，寒。归心、肝经。

[**功效主治**] 安神定惊，明目消翳，解毒生肌。

本品甘寒，质重沉降，入心、肝经，重可镇怯，故有安神定惊之效。主治心神不宁、心悸失眠等症，单用即效。性寒可清热，甘寒益阴，故更适用于心虚有热之心烦不眠、多梦健忘、心神不宁等症，每与酸枣仁、柏子仁、五味子等养心安神药同用。

本品性寒质重，清心、肝之热而定惊止痉。治疗小儿痰热之急惊风，高热神昏，痉挛抽搐者，可与牛黄、胆南星、天竺黄等清热化痰药配伍，如金箔镇心丸（《杂病源流犀烛》）；用治小儿惊痫，惊惕不安，吐舌抽搐等症，可与朱砂、牛黄、黄连等配伍，如镇惊丸（《医宗金鉴》）；用本品与朱砂、麝香、灶心土同用，可治小儿惊啼及夜啼不止，如真珠丸（《太平圣惠方》）。

本品性寒，入肝经，善于清肝明目，消翳，故可用治多种眼疾。本品有清热解毒，生肌敛疮之功，用治口舌生疮，牙龈肿痛，咽喉溃烂等症。

此外，本品亦可用治皮肤色斑。现多将本品用于化妆品中，以防治皮肤色素沉着，有润肤养颜之效。

[**用法用量**] 内服入丸、散剂用，0.1~0.3 g。外用适量。

[**用药禁忌**] 无实热者慎用。

[**历代论述**]

《本草汇言》曰："镇心定志，安魂养魄，解结毒，化恶疮，收内溃破烂之药也。"

《本草述钩元》曰："味甘微咸，气寒，入手少阴、足厥阴经。清心安魂魄，明目去肤翳障膜，除小儿惊热，解痘疔毒。"

《本草纲目》曰："安魂魄，止遗精、白浊，解痘疔毒……"

19. 龙眼肉（《神农本草经》）

[**释名**]龙目（《吴普本草》），圆眼（俗名），益智（《神农本草经》），亚荔枝（《开宝本草》），荔枝奴、骊珠、燕卵、蜜脾、鲛泪、川弹子（《南

方草木状》）。

李时珍曰：龙眼、龙目，象形也。《吴普本草》谓之龙目，又曰比目。曹宪《博雅》谓之益智。

[**简述**] 为无患子科植物龙眼树 *Euphoria longan*（Lour.）Steud. 的假种皮。主产于广东、福建、台湾、广西等地。于夏秋果实成熟时采摘，烘干或晒干，除去壳、核，晒至干爽不黏，贮存备用。

[**性味归经**] 甘，温。归心、脾经。

[**功效主治**] 补益心脾，养血安神。

用于思虑过度，劳伤心脾而致惊悸怔忡，失眠健忘，食少体倦，以及脾虚气弱，便血崩漏等。本品能补心脾、益气血、安神，与人参、当归、酸枣仁等同用，如归脾汤（《济生方》）；用于气血亏虚，可单服本品，如《随息居饮食谱》玉灵膏（一名代参膏），即单用本品加白糖蒸熟，开水冲服。

[**用法用量**] 煎服，10~25 g，大剂量 30~60 g。

[**用药禁忌**] 湿盛中满或有停饮、痰、火者忌服。

[**历代论述**]

《神农本草经》云："主五脏邪气，安志厌食。久服强魂、聪明、轻身、不老，通神明。"

《本草求真》云："龙眼气味甘温，多有似于大枣，但此甘味更重，润气尤多，于补气之中，又更存有补血之力，故书载能益脾长智，养心保血，为心脾要药。是以心思劳伤而见健忘怔忡惊悸，暨肠风下血，俱可用此为治。"

《本草便读》云："甘平无毒。悦胃气以培脾。思虑伤神。养心营而益智。龙眼肉味纯甘，性平，微温，皮黄肉赤，心脾药也。专能补养心脾营血。心脾足则思虑劳伤、惊悸、健忘等证皆可愈耳。岂特安神益智而已哉。"

[**现代研究**] 桂圆（龙眼干）含有大量的铁、钾等元素，能促进血红蛋白的再生以及治疗因贫血造成的心悸、心慌、失眠、健忘。桂圆（龙眼干）中含烟酸高达 2.5 mg（每 100 g），可用于治疗烟酸缺乏造成的皮炎、腹泻、痴呆，甚至精神失常等。

20. 牛黄（《神农本草经》）

［**释名**］丑宝。李时珍曰：牛属丑，故隐其名。《金光明经》谓之瞿卢折娜。

［**简述**］为牛科动物牛 *Bos taurus domesticus Gmelin* 干燥的胆结石。主产于北京、天津、内蒙古、陕西、新疆、青海、河北、黑龙江等地。牛黄分为胆黄和管黄二种，以胆黄质量为佳。宰牛时，如发现胆囊、胆管或肝管中有牛黄，即滤去胆汁，将牛黄取出，除去外部薄膜，阴干，研极细粉末。

［**性味归经**］甘，凉。归心、肝经。

［**功效主治**］化痰开窍，凉肝息风，清热解毒。

本品性凉，其气芳香，入心经，能清心，祛痰，开窍醒神，故用治温热病热入心包及中风、惊风、癫痫等痰热阻闭心窍所致神昏谵语，高热烦躁，口噤，舌謇，痰涎壅塞等症，常与麝香、冰片、朱砂、黄连、栀子等开窍醒神、清热解毒之品配伍，如安宫牛黄丸（《温病条辨》）。

本品入心、肝二经，有清心、凉肝、息风止痉之功。常用治小儿急惊风之壮热，神昏，惊厥抽搐等症；若治痰蒙清窍之癫痫发作，症见突然仆倒，昏不知人，口吐涎沫，四肢抽搐者，可与珍珠、远志、胆南星等豁痰、开窍醒神、止痉药配伍。

本品性凉，为清热解毒之良药，用治火毒郁结之口舌生疮，咽喉肿痛，牙痛；治疗痈疽，疔毒，疖肿等，以牛黄与金银花、草河车、甘草同用；亦可用治乳岩、横痃、痰核、流注、瘰疬、恶疮等证，每与麝香、乳香、没药同用，如犀黄丸（《外科证治全生集》）。孙思邈言："益肝胆，定精神，除热，止惊痫，辟恶气，除百病。"

［**用法用量**］入丸、散剂，每次 0.15~0.35 g。外用适量，研末敷患处。

［**用药禁忌**］非实热证不宜用，孕妇慎用。

［**历代论述**］

《神农本草经》云："主惊痫寒热，热盛狂痉，除邪逐鬼。"

《名医别录》云："主治小儿百病，诸痫热口不开；大人狂癫。"

《日用本草》谓："治惊痫搐搦烦热之疾，清心化热，利痰凉惊。"

《日华子本草》云："疗中风失音口噤，妇人血噤，惊悸，天行时疾，健忘，虚乏。"

《钱氏小儿方》云："初生胎热或身体黄者，以真牛黄一豆大，入蜜调膏，乳汁化开，时时滴儿口中。形色不实者，勿多服。"

《景岳全书》云："治小儿惊痫客忤，热痰口噤，大人癫狂痰壅，中风发痉，辟邪魅中恶，天行疫疾，安魂定魄，清神志不宁，聪耳目壅闭，疗痘疮紫色，痰盛躁狂。亦能堕胎，孕妇少用。"

［**现代研究**］牛黄有镇静、抗惊厥及解热作用，可增强离体蛙心心肌收缩力；牛黄主要成分胆红素有降压及抑制心跳作用；牛黄水溶液成分SMC具有胆囊收缩作用，所含胆酸，尤其是脱氧胆酸，均能松弛胆道口括约肌，促进胆汁分泌而有利胆作用；牛磺酸对四氯化碳引起的急性及慢性大鼠肝损害有显著的保护作用；家兔静脉点滴牛黄，可使红细胞显著增加；牛黄还有抗炎、止血、降血脂等作用。

21. 旋覆花（《神农本草经》）

［**释名**］金沸草（《神农本草经》），金钱花、滴滴金、夏菊（《本草纲目》），盗庚（《尔雅》），戴椹（《名医别录》）。

［**简述**］为菊科植物旋覆花 *Inula japonica* Thunb. 或欧亚旋覆花 *I. britannica* L. 的头状花序。主产于河南、河北、江苏、浙江、安徽等地。夏、秋二季花开时采收，除去杂质，阴干或晒干。生用或蜜炙用。

［**性味归经**］苦、辛、咸，微温。归肺、胃经。

［**功效主治**］降气行水化痰，降逆止呕。

本品苦降辛开，降气化痰而平喘咳，消痰行水而除痞满。治寒痰咳喘，常配紫苏子、半夏；若属痰热者，则须配桑白皮、瓜蒌以清热化痰；若顽痰胶结，胸中满闷者，则配浮海石、海蛤壳等以化痰软坚。

本品又善降胃气而止呕噫。治痰浊中阻，胃气上逆而噫气呕吐，胃脘痞硬者，配赭石、半夏、生姜等，如旋覆代赭汤（《伤寒论》）。

此外，本品配香附等，还可治气血不和之胸胁痛，如香附旋覆花汤（《温病条辨》）。

［**用法用量**］煎服，3~10 g；包煎。

［**用药禁忌**］阴虚劳嗽、津伤燥咳者忌用；又因本品有绒毛，易刺激咽喉作痒而致呛咳呕吐，故须布包入煎。

［**历代论述**］

《神农本草经》云："主结气、胁下满、惊悸，除水，去五脏间寒热，补中下气。"

《本经逢原》云："旋覆花升而能降，肺与大肠药也。其功在于开结下气，行水消痰，治惊悸，祛痞坚，除寒热，散风湿，开胃气，止呕逆，除噫气，故肺中伏饮寒嗽宜之。"

《本草经解要》云："水气乘心则惊悸。咸温下水。所以并主惊悸也。"

《本草崇原》云："盖禀太阳之气化，夫太阳之气，从胸胁以出入，故主治胸中结气，胁下胀满，太阳不能合心主之神气以外出，则惊。寒水之气动于中，则悸。旋覆花能旋转于外而覆冒于下，故治惊悸。太阳为诸阳主气，气化则水行，故除水。五脏如五运之在地，天气旋覆于地中，则五脏之寒热自去矣。"

22. 蚱蝉（《名医别录》）

［**释名**］蜩（音调），齐女、鸣蝉（《唐本草》），秋蝉（《太平圣惠方》），蜘蟟（《七修类稿》），蚱蟟（《中药志》）。

［**简述**］为蝉科昆虫黑蚱 *Cryptotympana pustulata Fabricius* 若虫羽化时脱落的皮壳。主产于山东、河北、河南、江苏等省。全国大部分地区亦产。夏、秋二季采集，除去泥土、杂质，晒干。生用。

［**性味归经**］甘，寒。归肺、肝经。

［**功效主治**］疏散风热，利咽开音，透疹，明目退翳，息风止痉。

本品甘寒清热，质轻上浮，长于疏散肺经风热以宣肺利咽、开音疗哑，故风热感冒，温病初起，症见声音嘶哑或咽喉肿痛者，尤为适宜。本品宣散透发，疏散风热，透疹止痒，用治风热外束，麻疹不透，可与麻黄、牛蒡子、升麻等同用，如麻黄散（《杂病源流犀烛》）；用治风湿浸淫肌肤血脉，皮肤瘙痒，常配荆芥、防风、苦参等同用，如消风散（《外科正宗》）。

本品入肝经,善疏散肝经风热而有明目退翳之功,故可用治风热上攻或肝火上炎之目赤肿痛,翳膜遮睛,常与菊花、白蒺藜、决明子、车前子等同用,如蝉花散(《银海精微》)。

本品甘寒,既能疏散肝经风热,又可凉肝息风止痉,故可用治小儿急慢惊风,破伤风证。治疗小儿急惊风,可与天竺黄、栀子、僵蚕等药配伍,如天竺黄散(《幼科释迷》)。治疗小儿慢惊风,以本品配伍全蝎、天南星等,如蝉蝎散(《幼科释迷》)。

此外,本品还常用以治疗小儿夜啼不安。

[**用法用量**]煎服,3~10 g,或单味研末冲服。一般病证用量宜小;止痉则需大量。

[**用药禁忌**]《名医别录》有"主妇人生子不下"的记载,故孕妇当慎用。

[**历代论述**]

《本草述钩元》云:"味咸甘,气寒,入肝经祛散风热。主小儿惊痫夜啼,痫绝不能言,去壮热,癫病寒热,惊悸。"

《本草经集注》云:"味咸、甘,寒,无毒。主治小儿惊痫,夜啼,癫病,寒热,惊悸,妇人乳难。胞衣不出,又堕胎。"

《药性论》云:"蚱蝉,使,味酸。主治小儿惊哭不止,杀疳虫,去壮热,治肠中幽幽作声。又云:蝉蜕,使,主治小儿浑身壮热,惊痫,兼能止渴。"

《本草纲目》云:"治头风眩运,皮肤风热,痘疹作痒,破伤风及疗肿毒疮,大人失音,小儿噤风天吊,惊哭夜啼,阴肿。"

[**现代研究**]蚱蝉具有抗惊厥作用,其酒剂能使实验性破伤风家兔的平均存活期延长,可减轻家兔已形成的破伤风惊厥,蚱蝉能对抗士的宁、可卡因、菸碱等中枢兴奋药引起的小鼠惊厥死亡,抗惊厥作用蚱蝉身较头足强。本品具有镇静作用,能显著减少正常小鼠的自发活动,延长戊巴妥钠的睡眠时间,对抗咖啡因的兴奋作用。蚱蝉尚有解热作用,其中蚱蝉头足较身部的解热作用强。

23. 僵蚕(《神农本草经》)

[**简述**]为蚕蛾科昆虫家蚕 4~5 龄的幼虫感染(或人工接种)白僵菌

而致死的干燥体。主产于浙江、江苏、四川等养蚕区。多于春、秋季生产，将感染白僵菌病死的蚕干燥，生用或炒用。四月收采，凡使僵蚕，不拘早晚，但用白色条直者佳。

［**性味归经**］咸、辛，平。归肝、肺、胃经。

［**功效主治**］祛风定惊，化痰散结。

本品咸、辛，平，入肝、肺二经，既能息风止痉，又能化痰定惊，故对惊风、癫痫而挟痰热者尤为适宜。治高热抽搐者，可与蝉蜕、钩藤、菊花同用，治急惊风，痰喘发痉。本品味辛行散，能祛风、化痰、通络，常与全蝎、白附子等同用，如牵正散（《杨氏家藏方》）。

本品辛散，入肝、肺二经，有祛外风、散风热、止痛、止痒之功。用治肝经风热上攻之头痛、目赤肿痛、迎风流泪等症。本品味咸，能软坚散结，又兼可化痰，故可用治痰核、瘰疬，可单用为末，或与浙贝母、夏枯草、连翘等化痰散结药同用。亦可用治乳腺炎、流行性腮腺炎、疔疮痈肿等症，可与金银花、连翘、板蓝根、黄芩等清热解毒药同用。

本品咸辛平宣，入肺、脾、肝，气味俱薄，轻浮而升，得清化之气，故能祛风化痰，散结行经，治中风失音，头风齿痛，喉痹咽肿，丹毒瘙痒等风热为病。

另外，蚕茧甘温，能泻膀胱相火，引清气上潮于口，止消渴。一名蚕蛾，烧灰酒服，治痈肿无头，次日即破。又疗诸疮及下血崩淋。煮取汁饮，止渴反胃，除蛔虫。

［**用法用量**］煎服，5~9 g。研末吞服，每次 1~1.5 g；散风热宜生用，其他多制用。

［**用药禁忌**］凡中风口噤，小儿惊悸夜啼，由于心虚，神魂不宁，血虚经络劲急所致，而无外邪为病者忌之。女子崩中，产后余痛，非风寒客入者，亦忌之。今世治小儿惊风，不问虚实，一概混施，误甚。

僵蚕内服可致过敏反应，出现痤疮样皮疹及过敏性皮疹，停药后均能消失。少数患者有口咽干燥、恶心、食欲减少、困倦等反应。由于僵蚕有抗凝作用，故对血小板减少，凝血机制障碍及出血倾向患者应慎用。僵蚕、僵蛹均含草酸铵，进入体内可分解产生氨，对肝性脑病患者慎用。

[**历代论述**]

《神农本草经》："主小儿惊痫夜啼，去三虫，灭黑皯，令人面色好，男子阴疡病。"

《本草纲目》："散风痰结核瘰疬，头风，风虫齿痛，皮肤风疮，丹毒作痒……一切金疮，疔肿风痔。"

[**现代研究**]本品主要含蛋白质、脂肪，尚含多种氨基酸以及铁、锌、铜、锰、铬等微量元素。僵蚕体表的白粉中含草酸铵。僵蚕醇水浸出液对小鼠、家兔均有催眠、抗惊厥作用，其提取液在体内、外均有较强的抗凝作用。

24.百合（《神农本草经》）

[**释名**]薜荔（《本草拾遗》），木馒头、鬼馒头（《本草纲目》）。李时珍曰：木莲、馒头，象其实形也。薜荔（音壁利），未详。《山海经》作草荔。

[**简述**]为百合科植物百合 *Lilium brownii F. E. Brown var. Viridulium Baker* 或细叶百合 *L. Pumilum DC.* 的肉质鳞叶。全国各地均产。以湖南、浙江产者为多。秋季采挖。洗净，剥取鳞叶，置沸水中略烫，干燥，生用或蜜炙用。

[**性味归经**]甘，微寒。归肺、心、胃经。

[**功效主治**]养阴润肺，清心安神。

本品微寒，作用平和，能补肺阴，兼能清肺热。用于阴虚肺燥有热之十咳少痰、咳血或咽干音哑等症，常与生地黄、玄参、桔梗、川贝母等清肺、祛痰药同用，如百合固金汤（《慎斋遗书》）。

本品能养阴清心，宁心安神。治虚热上扰，失眠，心悸，可与麦冬、酸枣仁、丹参等清心安神药同用。治疗神志恍惚，情绪不能自主，口苦、小便赤、脉微数等为主的百合病心肺阴虚内热证，用本品既能养心肺之阴，又能清心肺之热，还有一定的安神作用。常与生地黄、知母等养阴清热之品同用。

此外，本品还能养胃阴、清胃热，对胃阴虚有热之胃脘疼痛亦宜选用。

［**用法用量**］煎服，6~12 g。蜜炙可增加润肺作用。

［**历代论述**］

《本草蒙筌》曰："逐惊悸狂叫之邪，消浮肿痞满之气。止遍身痛，利大小便。辟鬼氛，除时疫咳逆；杀蛊毒，治外科痈疽。"

《日华子本草》云："安心定胆益志，养五脏。"

《得配本草》谓："润肺宁心，清热止嗽，利二便，除浮肿，疗虚痞，退寒热，定惊悸，止涕泪，治伤寒百合病。"

《景岳全书》云："味微甘淡，气平功缓。以其甘缓，故能补益气血，润肺除嗽，定魄安心，逐惊止悸，缓时疫咳逆，解乳痈喉痹，兼治痈疽，亦解蛊毒，润大小便，消气逆浮肿。仲景用之以治百合证者，盖欲藉其平缓不峻，以收失散之缓功耳。虚劳之嗽，用之颇宜。"

［**现代研究**］百合水提液对实验动物有止咳、祛痰作用，可对抗组胺引起的蟾蜍哮喘；百合水提液还有强壮、镇静、抗过敏作用；百合水煎醇浸液有耐缺氧作用，还可防止环磷酰胺所致的白细胞减少症。

25. 黄连（《神农本草经》）

［**释名**］王连（《神农本草经》）、支连（《药性论》）。李时珍曰：其根连珠而色黄，故名。

［**简述**］为毛茛科植物黄连 *Coptis chinensis* Franch.、三角叶黄连 *C. deltoidea C. Y. Cheng et Hsiao* 或云连 *C. teeta Wall.* 的干燥根茎。以上三种分别可称为"味连""雅连""云连"。多系栽培，主产于四川、云南、湖北。秋季采挖，除去须根及泥沙，干燥。生用或清炒、姜汁炙、酒炙、吴茱萸水炙用。

［**性味归经**］苦，寒。归心、脾、胃、胆、大肠经。

［**功效主治**］清热燥湿，泻火解毒。

本品大苦大寒，尤长于清中焦湿热。治湿热阻滞中焦，气机不畅所致脘腹痞满、恶心呕吐。本品善祛脾胃大肠湿热，为治泻痢要药，单用有效。

本品泻火解毒之中，尤善清泻心经实火，可用治心火亢盛所致神昏、烦躁之证。若配黄芩、黄柏、栀子，可治三焦热盛，高热烦躁；若配黄芩、白芍、阿胶等药用，可治热盛伤阴，心烦不寐，如黄连阿胶汤（《伤寒论》）；若配肉桂，可治心火亢旺，心肾不交之怔忡不寐，如交泰丸（《四科简效方》）。

本品既能清热燥湿，又能泻火解毒，尤善疗疗毒。用治痈肿疗毒，目赤肿痛，赤脉胬肉，胃火上攻，牙痛难忍，如清胃散（《兰室秘藏》）。本品有清热燥湿、泻火解毒之功，取之制为软膏外敷，可治皮肤湿疹、湿疮。取之浸汁涂患处，可治耳道流脓；煎汁滴眼，可治眼目红肿。

《神农本草经》云："主热气，目痛，眦伤，泣出，明目，肠澼，腹痛下利，妇人阴中肿痛。久服令人不忘。"

《名医别录》云："主治五脏冷热，久下泄澼、脓血，止消渴、大惊，除水，利骨，调胃，厚肠，益胆，治口疮。"

[**用法用量**]煎服，2~5 g。外用适量。

[**用药禁忌**]本品大苦大寒，过服、久服易伤脾胃，脾胃虚寒者忌用；苦燥易伤阴津，阴虚津伤者慎用。

[**历代论述**]《神农本草经疏》："黄连禀天地清寒之气以生，故气味苦寒而无毒。味厚于气，味苦而厚，阴也，宜其下泄。欲使上行须加引导。入手少阴、阳明，足少阳、厥阴，足阳明、太阴。为病酒之仙药，滞下之神草。六经所至，各有殊功。其主热气。目痛眦伤泪出，明目，大惊，益胆者，凉心清肝胆也……"

26. 山药（《神农本草经》）

[**简述**]为薯蓣科植物薯蓣 *Dioscorea opposita* Thunb. 的根茎。主产于河南省，湖南、江南等地亦产。习惯认为河南（怀庆府）所产者品质最佳，故有"怀山药"之称。霜降后采挖，刮去粗皮，晒干或烘干，为"毛山药"，或再加工为"光山药"。润透，切厚片，生用或麸炒用。

[**性味归经**]甘，平。归脾、肺、肾经。

[**功效主治**]补脾养胃，生津益肺，补肾涩精。

本品性味甘平，能补脾益气，滋养脾阴。多用于脾气虚弱或气阴两虚，消瘦乏力，食少，便溏；或脾虚不运，湿浊下注之妇女带下。唯其亦食亦药，"气轻性缓，非堪专任"，对气虚重证，常嫌力量不足。本品皆用作人参、白术等药的辅助药。因其含有较多营养成分，又容易消化，可制作成食品长期服用，对慢性久病或病后虚弱羸瘦，需营养调补而脾运不健者，则是佳品。

本品又能补肺气，兼能滋肺阴。其补肺之力虽较和缓，但对肺脾气阴俱虚者，补土亦有助于生金。适用于肺虚咳喘，可与脾肺双补之太子参、南沙参等品同用，共奏补肺定喘之效。

本品还能补肾气，兼能滋养肾阴，对脾肾俱虚者，其补后天亦有助于充养先天。适用于肾气虚之腰膝酸软，夜尿频多或遗尿，滑精早泄，女子带下清稀及肾阴虚之形体消瘦，腰膝酸软，遗精等症。不少补肾名方，如肾气丸（《金匮要略》）、六味地黄丸（《小儿药证直诀》）中，都配有本品。本品既补脾肺肾之气，又补脾肺肾之阴，常与黄芪、天花粉、知母等品同用，如玉液汤（《医学衷中参西录》）。

本品补阴虚，消肿硬，健脾气，长肌肉，强筋骨，疗干咳，止遗泄，定惊悸，除泻痢。朱丹溪曰："山药属土，而有金与水，宜入脾、肺、肾而补虚。《经》曰：虚之所在，邪必凑之。肿硬之谓也。得补则邪自去、脾自健，于是土盛生金，金盛生水，功效相仍矣。然单食多食，亦能滞气。"

［用法用量］煎服，15~30 g。麸炒可增强补脾止泻作用。

［历代论述］

《药性论》云："能补五劳七伤，去冷风，止腰疼，镇心神……补心气不足，患人体虚羸，加而用之。"

《得配本草》云："入手足太阴经血分，兼入足少阴经气分。补脾阴，调肺气。治虚热干咳，遗精泄泻，游风眼眩，惊悸健忘。"

［现代研究］本品含薯蓣皂苷元、黏液质、胆碱、淀粉、糖蛋白、游离氨基酸、维生素 C、淀粉酶等。山药对实验大鼠脾虚模型有预防和治疗作用，对离体肠管运动有双向调节作用，有助消化作用，对小鼠细胞免疫功能有较强的促进作用，并有降血糖、抗氧化等作用。

27. 蜂蜜（《神农本草经》）

［简述］为蜜蜂科昆虫中华蜜蜂 *Apis cerana Fabricius* 或意大利蜜蜂

A. Mellifera Linnaeus 所酿成的蜜。全国大部分地区均产。春至秋季采收，过滤后供用。

［**性味归经**］甘，平。归肺、脾、大肠经。

［**功效主治**］补中，润燥，止痛，解毒。

主治脾气虚弱及中虚脘腹挛急疼痛，肺虚久咳及燥咳。本品有润肠通便之效，治疗肠燥便秘，本品与乌头类药物同煎，可降低其毒性。此外，本品外用，对疮疡肿毒有解毒消疮之效；对溃疡、烧烫伤有解毒防腐、生肌敛疮之效。

［**用法用量**］煎服或冲服，15~30 g，大剂量 30~60 g。外用适量，本品作栓剂肛门给药，通便效果较口服更捷。

［**用药禁忌**］本品助湿壅中，又能润肠，故湿阻中满及便溏泄泻者慎用。

［**历代论述**］

《本草乘雅半偈》云："甘平色黄，当判入脾，故补中而益中气。盖万物莫不资始于脾，故主诸不足耳。设土大顽颓，则木无所倚，遂成惊骇痫瘛。蜂蜜敦土化用，厚德载物，则上逆下陷之气，旋归于本位矣。安五脏者，安五脏之形。有形归土，脾所司耳。心腹居中，为邪所薄，则中宫不安，安中所以逐邪。未有中不安，而能剪除外侮者。"

《本草崇原》云："主治心腹邪气者，甘味属土，滋养阳明中土，则上下心腹之正气自和，而邪气可治也。诸惊痫瘛，乃心主神气内虚，蜂蜜花心酿成，能和心主之神，而诸惊痫瘛可治也。安五脏诸不足者，花具五行，故安五脏之不足。益气补中者，气属肺金，中属胃土，蜂采黄白金土之花心，故益气补中也。止痛解毒者，言蜂蜜解毒，故能止痛也。除众病，和百药者，言百药用蜂蜜和丸，以蜂蜜能除众病也，久服强志，金生水也。"

28. 丹参（《神农本草经》）

［**释名**］一名赤参，一名奔马草。

［**简述**］为唇形科植物丹参 *Salvia miltiorrhiza* Bge. 的根。多为栽培，全国大部分地区均有。主产于四川、安徽、江苏、河南、山西等地。春、秋两季采挖，除去茎叶，洗净，润透，切成厚片，晒干。生用或酒炙用。

［**性味归经**］苦，微寒。归心、心包、肝经。

［**功效主治**］活血调经，祛瘀止痛，凉血消痈，除烦安神。

主治月经不调，闭经痛经，产后瘀滞腹痛。丹参功善活血祛瘀，性微寒而缓，能祛瘀生新而不伤正，善调经水，为妇科调经常用药。《本草纲目》谓其"能破宿血，补新血"。

本品善能通行血脉，祛瘀止痛，广泛应用于各种瘀血病证。如治血脉瘀阻之胸痹心痛，脘腹疼痛，癥瘕积聚。

本品性寒，既能凉血活血，又能清热消痈，可用于热毒瘀阻引起的疮痈肿毒，常配伍清热解毒药用。

本品入心经，既可清热凉血，又可除烦安神，既能活血又能养血以安神定志。用于热病邪入心营之烦躁不寐，甚或神昏，可配伍生地黄、玄参、黄连、竹叶等；用于血不养心之失眠、心悸，常与生地黄、酸枣仁、柏子仁等同用。《滇南本草》："补心，生血，养心，定志，安神宁心，健忘怔忡，惊悸不寐，生新血，去瘀血，安生胎，落死胎。一味可抵四物汤补血之功。"

［**用法用量**］煎服，5~15 g。活血化瘀宜酒炙用。

［**用药禁忌**］反藜芦。孕妇慎用。

［**历代论述**］

《本草便读》云："功同四物，能祛瘀以生新，色合南离，善疗风而散结。性平和而走血……味甘苦以调经，不过专通于营分。丹参虽有参名，但补血之力不足，活血之功有余，为调理血分之首药。其所以疗风痹、去结积者，亦血行风自灭，血行则积自行耳。"

《得配本草》记载："入手少阴、厥阴经血分。养血活血，生新血，去宿血。治风邪留热，除产后烦热，开心腹结气，调女人经脉，有孕能安，死胎可落，愈冷热痨，止骨节痛……心血不足以养神，神不安而虚火动者，丹参补之。心怯弱而火气欲发者，茯神镇之。心怯甚而虚火上炎、惊悸毕见者，辰砂降之。心血亏而心火横发者，赤石脂敛之。心受暑热而脉来混浊者，淡竹叶清之。热邪炽盛而心脉劲急者，川连平之。心火郁结而心脉沉急者，犀角发之。心火燔灼而病多狂躁者，玄明粉涤之。若不分轻重以治，非但治之无效，抑且阴受其殃。"

[现代研究] 丹参的主要化学成分能扩张冠状动脉，增加冠状动脉血流量，改善心肌缺血，促进心肌缺血或损伤的恢复，缩小心肌梗死范围；能提高耐缺氧能力，对缺氧心肌有保护作用；能改善微循环，促进血液流速；能扩张血管，降低血压。其对中枢神经有镇静和镇痛作用，具有改善肾功能、保护缺血性肾损伤的作用，具有抗炎、抗过敏的作用。

29. 沉香（《名医别录》）

[释名] 沉水香（《本草纲目》）、蜜香。

[简述] 为药瑞香科植物沉香 *Aquilaria agallocha* Roxb. 及白木香 *Asinensis*（Lour.）*Gilg* 含有树脂的木材。沉香主产于东南亚、印度等地，白木香主产于海南、广东、云南、台湾等地。全年均可采收，割取含树脂的木材，除去不含树脂的部分，阴干，打碎或锉末。生用。

[性味归经] 辛、苦，微温。归脾、胃、肾经。

[功效主治] 行气止痛，温中止呕，纳气平喘。

本品气芳香走窜，味辛行散，性温祛寒，善散胸腹阴寒，行气以止痛。常与乌药、木香、槟榔等同用，治寒凝气滞之胸腹胀痛，如沉香四磨汤（《卫生家宝》）。

本品辛温散寒，味苦质重性降，善温胃降气而止呕。可与陈皮、毕澄茄、胡椒等同用，治寒邪犯胃，呕吐清水；若脾胃虚寒，呕吐呃逆，经久不愈者，可与丁香、白豆蔻、柿蒂等同用。

本品既能温肾纳气，又能降逆平喘。常与肉桂、附子、补骨脂等同用，用治下元虚冷、肾不纳气之虚喘证，如黑锡丹（《太平惠民和剂局方》）；若治上盛下虚之痰饮喘嗽，常与紫苏子、半夏、厚朴等配伍。

[用法用量] 煎服，1.5~4.5 g，宜后下；或磨汁冲服，或入丸、散剂，每次 0.5~1 g。

[用药禁忌]

《神农本草经疏》云："中气虚，气不归元者忌之；心经有实邪者忌之；

非命门真火衰者，不宜入下焦药用。"

《本草汇言》云："阴虚气逆上者切忌。"

《本经逢原》云："气虚下陷人不可多服。"

《本草从新》云："阴亏火旺者，切勿沾唇。"

[**历代论述**]

《百一选方》载："心神不足，火不降，水不升，健忘惊悸：朱雀丸，用沉香五钱，茯神二两，为末，炼蜜和丸小豆大。每食后人参汤服三十丸，日二服。"

《本草述钩元》云："辛苦微温，体重，气浓味薄，可升可降，入胃、脾、肾，兼入心肝。咀嚼香甜者性平，辛辣者性热。主治调中去怯，安神养诸气，去恶气，止冷气，降真气，开结气，破癥癖。"

[**现代研究**]对平滑肌的作用：沉香水煎液对离体豚鼠回肠的自主收缩有抑制作用，对组胺、乙酰胆碱引起的痉挛性收缩有对抗作用。水煎酒浸液能明显减慢新斯的明引起的小鼠肠推进运动，呈现平滑肌解痉作用。对中枢神经系统作用：沉香苯提取组分给小鼠灌胃能明显延长小鼠环己巴比妥的睡眠时间。

30. 厚朴（《神农本草经》）

[**释名**]烈朴（《日华》）、赤朴（《别录》）、厚皮（同）、重皮（《广雅》），树名榛（《别录》），子名逐折（《别录》）。

[**简述**]为木兰科植物厚朴 *Magnolia officinalis* Rehd. et Wils. 或凹叶厚朴 *M. O. R. et Wils.* Var. *biloba Rehd. et Wils.* 的干燥干皮、根皮及枝皮。主产于四川、湖北等地。4~6月剥取根皮及枝皮直接阴干，干皮置沸水中微煮后堆置阴湿处，"发汗"至内表面变紫褐色或棕褐色时，蒸软取出，卷成筒状，干燥。切丝，姜制用。

[**性味归经**]苦、辛，温。归脾、胃、肺、大肠经。

[**功效主治**]燥湿消痰，下气除满。

本品苦燥辛散，能燥湿，又下气除胀满，为消除胀满的要药。本品可下气宽中，消积导滞。若热结便秘者，配大黄、芒硝、枳实，以达峻下热结、消积导滞之效，即大承气汤（《伤寒论》）。

本品能燥湿消痰，下气平喘。主治痰饮阻肺，肺气不降，咳喘胸闷，寒饮化热，胸闷气喘，喉间痰声辘辘，烦躁不安，宿有喘病。

此外，七情郁结，痰气互阻，咽中如有物阻，咽之不下，吐之不出的梅核气证，亦可取本品燥湿消痰，下气宽中之效，配伍半夏、茯苓、紫苏叶、生姜等药，如半夏厚朴汤（《金匮要略》）。

［**用法用量**］煎服，3~10 g。或入丸、散剂。

［**用药禁忌**］本品辛苦温燥湿，易耗气伤津，故气虚津亏者及孕妇当慎用。

《本草经集注》曰："干姜为之使，恶泽泻、寒水石、硝石。"《品汇精要》："妊娠不可服。"

［**历代论述**］

《神农本草经》云："主中风、伤寒、头痛、寒热，惊悸气，血痹死肌，去三虫。"

《名医别录》云："主温中益气，消痰下气，治霍乱及腹痛胀满，胃中冷逆，胸中呕不止，泄痢，淋露，除惊，去留热，止烦满，厚肠胃。"

《本草纲目》引王好古语："主肺气胀满，膨而喘咳。"

［**现代研究**］对中枢神经的作用：厚朴的乙醚浸膏有明显的镇静作用，腹腔注射可抑制小鼠的自发性活动，亦能对抗由于甲基苯丙胺或阿扑吗啡所致的兴奋作用。厚朴酚也具有显著的中枢抑制作用。厚朴酚的中枢抑制作用机制是通过抑制多触突反射而引起肌肉松弛作用，抑制脊髓兴奋性传导物质的前体谷氨酸的作用而产生脊髓抑制作用。

31. 天南星（《神农本草经》）

［**释名**］虎掌（《神农本草经》），半夏精（侯宁极《药谱》），蛇头天南星（《履巉岩本草》），南星、虎掌南星、虎膏（《本草纲目》）。

［**简述**］为天南星科植物天南星 *Arisaema erubcscens*（Wall.）*Schott*、异叶天南星 *A. heterophyllum* Bl. 或东北天南星 *A. amurense* Maxim. 的块茎。天南星主产于河南、河北、四川等地，异叶天南星主产于江苏、浙江等地，

东北天南星主产于辽宁、吉林等地。秋、冬二季采挖，除去须根及外皮，晒干，即生南星；用姜汁、明矾制过用，为制南星。

[**性味归经**] 苦、辛，温；有毒。归肺、肝、脾经。

[**功效主治**] 燥湿化痰，祛风解痉；外用散结消肿。

本品性温而燥，有较强的燥湿化痰之功。治湿痰阻肺，咳喘痰多，胸膈胀闷，常与半夏相须为用，并配枳实、橘红，如导痰汤（《传信适用方》）。

本品归肝经，走经络，善祛风痰而止痉厥。治风痰眩晕，配半夏、天麻等；治风痰留滞经络，半身不遂，手足顽麻，口眼㖞斜等，则配半夏、川乌、白附子等，如青州白丸子（《太平惠民和剂局方》）；治破伤风角弓反张，痰涎壅盛，则配白附子、天麻、防风等，如玉真散（《外科正宗》）。治癫痫，可与半夏、全蝎、僵蚕等同用，如五痫丸（《杨氏家藏方》）。

本品外用能消肿散结止痛，治痈疽肿痛、痰核，可研末醋调敷；治毒蛇咬伤，可配雄黄外敷。

[**用法用量**] 煎服，3~10 g，多制用。外用适量。

[**用药禁忌**] 阴虚燥痰者及孕妇忌用。《本草经集注》："蜀漆为之使。恶莽草。"《日华子本草》："畏附子、干姜、生姜。"

[**历代论述**]《本草纲目》谓："治惊痫，口眼㖞斜，喉痹，口舌疮糜，结核，解颅。"

[**现代研究**]

镇静和镇痛作用：天南星煎剂腹腔注射能使兔和大鼠活动减少，安静，翻正反射迟钝，并能明显延长小鼠的戊巴比妥钠睡眠时间；小鼠热板法表明有明显的镇痛作用。

抗惊厥作用：水浸剂可明显对抗士的宁、戊四氮及咖啡因引起的惊厥，其抗惊厥强度依次为东北天南星 > 天南星 > 异叶天南星。

二、古今方剂辑要

通过检阅《黄帝内经》及后世的中医古籍文献，笔者发现历代医家对"惊悸"致病的病因病机及其治疗原则各有建树，但总不外乎与机体的气血功能紊乱有关。

张仲景认为惊悸分虚实两端，因为虚劳惊悸多表现为本虚标实，提出补虚泻实、标本同治的治疗原则，并对因思虑过度导致的"心积气"实证和"心虚"证的惊悸做出临床鉴别。唐代孙思邈治疗惊悸继承了《内经》的"五脏中风"理论，擅用风药，寒温并用，补泻兼施，并且重气机升降，顺势而行。宋代许叔微的《普济本事方》对惊悸从肝经论治开辟了新的治疗思路，结合临证，独出己见，提出安魂定魄、祛风除邪、安神定志、滋阴益阳等治法。刘完素则认为火热邪郁于体内，热扰神明，心神不能内守，"怯则气浮"是惊悸的病因，并提出重镇安神之法。朱丹溪主惊悸为血虚有痰，提出"大法四物汤、安神丸之类，痰用痰药"。《景岳全书》强调肾精亏虚，心神失养乃惊悸之根本，认为精气互根、惊悸不安多从虚证立论，即使确有实邪，也时刻兼顾精气，防止正气的耗伤，提出"宜先气而后精，或宜先精而后气，或兼热者之宜清，或兼寒者之宜暖，此又当因其病情而酌用之，故用方者宜圆不宜凿也"的治法。陈世铎总结和发展了惊悸怔忡的病机，提出从"心肾不交"和"思虑过度"论治惊悸。张锡纯在临床实践的基础上，结合古典医籍，重视大气的辨识和治疗，提出治疗应用升陷汤，"气分虚极下陷者，酌加人参数钱，或再加山萸肉几钱"；并提出应用其方的脉象特征为"脉沉迟微弱，关前尤甚。其剧者，或六脉不全，或参伍不调"，症轻者可用定心汤。

笔者通过对搜集到的文献资料进行整理，并挖掘其中相关原文的含义，发现古代文献中有"恐""惕""奔豚""忪""怔忡"等称谓含有惊悸、恐惧的含义。本书以"惊""悸""恐""惕""奔豚""忪""怔忡"为线索，得到有关惊悸的文献资料，现将历代文献中部分较常用的方剂辑述。方剂来源：《奇效良方》《圣济总录》《小品方》《太平圣惠方》《医方考》《太平惠民和剂局方》《医方集解》《外台秘要》《备急千金要方》《幼幼新书》《重订严氏济生方》《卪医得效方》《普济方》《古今医统大全》《寿世保元》《古今医鉴》《杂病广要》《医方考》《太医院秘藏膏丹丸散方剂》《鸡峰普济方》《杂病源流犀烛》《证治准绳》。

（一）降气

1.真珠丸（《普济本事方》）

[组成]真珠母（未钻真珠也，研如粉，同碾）三分，当归（洗去芦，薄切，培干后秤）、熟干地黄各一两半，人参（去芦）、酸枣仁（微炒，去皮，研）、柏子仁（研）各一两，犀角（镑为细末）、茯神（去木）、沉香、龙齿各半两。

[用法]上为细末，炼蜜为丸，如梧子大，辰砂为衣。每服四五十丸，金银薄荷汤下，日午夜卧服。

[功效]平肝镇心，养血益气。

[主治]治肝阳偏亢，气血两亏，心神不宁，卧则自觉神魂离体，惊悸多魇，通夕无寐。

[历代论述]

《博济方·惊痫·真珠丸》载："治小儿惊热有痰，及多温肚，夜卧不稳，吃食过多。"

《世医得效方》卷第十三曰："治肝虚为风邪所干，卧则魂散而不守，状若惊悸。"

[评述]本方常用治小儿疾病。小儿风热，上焦壅热，涎壅上盛，心神惊悸，卧不安眠。小儿急惊风，身体发热，多发搐搦，或夹食腹痛，面色变青，或大小便不通。

2.龙齿散（《太平圣惠方》）

[组成]龙齿二两，犀角屑一两，川升麻一两，茯神一两半，玄参一两，麦门冬一两（去心，焙），甜竹根三分（锉），赤芍药一两半，马牙消一两，生干地黄二两。

[用法]上为粗散，每服四钱，以水一中盏，加生姜半分，煎至六分，去滓，不拘时候温服。

[功效]平肝镇心，养血益气。

[主治]伤寒心热，狂言恍惚，卧不安席。产后脏气虚，心神惊悸，不自觉知，言语错误，志意不定。

[**历代论述**]

《太平圣惠方·治心脏风虚惊悸诸方》载："夫心虚则多惊，胆虚则多恐。此皆气血不实，腑脏虚伤，风邪所干，入于经络，心既不足，胆气衰微，故令神思恐怯而多惊悸也。治心脏风虚，惊悸失常，或喜或怒，神思不安，宜服龙齿散方。"

《太平圣惠方·治伤寒后心虚惊悸诸方》记载："治伤寒后心虚惊悸，烦热口干，头项时疼，宜服龙齿散方。"

《太平圣惠方·治虚劳不足诸方》曰："治虚劳，不汗出而闷，脉结心悸虚烦，宜服龙齿散方。"

《太平圣惠方·治小儿惊热诸方》云："治小儿惊热，下泻不定，兼渴，龙齿散方。"

[**评述**]龙齿气味凉、涩，入足厥阴，犀角气味酸、咸、寒，入足少阳、厥阴，茯神气味甘、平、淡渗，入足阳明，人参气味甘、温，肝风内动，故以风药泄其风而镇补之药护其中也。

3. 羚羊角散（《太平圣惠方》）

[**组成**]羚羊角屑一两，防风半两（去芦头），枳壳三分（麸炒微黄，去瓤），半夏半两（汤洗器遍，去滑），茯神一两，白芷半两，甘草半两（炙微赤，锉），附子三分（炮裂，去皮脐），芎䓖三分。

[**用法**]上为粗散。每服三钱，以水一中盏，煎至六分，去滓，入地黄汁半合，更煎一沸，食后温服。

[**功效**]平肝息风，清热定惊。

[**主治**]涎潮忽仆，目吊口噤，角弓反张，子痫。

[**历代论述**]

《医方集解》云："此足厥阴药也。羚角之辛凉以平肝火，防风、独活之辛温以散肝邪，茯神、酸枣以宁神，当归、川芎以活血，杏仁、木香以利气，薏仁、甘草以调脾也。"

《医林纂要探源》云："子痫作于猝然，旧有风湿，溢于冲任，因孕而动，肝血养胎。血热风生，时或动其经血，而风涎猝作，非中风也。羚羊角苦咸寒，补心宁神，宣布血脉，搜刷经络，无坚不软，无瘀不行，兼平君相之火，降已亢之阳，除妄作之热，故可以治痫而安胎也。独活、防风以去风湿，当归、川芎以滋血补肝，茯神、酸枣仁以收散宁心，杏仁降逆气，破坚结，润心肺，薏苡仁甘淡清肺和脾。"

《太平圣惠方·治心脏中风诸方》载："治心脏中风，言语謇涩，恍惚惊悸，神志错乱，面赤心烦，四肢不利，宜服羚羊角散方。"

《太平圣惠方·治妇人血风心神惊悸诸方》曰："治妇人血风，气壅多发，心神惊悸，羚羊角散方。"

《太平圣惠方·治产后中风口噤诸方》曰："治产后中风，眼张口噤，筋骨强直，腰背反偃，心中惊悸，羚羊角散方。"

《太平圣惠方·治伤寒后心虚惊悸诸方》云："治伤寒后心肺壅热，背膊烦闷，心虚惊悸，眼涩口干，宜服羚羊角丸方。"

[评述]羚羊角气味辛、咸，微寒，入足厥阴；茯神气味甘，平，入心；芎䓖气味辛，温，入肝、胆；防风气味辛、甘，平，入手太阳；半夏气味辛，温，入胃；白芷气味辛，温，入手足阳明；甘草气味甘，平，入足太阴；枳壳气味苦，寒，入脾；附子气味辛、咸，大热，入手足少阴；佐以生姜之达表。此因风邪乘于阳位，窃据清虚之府，使阳气不能流行，阴寒之气结聚而不化，故辛散之药少佐以辛热温通之品，则结聚者开，而阳气得行，风无不去矣。

4. 木香流气饮（《太平惠民和剂局方》）

[组成]半夏（汤洗七次）二两，陈皮（去白）二斤，厚朴（去粗皮，姜制，炒）、青皮（去白）、甘草（爁）、香附（炒，去毛）、紫苏叶（去枝、梗）各一斤，人参、赤茯苓（去黑皮）、干木瓜、石菖蒲、白术、白芷、麦门冬各四两，草果仁、肉桂（去粗皮，不见火）、蓬莪术（煨，切）、大腹皮、丁香皮、槟榔、木香（不见火）、藿香叶各六两，木通（去节）八两。

[用法]粗末。每四钱，水盏半，姜三片，枣二枚，煎七分，去滓热服。如伤寒头痛，才觉得疾，入连根葱白三寸煎，升降阴阳，汗出立愈。脏腑自利，入粳米煎。妇人血气癥瘕，入艾，醋煎，并不拘时。

[功效]调顺荣卫，通流血脉，快利三焦，安和五脏。

［**主治**］治忧思太过，怔忪郁积，脚气风热，聚结肿痛，喘满胀急。

［**历代论述**］《太平惠民和剂局方》云："调顺荣卫，通流血脉，快利三焦，安和五脏。治诸气痞滞不通，胸膈膨胀，口苦咽干，呕吐少食，肩背腹胁走注刺痛，及喘急痰嗽，面目虚浮，四肢肿满，大便秘结，水道赤涩。又治忧思太过，怔忪郁积，脚气风热，聚结肿痛，喘满胀急。"

［**评述**］此方使荣卫调和，气血流畅，三焦通利，则气机恢复常态，此为调理五脏安和的生理基础。

5. 追风散（《太平惠民和剂局方》）

［**组成**］川乌（炮，去皮、脐、尖）、防风（去芦、叉）、川芎（洗）、白僵蚕（去丝、嘴，微炒）、荆芥（去梗）、石膏（煅，烂研）、甘草（炙）各一两，白附子（炮）、羌活（去芦，洗）、全蝎（去尾针，微炒）、白芷、天南星（炮）、天麻（去芦）、地龙（去土，炙）各半两，乳香（研）、草乌（炮，去皮、尖）、没药（细研）、雄黄（细研）各一分。

［**用法**］上为细末，每服半钱，入好茶少许同调，食后及临睡服。

［**功效**］祛风邪，清头目，利咽膈，化痰涎。

［**主治**］治一切急风，角弓反张，四肢抽掣，牙关紧急，骨节疼痛，及破伤风。

［**历代论述**］

《太平惠民和剂局方》载："治年深日近，偏正头痛。又治肝脏久虚，血气衰弱，风毒之气上攻头痛，头眩目晕，心忪烦热，百节酸疼，脑昏目痛，鼻塞声重，项背拘急，皮肤瘙痒，面上游风，状若虫行，及一切头风。兼治妇人血风攻注，头目昏痛，并皆治之。常服清头目，利咽膈，消风壅，化痰涎。"

《太平惠民和剂局方·卷一》云："祛风邪，清头目，利咽膈，化痰涎。治新久偏正头痛，头晕目眩，心悸烦热，百节酸疼，鼻塞声重，项背拘急，或皮肤瘙痒，面上游风，状若虫行。"

［**评述**］本方可治诸风上攻，如头疼目眩，鼻塞声重，皮肤瘙痒，口角牵引，妇人血风，及一切头风并治之。

（二）理气

1. 朱砂安神丸（《医学发明》）

[**组成**] 朱砂半两，黄连六钱，当归二钱半，生地黄二钱半，炙甘草五钱半。

[**用法**] 上四味为细末，另研朱砂，水飞为尘，阴干，为衣，汤浸蒸饼为丸，如黍米大，每服十五丸，津唾咽之，食后。

[**功效**] 重镇安神，清心泻火。

[**主治**] 心火亢盛，阴血不足证。失眠多梦，惊悸怔忡，心烦神乱。

[**历代论述**]

《杂病广要》云："治心神烦乱怔忡，兀兀欲吐，胸中气乱而热，有似懊憹之状，皆膈上血中伏火……《兰室》又朱砂安神丸，于本方去地黄、当归。丹溪曰：心气虚怯之人，怔忡或烦乱，或健忘，或失心后神痴不清，辰砂安神丸。又朱砂丸，治劳役心跳，于本方去地黄，加芍药、侧柏叶、川芎、陈皮。"

《医方考·惊悸怔忡门第五十·朱砂安神丸》载："梦中惊悸，心神不安者，此方主之。梦中惊悸者，心血虚而火袭之也。是方也，朱砂之重，可使安神；黄连之苦，可使泻火；生苄之凉，可使清热；当归之辛，可使养血。乃甘草者，一可以缓其炎炎之焰，一可以养气而生神也。治异梦多惊，外有二法：一于髻中戴粗大灵砂一纱囊，一于枕中置真麝香一囊，皆能杜绝异梦而疗夜魇。"

《太医院秘藏膏丹丸散方剂·朱砂安神丸》："此药专治心神不安，精神恍惚，惊悸不安，夜多怪梦，思虑劳神，怔忡健忘，一切心虚有痰有火等症。每服一二钱，临睡灯心煎汤送下。常服补心生血，除烦解热，消三焦伏火，疗口燥舌干。常服心窍清明，精神倍长，又能日记千言，多记不忘。"

《古今名医方论·卷四》云："治心神昏乱，惊悸，怔忡，寤寐不安……叶仲坚曰：经曰：神气舍心，精神毕具。又曰：心者，生之本，神之舍也。且心为君主之官，主不明则精气乱，神太劳则魂魄散，所以寤寐不安，淫邪发梦,轻则惊悸怔忡,重则痴妄癫狂耳!朱砂具光明之体,赤色通心,重能镇怯,寒能胜热,甘以生津,抑阴火之浮游,以养上焦之元气,为安神之第一品;心苦热,配黄连之苦寒,泻心热也,更佐甘草之甘以泻之;心主血,用当归之甘温,归心血也,更佐地黄之寒以补之。心血足,则肝得所藏而魂自安;心热解,则肺得其职而形自正也。"

[评述] 心者,生之本,神之舍也。心为君主之官,神太劳则魂魄散,所以寤寐不安,淫邪发梦,轻则惊悸怔忡,重则痴妄癫狂。朱砂具光明之体,赤色通心,重能镇怯,寒能胜热,甘以生津,抑阴火之浮游,以养上焦之元气,为安神之第一品;心苦热,配黄连之苦寒,泻心热也,更佐甘草之甘以泻之;心主血,用当归之甘温,归心血也,更佐地黄之寒以补之。心血足,则肝得所藏而魂自安。

2. 朱雀丸(《医方考》)

[组成] 白茯神二两,沉香五钱。

[用法] 上药并为细末,炼蜜为丸,如小豆大。

[功效] 宁心下气。

[主治] 治心火不降,肾水不升,心神不定,恍惚不乐,事多健忘,心悸怔忡。

[历代论述]

《医学正传》云:"(河间)治怔忡惊悸等证。"

《杂病广要》云:"治心神不定,恍惚不乐,火不下降,时有振跳,消阴养火全心气。""(《选奇后集》《正传》引河间,朱砂半两研为衣。此方余家常用,加朱砂为散,甚效)《粹言》茯苓定志丸,治恐伤肾,神志不宁,于本方加茯苓、人参、朱砂,面糊丸,白汤下。"

[评述] 医方考曰:"《内经》曰:'惊则气乱'。宜其怔怔忡忡,如物之扑也。是方也,茯神之甘平,可以宁心;沉香之坚实,可使下气,气下则怔忡瘥矣。"

3. 枣肉灵砂(《证治准绳》)

[组成] 灵砂二钱(研)、人参半钱,酸枣仁肉一钱。

［**用法**］为末，枣肉丸，如绿豆大。临卧枣汤吞五七粒。

［**功效**］镇心除烦，安神定志。

［**主治**］体虚之人，夜不寐，梦魇，自汗。

［**历代论述**］《世医得效方》云："专治虚人夜不得睡，梦中惊魇，自汗怔悸。灵砂（二钱，研），人参（半钱），酸枣仁肉（一钱）（按：如宜方，肉字无），上为末，枣肉丸，临卧时，枣汤吞下五七粒。"

［**评述**］此方中灵砂窃阴阳之妙，借以坠阳交阴，除邪养正，可治心神不安，怔忡恍惚，妄事惊悸恐怖，亦可能补下元真火。

4. 宁志膏（《普济本事方》）

［**组成**］人参（去芦）一两，酸枣仁（微炒，去皮，研）一两，辰砂（水飞）半两，乳香一分（以乳钵坐水盆中，研）。

［**用法**］上为细末，炼蜜和杵，丸如弹子大。每服一粒，薄荷汤化下。

［**功效**］镇心宁志。

［**主治**］失眠，多梦。

［**历代论述**］

《太平惠民和剂局方》云："治心脏亏虚，神志不守，恐怖惊惕，常多恍惚，易于健忘，睡卧不宁，梦涉危险，一切心疾，并皆治之。"

《杂病广要》云："因事大惊，梦寐不祥，《济生》远志丸、宁志膏、酸枣仁汤。"

［**评述**］此方能开郁痰，解忧郁，可疗癫狂失心，痰涎包络心窍诸症。

5. 琥珀养心丹（《证治准绳·类方》）

［**组成**］琥珀（另研）二钱，龙齿（煅，另研）一两，远志（黑豆、甘草同煮，去骨）五钱，石菖蒲五钱，茯神五钱，人参五钱，酸枣仁（炒）五钱，当归七钱，生地黄七钱，黄连三钱，柏子仁五钱，朱砂（另研）三钱，牛黄（另研）一钱。

［**用法**］上为细末，将牛黄、朱砂、琥珀、龙齿研极细，以猪心血为丸，如黍米大，金箔为衣。

［**功效**］补气养阴，清热定惊。

［**主治**］心血亏虚，惊悸怔忡，夜卧不宁者。

［**历代论述**］

《证治准绳·类方·惊》曰："治心血虚，惊悸，夜卧不宁，或怔忡心跳者。"

《医略六书》云："心虚热炽，心神失养，则心气不宁，故心跳不已，触事易惊焉……盖热从下泄，则心火自降而心气和平，安有心跳善惊之患乎？"

《证治汇补》云："治心跳善惊。"

［**评述**］生地黄养心阴以制火，人参补心气以宁心，黄连清心火之妄动，龙齿定魂魄之飞扬，酸枣仁滋养心神，远志交通心肾，当归身养血荣心，茯神安神定志，柏子仁养心气，琥珀利心营，石菖蒲开心气以通窍，牛黄凉心热以定惊，朱砂镇坠心气，安心神，更以猪心血引之入心。

6.叶氏镇心爽神汤（《证治准绳·类方》）

［**组成**］石菖蒲（去毛）半两，甘草（炙）四钱，人参（去芦）、赤茯苓、酸枣仁（炒）、当归（酒浸，焙）各三钱，南星（炮）、陈皮（去白）、干山药、细辛（去苗）、紫菀（去芦）、半夏（制）、川芎（不焙）、五味子、通草、麦门冬（去心）、覆盆子、柏子仁（炒）、枸杞子各二钱半。

［**用法**］上㕮咀，每服四钱，水一盏，蜜一匙，煎五分，去滓，入麝香少许，再煎一二沸，温服，不拘时。

［**功效**］镇心爽神，交通心肾。

［**主治**］心肾不交，睡多惊悸，小便频数，遗泄白浊。

［**历代论述**］《证治准绳·类方》云："治心肾不交，上盛下虚，心神恍惚，睡多惊悸，小便频数，遗泄白浊。"

（三）补气

1.远志汤（《奇效良方》）

［**组成**］远志（去心）二钱半，人参（去芦）半两，石菖蒲半两，羌活（去芦）半两，细辛（洗，去苗）半两，麻黄（去根）半两，赤芍药一两，白术一两。

［**用法**］上为细末，每服二钱，煎小麦汤调下，不拘时服，日二次。

［**功效**］补气养心，安神定悸。

［**主治**］治心经受病，多汗恶风，善怒，口不能言，其状但得偃卧，不可倾侧，闷乱冒绝汗出，风中于心也，唇色正赤，尚犹可治，急灸心腧百壮；或青黄不定，面色暝暝，战栗动者，不可治。

［**历代论述**］历史文献记载不尽相同，同名方组成、用法、用量、功用亦不尽相同，其衍化方主治也颇为复杂。各家记载远志汤的药味不同，《赤水玄珠》远志汤有九味，远志（去心）、黄芪、当归、麦冬、石斛、酸枣仁（炒）、人参、茯神、甘草；《圣济总录》远志汤有两味，远志（去心）、石菖蒲（细切）；《圣济总录·产后惊悸》远志汤有八味，远志、龙齿、人参、茯神（去木）、桂（去粗皮）、芍药（锉）、黄芪（锉）、麦冬（去心、焙，各一两半）；《汉唐方书·小品方》远志汤有十二味，远志、茯苓、独活、甘草、芍药、当归、桂肉、麦冬、生姜、人参、附子、黄芪。不同方书记载远志汤中相同药物的药量不同，这显示了方剂的各种配伍关系的变化及其微妙之处，其主治也不尽相同。

《圣济总录·产后惊悸》论曰："产后气血俱虚，心气不足，风邪乘虚入于手少阴之经，则神气浮越，举动多惊，心悸，目睛不转者，是其候也。治产后心虚惊悸，梦寐不安。"

《小品方·治狂妄嗔痉诸方》："治中风，心气不定，惊悸，言语谬误，恍恍惚惚，心中烦闷，耳鸣方。"

《备急千金要方》："治产后忽苦，心中冲悸不定，志意不安，言语错误，惚惚愦愦，情不自觉。"

［**评述**］此方治心经受病，多汗恶风，善怒，口不能言，其状但得偃卧，不可倾侧，闷乱冒绝汗出。《奇效良方》中记载："风中于心也，唇色正赤，尚犹可治，急灸心腧百壮；或青黄不定，面色暝暝，战栗动者，不可治。"

2. 远志散（《太平圣惠方》）

［**组成**］远志（去心）30 g，白术 30 g，肉桂（去皱皮）45 g，人参（去芦头）30 g，鳖甲（涂酥炙令黄，去裙襕）45 g，天门冬（锉去心，焙）30 g，

杜仲（去粗皮，微炙令黄，锉）30 g，川椒（去目及闭口者，微炒去汗）30 g，牛膝（去苗）30 g，白茯苓 30 g，薯蓣 30 g，山茱萸 30 g，柏子仁 30 g，生干地黄 30 g，石斛（去根，锉）30 g，黄芪（锉）30 g，甘草（炙微赤，锉）15 g。

［**用法**］上药捣细罗为散。每服 3 g，以温酒调下。空腹时服，一日二次。

［**功效**］补益心气，宁心保神。

［**主治**］虚劳。心虚劳损，羸瘦，四肢无力，心神昏闷。

［**历代论述**］远志散在许多医籍中亦有论述，方名相同，然组成药物则有差别，其用药针对的病机基本相同，治疗大法亦同，所异者，药耳。

《太平圣惠方·治心虚补心诸方》："治心气虚，惊悸喜忘，不思饮食。"

《太平圣惠方·治风惊悸诸方》："治风惊悸，言语错误，恍恍惚惚，心中烦闷。"

《太平圣惠方·治妇人血风心神惊悸诸方》："夫妇人血风惊悸者，是风乘于心故也，心藏神，为诸脏之主，若血气调和，则心神安定，若虚损，则心神虚弱，致风邪乘虚袭之，故惊而悸动不定也，其惊悸不止，则变恍惚而忧惧者也。治妇人血风，心气不足惊悸，言语谬误，恍恍惚惚，心中烦闷。"

《太平圣惠方·治伤寒后心虚惊悸诸方》："治伤寒后心虚惊悸，恍惚多忘，或梦惊魇，及诸不足。"

《太平圣惠方·治心实泻心诸方》："治心脏实热，惊怖，痰隔不下食。"

《圣济总录·风厥》："风厥，多惊骇，背痛善欠。"

3. 人参汤（《奇效良方》）

［**组成**］人参、川芎、枳壳（麸炒）、芍药、防风、细辛、附子（炮，去皮脐）、甘草（炙）、桂心各半两，桔梗（炒）、茯神（去木）、木香各一分。

［**用法**］每服五钱匕，水一盏半，生姜半分，煎至八分，去滓温服。

［**功效**］补脾益气，养荣和卫。

［**主治**］治风厥，志意不乐，身背疼痛，多惊善欠噫气。

［**历代论述**］历史文献记载不尽相同，同名方组成、用法、用量、功

用亦不尽相同。

《圣济总录·伤寒后盗汗》："治伤寒后盗汗不止，心多烦躁，惊悸。"

《圣济总录·伤寒后惊悸》："论曰：伤寒病后，心气不足，风邪乘之，则令精神不宁，恍惚惊悸，此由忧愁思虑，致心气虚，邪气内乘，故神气不得泰定而生惊悸也。治伤寒病后壅热，心忪惊悸。"

《圣济总录·虚劳门·心劳》："论曰：心劳病者，补脾气以益之，脾旺则感于心，人逆夏气，则手太阳不长，心气内洞，顺之则生，逆之则死，顺之则治，逆之则乱，反顺为逆，是谓内格，病则生矣，其候令人喜忘不乐，大便鸭溏，口疮，久不瘥，耳枯而鸣，不能听远，皮毛焦色夭者，死于冬……治心劳，因多言喜乐过度伤心，或愁忧思虑而伤血，血伤即不欲视听，心烦惊悸。"

［评述］此方可治心气不足，风邪乘之，则令精神不宁，恍惚惊悸。亦由忧愁思虑，致心气虚，邪气内乘，故神气不得泰定而生惊悸。

4.茯神汤（《备急千金要方》）

［组成］茯神（去木）四两，独活四两，黄芪五两，远志（去心）五两，防风五两，生姜三两，甘草一两，人参一两，当归一两，牡蛎（煅）一两，白术一两，苁蓉一两，附子一两。

［用法］以涝水一斗二升，煮取三升，服五合，一日夜尽。

［功效］安神定志。

［主治］心气不足，虚而惊悸。

［历代论述］

《证治准绳》曰："治胆气虚冷，头痛目眩，心神恐畏，不能独处，胸中烦闷。"

《外台秘要·五邪方五首》曰："主五邪气入人体中，见鬼妄语，有所见闻，心悸动摇，恍惚不定方。"

《外台秘要·风惊悸方九首》引《古今录验》曰："茯神汤，疗风经五脏虚惊悸，安神定志方。"

《普济方·心脏门·脉极》云："治脉虚极，咳则心痛，喉中介介如哽状，甚则咽肿，惊悸不安。"

《普济方·诸风门·风惊悸》曰："治风惊，五脏大虚惊悸，安神定志方。"

《圣济总录·妇人血风门·妇人风邪惊悸》曰："治妇人心气怯弱，感于风邪，惊悸不安。"

《圣济总录·小儿惊悸》曰："治小儿风热惊掣，心忪恐悸。"

《普济方·心脏门·脉极附论》曰："凡脉极者，主心也，心应脉，脉与心合，心有病，从脉起。又曰：以夏遇病，为脉痹，脉痹不已，复感于邪，内舍于心，则食饮不为肌肤，咳脱血，色白不泽，其脉空虚，口唇见赤色。凡脉气衰，血焦发堕，以夏丙丁日得之于伤风，损脉为心风。心风之状，多汗恶风。若脉气实则热，热则伤心，使人好怒，口为色赤，甚则言语不快。血脱，色干燥不泽，食饮不为肌肤。若脉气虚，虚则寒，寒则咳，咳则心痛，喉中介介如哽，甚则咽肿喉痹，故曰心风虚实候。若阳经脉病治阴络，阴络脉病治阳经，定其血气，各守其乡。脉实宜泻，气虚宜补。善治病者，定其虚实，治之取痊。病在皮毛肌肤筋脉，则全治之。若至六腑五脏，则半死矣。脉绝不治，三日死。何以知之？脉气空虚，则颜焦发落。脉应手少阴，手少阴气绝，则脉不通，血先死矣。

［评述］历代医家对此方论述颇多，总由心虚邪乘，血脉闭阻或思虑烦多，损伤心神，邪积不祛，而致神思昏塞，四肢不利，胸中烦闷，时复恐悸。

5.补心汤（《备急千金要方》）

［组成］紫石英、茯苓、人参、远志、当归、茯神、甘草、紫菀各二两，麦门冬一升，赤小豆三合，大枣三十枚。

［用法］上十一味，㕮咀。

［功效］定志下气。

［主治］奄奄忽忽，朝差暮剧，惊悸心中憧憧，胸满不下食，阴阳气衰，脾胃不磨，不欲闻人声。

［历代论述］

《备急千金要方·风虚惊悸第六》曰："主心气不足，其病苦惊悸汗出，心中烦闷，短气，喜怒悲忧，悉不自知，常苦咽喉痛，口唇黑，呕吐血，舌本强，不通水浆方。"

《外台秘要·风惊悸方九首》引《深师方》曰："疗心气不足，其病苦满，汗出心风，烦闷善恐，独苦多梦，不自觉者，咽喉痛，时时吐血，舌本强，水浆不通，手掌热，心惊悸，吐下血方。"

《鸡峰普济方·卷十一》曰："主心气不足，惊悸汗出，心中烦闷，短气，悲忧、独语、自梦悉不自知，及诸失血舌本强直。"

《寿世保元·惊悸》记载："惊悸怔忡，健忘不寐，属心血虚者。"

《杂病源流犀烛·心病源流·心痛》云："怵惕思虑，伤神涸血而然，宜补心汤。"

［评述］此方中人参、茯苓补手少阴气分；紫石英、桂心补手少阴血分；甘草、大枣乃参、苓之匡佐；麦冬、赤小豆乃英、桂之报使，并开泄心包旺气，以疗喉舌诸疾；紫石英兼行足厥阴，而主妇人崩中，以其能温经散结也。

6. 镇心丸（《普济方》）

［组成］茯神、人参、龙齿（研）、升麻、石膏（研）、黄芩、茯苓、麦门冬（去心）各八分，银箔二百番（研），虎睛一具（炙），枳实（炙）、白蔹、玄参、芍药、葳蕤、甘草（炙）各六分，生姜二分。

［用法］上十七味捣筛，蜜和丸。每食讫少时，以饮服如梧子大，十五丸，日二服，渐渐加至三十丸，不利，忌海藻、菘菜、醋、蒜、面、黏食、陈臭等物。

［功效］祛风明目，清热定心。

［主治］主治白浊，心脏邪热，恍惚惊怖，不得眠睡；心痛惊悸，忧愁思虑伤心，惕然心跳，动振不安，面赤吐舌，目瞪；胃气厥实，风邪入脏，喜怒愁忧，心意不定，恍惚喜忘；小儿诸风，急慢惊痫；心热实，松悸恍惚，痰壅昏倦，上盛渴躁，夜卧不稳。

［历代论述］

《外台秘要·卷第十五》曰："病源风惊悸者，由体虚心气不足，心之经为风邪所乘也。或恐惧忧迫，令心气虚，亦受风邪，风邪搏于心，则惊不自安，惊不已则悸动不定，其状目睛不转而不能呼。诊其脉动而弱者……

广济疗热风惊悸，安心久服长年，镇心丸方。"

《太平圣惠方·治妇人血风心神惊悸诸方》曰："治妇人血风，气壅，多惊悸烦躁，镇心丸方。"

《太平圣惠方·治一切伤折烦闷诸方》曰："治因伤折后，惊悸，心神烦闷，宜服定魂魄，镇心丸方。"

《圣济总录·心虚》曰："治心虚惊悸，或因忧虑，神气不安，镇心丸方。"

《圣济总录·心实》曰："治心热实，怔悸恍惚，痰壅昏倦，上盛渴燥，夜卧不稳，镇心丸方。"

《太平圣惠方·心脏门·心虚》曰："治心风恍惚，惊恐失常，或瞋恚悲愁，情意不乐，宜服镇心丸方。"

《御药院方》云："治心气不足，志意不定，精神恍惚，语言错妄，怔悸烦乱，愁忧惨戚，喜惊多恐，健忘少睡，夜多异梦，寤即惊魇，或发狂眩暴不知人，并宜服之。"

《圣济总录·心实》云："治心热实，怔悸恍惚，痰壅昏倦，上盛渴躁，夜卧不安，镇心丸方。"

《证治汇补》云："治心血不足，怔忡多梦，如堕崖谷。"

《血证论》云："凡是怔忡惊悸，健忘恍惚，一切多是痰火沃心，扰其神明所致，统用金箔镇心丸主之。"

《万病回春》云："金箔镇心丸治一切惊悸。"

《圣济总录·风惊悸》曰："论曰：风惊悸者，以心气不足，为风邪所乘，神魂惊怖不已，则悸动不宁，其证目睛不转，不能呼是也。或因恐惧忧迫，致损心气惊悸者，亦缘风邪搏之故尔。诊其脉动而弱，动则为惊，弱则为悸，不可不察。治心气虚弱，风热所乘，惊悸不宁，胸中逆气，魇梦参错，谬妄恍惚，镇心丸方。"

《圣济总录·风邪》曰："治风邪惊悸，恍惚悲伤，或梦寐不安，镇心丸方。"

《普济方·诸虚门·补益诸虚附论》曰："治惊忧思虑过伤，心气不足，怔忪盗汗，乱梦失精……虚劳羸瘦，病后虚烦，不得眠睡，产前安胎，产后补虚，种种杂症，并皆治之……常服安镇神魂，善去百邪，调顺荣卫，补养真气，延年益寿。"

《鸡峰普济方》云："思虑过伤，心气不足，神色损变，志意沉伏，怔忪恍惚，眩冒恐怯，惊怖，及治骨热诸劳，失精乱梦，飞尸鬼注，肌瘦色黄，食少倦怠，夜寝盗汗……。"

［评述］本方疗风惊悸，或忧愁思虑，心神恍惚，狂言烦闷，口眼㖞斜。化痰涎，利咽膈。论曰风惊悸者，以心气不足，为风邪所乘，神魂惊怖不已，则悸动不宁，其证目睛不转不能呼是也。或因恐惧忧迫，致损心气惊悸者，亦缘风邪搏之故尔。诊其脉动而弱，动则为惊，弱则为悸，不可不察。

7.大建中汤（《备急千金要方》）

［组成］川椒二合，半夏一升，生姜一斤，甘草二两，人参三两，饴糖八两。

［用法］上六味咬咀，以水一斗，煮取三升，去滓，纳饴，温服七合。里急拘引加芍药、桂心各三两。手足厥，腰背冷加附子一枚。劳者加黄芪一两。

［功效］温中补虚，降逆止痛。

［主治］主脾胃虚寒，心胸中大寒痛，呕不能食，腹中寒，上冲皮起，出见有头足，上下痛而不可触近。治虚劳寒，饮在胁下，决决有声，饮已如从一边下，决决然也，有头并冲皮起，引两乳内痛，里急，善梦失精。

［历代论述］

《重订严氏济生方·诸虚门·虚损论治》云："治诸虚不足，小腹急痛，胁肋膜胀，骨肉酸痛，短气喘促，痰多咳嗽，潮热多汗，心下惊悸，腰背强痛，多卧少气。"

《备急千金要方·肾脏·补肾第八》记载："大建中汤，治五劳七伤，小腹急，脐下彭亨，两胁胀满，腰脊相引，鼻口干燥，目晪晪，愦愦不乐，胸中气急，逆不下食饮；茎中策策痛，小便黄赤，尿有余沥，梦与鬼神交通去精，惊恐虚乏方。"

（四）祛痰

1. 辰砂远志丸（《普济本事方》）

[**组成**] 石菖蒲（去须，洗）、远志（去心，洗，锉，炒令黄色）、人参（去芦）、茯神（去木）、川芎、山芋、铁粉、麦门冬（用水湿润，去心）、天麻、半夏曲、南星（锉骰子大，麸炒黄）、白附子（生）各一两，细辛（去叶）、辰砂（水飞）各半两。

[**用法**] 上药为细末，用生姜四两取汁，入水煮糊，丸如绿豆大，别以朱砂为衣，晒干。每服十粒，加至三十粒，夜卧时用生姜汤送下，小儿减丸服。

[**功效**] 消风化痰，镇心安神。

[**主治**] 风痰上扰，惊悸眩晕。

[**历代论述**]《普济本事方·心小肠脾胃病云》记载："安神镇心，治惊悸，消风痰，止头眩。"

[**评述**] 石菖蒲气味辛、温，入手少阴、足厥明；远志气味辛、微温，入心肾；人参气味甘、温，入脾胃；茯神气味甘、平，入心；川芎气味辛、温，入肝、胆；山芋气味辛、平，入足阳明；铁粉气味咸、平，入足厥阴，能安神强志；麦冬气味甘、凉、微苦，入手太阴、少阴；天麻气味辛、平，入足阳明、厥阴；半夏曲气味辛、微温，入胃；天南星气味辛、温，入手足太阴；白附子气味辛、甘、温，入胃；细辛气味辛、温，入肾；辰砂气味苦、温，入心。因惊悸致病，故必镇心安神，兼以扶持正气，以姜为引，虽有微毒之味，只能搜病，并不能伤正气也。（《本事方释义》）

2. 定志丸（《外台秘要》）

[**组成**] 菖蒲、远志（去心）、茯苓各二分、人参三两。

[**用法**] 上四味捣下筛，服方寸匕，后食日三，蜜和丸如梧桐子，服六七丸，日五，亦得。

[**功效**] 定风气，安魂定魄，补心神，安魂魄，定志，除痰。

[**主治**] 心气不足。主落马堕井，或因打仆，便生心羞者。主悸。思虑太甚，致心气不足，忽忽善忘，恐怯不安，梦寐不祥者。

［**历代论述**］

《外台秘要·风惊恐失志喜忘及妄言方六首》引道士陈明方："《古今录验》道士陈明进茯神丸，一名定志小丸。主心气不定，五脏不足，甚者忧愁悲伤不乐，忽忽喜忘，朝瘥暮剧，暮瘥朝发，发则狂眩。加茯神为茯神丸，不加茯神为定志丸。"

《医学正传》云："心气不足，恍惚多忘，及怔忡惊悸等证。"

《证治准绳》云："人身有九脏，心藏神，肝藏魂，二经皆主于血，血亏则神魂失宁而生惊悸也。""梦寐不宁，肝魂失守也，用定志丸。""治心神虚怯，所患同前，或语言鬼怪，喜笑惊悸。"

《太平惠民和剂局方》云："治心气不定，五脏不足，恍惚振悸，忧愁悲伤，差错谬忘，梦寐惊魇，恐怖不宁，喜怒无时，朝瘥暮剧，暮瘥朝剧，或发狂眩，并宜服之。"

《杨氏家藏方》云："怔忪健忘，精神恍惚，睡卧不宁，一切心疾。"

［**评述**］此方为手少阴之药也，人参补心气，石菖蒲开心窍，茯苓能交心气于肾，远志能通肾气于心。心属离火，火旺则光能及远也。

3. 大竹沥汤（《备急千金要方》）

［**组成**］竹沥一斗四升，独活二两，芍药二两，防风二两，茵芋二两，甘草二两，白术二两，葛根二两，细辛二两，黄芩二两，芎劳二两，桂心一两，防己一两，人参一两，石膏一两，麻黄一两，生姜三两，茯苓三两，乌头一枚。

［**用法**］上咬咀。以竹沥煮取四升，分六服，先未汗者取汗。一状相当即服。

［**功效**］清热豁痰，开窍定惊。

［**主治**］卒中风，恍惚迷惑不知人，惊悸时怖。

［**历代论述**］

《备急千金要方》载："卒中风，口噤不能言，四肢缓纵，偏痹挛急，风经五脏，恍惚，恚怒无常，手足不随方。"

《太平圣惠方·治脚气痹挛诸方》："脚气痹挛，风毒所攻。口噤不能语，四肢顽痹缓弱，挛急疼痛。"

《外台秘要·风惊悸方九首》引《古今录验》："大虚，风气入腹拘急，心痛烦冤，恍惚迷惑不知人，或惊悸时怖，吸吸口干，濇濇恶寒，时失精明、历节疼痛，或缓或不摄；产妇体虚，受风恶寒，惨惨愦愦，闷心欲绝者；并疗风痉，口噤不开，目视如故，耳亦闻人语，心亦解人语，但口不得开，剧者背强反折，百脉掣动。"

［评述］本方以竹沥为君，重在清热豁痰，以醒神启闭，开通瘀塞之气机。

4. 温胆汤（《三因极一病证方论》）

［组成］半夏（汤洗七次）、竹茹、枳实（麸炒，去瓤）各二两，陈皮三两，甘草一两（炙），茯苓一两半。

［用法］上药锉散。每服四大钱，水一盏半，姜五片，枣一枚，煎七分，去滓，食前服。

［功效］化痰和胃，养心安神。

［主治］痰饮内阻，心神失养，惊恐失眠，头目眩晕。

［历代论述］

《外台秘要》引《集验方》载："温胆汤，疗大病后虚烦不得眠，此胆寒故也。"

《三因极一病证方论》云："治心胆虚怯，触事易惊，梦寐不祥，或异象惑，遂致心惊胆慑，气郁生涎，涎与气搏，变生诸证。或短气悸乏，或复自汗，四肢浮肿，饮食无味，心虚烦闷，坐卧不安。"

《陈素庵妇科补解》云："经行，卒遇惊恐，因而胆怯，神志失守，经血忽闭，面青筋搐，口吐涎沫，宜用温胆汤。"

《杂病广要》云："治心胆虚怯，触事易惊，或梦寐不祥，或异象惑，遂致心惊胆慑，气郁生涎，涎与气搏，变生诸证；或短气悸乏，或复自汗，四肢浮肿，饮食无味，心虚烦闷，坐卧不安。（《三因》）《得效》十味温胆汤（主治同），于本方加酸枣仁、远志、北五味子、熟地黄、条参。（《金匮翼》去五味子）《经验秘方》温胆汤，定心志，于本方去竹茹，加远志、酸枣仁。（宜与《伤寒·惊悸》相参）。"

《万病回春》云："治痰火而惊惕不眠。"

《古今名医方论》云："罗东逸曰：胆为中正之官，清净之腑，喜宁谧，恶烦扰，喜柔和，不喜壅郁。盖东方木德，少阳温和之气也。若大病后，或久病，或寒热甫退，胸膈之余热未尽，必致伤少阳之和气，以故虚烦；惊悸者，中正之官，以熇蒸而不宁也；热呕吐苦者，清净之腑，以郁炙而不谧也；痰气上逆者，土家湿热反乘，而木不得升也。如是者首当清热，及解利三焦。方中以竹茹清胃脘之阳，而臣以甘草、生姜，调胃以安其正；佐以二陈，下以枳实，除三焦之痰壅；以茯苓平渗，致中焦之清气。且以驱邪，且以养正，三焦平而少阳平，三焦正而少阳正，胆家有不清宁而和者乎？和即温也，温之者实凉之也。若胆家真畏寒而怯，属命门之火衰，当与乙癸同源而治矣。"

［评述］此足少阳、阳明药也。橘伴生姜之辛温，以之导痰止呕，即以之温胆（戴氏云：痰在胆经，神不归舍，亦令人不寐）；枳实破滞，茯苓渗湿，甘草和中，竹茹开胃土之郁、清肺金之燥、凉肺金，即所以平甲木也；胆为甲木，金能平木，如是则不寒不燥而胆常温矣。

温胆汤，实为二陈加枳实、竹茹。二味皆凉药，竹茹以清膈上之虚热，枳实以除三焦之痰壅，热除痰清，而胆自宁和，即温也。温之者，实凉之也。若胆家真寒而怯，宜用龙牡桂枝汤加附子之类。温胆汤方本二陈，竹茹、枳实合和匀，不眠惊悸虚烦呕，日暖风和木气伸。

5. 安魂汤（《医学衷中参西录》）

［组成］龙眼肉六钱，酸枣仁（炒捣）四钱，生龙骨（捣末）五钱，生牡蛎（捣末）五钱，清半夏三钱，茯苓片三钱，生赭石（轧细）四钱。

［用法］水煎服。

［功效］补心泻火，消痰逐邪。

［主治］心中气血虚损，兼心下停有痰饮，致惊悸不眠。

［历代论述］《医学衷中参西录》云："治心中气血虚损，兼心下停有痰饮，致惊悸不眠……痰饮停于心下，其人多惊悸不寐……然痰饮停滞于心下者，多由思虑过度，其人心脏气血恒因思虑而有所伤损。"

［评述］方中用龙眼肉以补心血，酸枣仁以敛心气，龙骨、牡蛎以安

魂魄，半夏、茯苓以清痰饮，赭石以导引心阳下潜，使之归藏于阴，以成瞌睡之功也。

（五）清热

1. 紫石英散（《太平圣惠方》）

［组成］紫石英二两（细研如粉），桂心二两，白茯苓一两，人参一两（去芦头），白术半两，黄芪半两（锉），熟干地黄一两，甘草半两（炙微赤，锉），麦门冬一两（去心）。

［用法］上件药，捣粗罗为散。每服三钱，以水一中盏，入枣三枚，煎至六分，去滓，不计时候温服。

［功效］除热镇心。

［主治］小儿热痢，四肢抽掣，每日数发。伤寒后，心虚惊悸，烦闷，及咽喉不利，面目忽赤忽黄，虚羸少力。风虚，心气不足，惊悸汗出，烦闷短气，悲喜恚怒，不自觉知，咽喉痛，口唇黑，呕吐，舌本强，水浆不通。

［历代论述］

《太平圣惠方·治心虚补心诸方》："治心气虚苦悲，恐惊悸恍惚，谬忘，心中烦闷，面目或赤、或黄，羸瘦，宜服紫石英散。"

《太平圣惠方·治风惊悸诸方》："治风虚，心气不足，惊悸汗出，烦闷短气，悲喜恚怒，不自觉知。咽喉痛，口唇黑，呕吐，舌本强，水浆不通。"

《太平圣惠方·治妇人血风心神惊悸诸方》："治妇人血风，心神惊悸，恍惚失常。或瞋恚悲愁，志意不乐，紫石英散方。"

《太平圣惠方·治心脏风虚惊悸诸方》："治心脏风虚，惊悸失志，或瞋恚悲愁，志意不乐，惕惕若惊怖，宜服紫石英散。"

《太平圣惠方·治伤寒后心虚惊悸诸方》："治伤寒后心虚惊悸，烦闷，及咽喉不利，面目忽赤忽黄，虚羸少力，宜服紫石英散方。"

［评述］本方加桑螵蛸、肉苁蓉亦可益气安神，温肾摄精，治虚劳、夜多异梦、失精、虚竭至甚。

2. 防风散（《奇效良方》）

［组成］防风（去芦）一钱，麻黄（去节）一钱，人参（去芦）一钱，

川芎一钱，附子（炮，去皮脐）一钱，桂心一钱，黄芪一钱，赤茯苓（去皮）一钱，酸枣仁一钱，白术一钱，独活一钱，桑皮一钱，羚羊角一钱，甘草五分。

[**用法**] 上作一服，水二钟，生姜五片，煎至一钟，不拘时服。

[**功效**] 祛风明目，清热定心。

[**主治**] 治风，身体疼痛，转侧不得。

[**历代论述**]

《幼幼新书》云："解时疫温病，嗽喘烦渴，头痛体疼，目涩多睡，肌肉蠕动，痰逆松悸。"

《刘氏家传》引李琬方曰："治小儿五脏积热，惊风，头面赤热，口舌生疮，好饮冷。"

《圣济总录·诸风门》谓："主中风惊悸，心虚恍惚，言语失常，或嗔或怒，志意不乐，定心防风散方。"

《太平圣惠方·治伤寒后心虚惊悸诸方》记载："治伤寒后心虚惊悸，精神昏乱，烦闷，四肢沉重，不能饮食，宜服防风丸方。"

《太平圣惠方·治妇人血风心神惊悸诸方》中载："妇人血风烦热，心神惊悸，筋脉拘急，肢节疼痛，不欲饮食，防风散方。"

[**评述**] 本方用人参、黄芪、白术、甘草以补气，用独活、防风以散风，风燥，故用白术、附子为主，加茯苓、甘草，此取真武汤中之二也。

3. 大定心丸（《外台秘要》）

[**组成**] 人参、桂心各三两，白术、防己、茯苓、干姜、防风、大黄、茯神、桔梗、白蔹各一两，牛膝十铢，远志二两（去心），银屑六铢。

[**用法**] 上十四味，捣合下筛，以蜜丸如梧子大，先食服五丸，日三，不知稍稍增之。一方无牛膝，而有茱萸一两，银屑十铢，余悉同。忌生葱、酢物、猪肉、桃、李、雀肉等。

[**功效**] 祛风清热，定心安神。

[**主治**] 恍惚惊悸，心神不安。

[**历代论述**]《外台秘要·风惊悸方九首》载："疗恍惚惊悸，心神不安。或风邪因虚加藏，语言喜忘，胸胁满，不得饮食方。"

［评述］此方于古代治疗风惊悸之证。风惊悸者，由体虚心气不足。心之经为风邪所乘也，或恐惧忧迫，令心气虚，亦受风邪，风邪搏于心，则惊不自安，惊不已则悸动不定，其状目睛不转而不能呼。一方无牛膝，而有茱萸一两，银屑十铢，余悉同。忌生葱、酢物、猪肉、桃、李、雀肉等。

4.犀角散（《太平圣惠方》）

［组成］犀角屑一分，朱砂（细研如粉）一分，防风（去芦头）一分，细辛一分，天竺黄（细研）一分，茯神一分，龙脑一分（细研），川大黄（锉碎，微炒）一两，羌活一两，麦门冬（去心，焙）一两，赤芍药一两，白僵蚕（微炒）一两，槟榔一两，羚羊角屑半两，甘草（炙微赤）半两，栀子仁半两，子芩半两，麝香一分（细研）。

［用法］每服一钱，煎竹叶汤调下，不拘时候。

［功效］清热泻火，凉血解毒。

［主治］心脏久积风热，脏腑壅滞，口干舌缩，神思不安。治骨蒸发热，皮肤枯干，痰吐稠黏，四肢疼痛，面赤唇焦，盗汗烦躁，睡卧不安，或时喘嗽，饮食无味，困弱无力，虚汗黄瘦。

［历代论述］

《太平圣惠方·治伤寒心狂热诸方》曰："治伤寒有狂热在心，恍惚或多惊，不得睡卧，宜服犀角散方。"

《太平圣惠方·治风惊悸诸方》谓："夫风惊悸者，由体虚心气不足故也。心之经为风邪所乘，则恐惧忧迫，令心惊不得自安，惊若不已，则悸动不定。其状目睛不转，而不能言。诊其脉动而弱者，惊悸也。动则为惊，弱则为悸也。治风惊悸，心神不安，宜服犀角散方……治风经五脏，恍惚惊悸，安神定志，宜服犀角散方。"

《太平圣惠方·惊黄证候》云："惊黄者，面色青黄，心多惊悸，口舌干燥，不肯眠卧，卧即多言语、狂乱，身体壮热。烙风池二穴，后烙天窗穴、心俞二穴。治惊黄，犀角散方。"

《太平圣惠方·治小儿风痫诸方》记载："治小儿心脏壅热，变为风痫。身体壮热，惊悸不安，心神烦闷，多啼少睡，犀角散方。"

《太平圣惠方·治小儿慢惊风诸方》载有："治小儿慢惊风，心神烦热，多惊体瘦，四肢抽搐，犀角散方。"

[评述] 本方所治之惊，可由风寒暑湿，毒气攻注，经脉凝涩，蓄于筋骨经隧之间，或在四肢，肉色不变，发作连骨髓痛，乍歇乍作，或昼静夜发，来去不常。

5. 栀子豉汤（《伤寒论》）

[组成] 栀子十四个（擘），香豉四合（绵裹）。

[用法] 上以水四升，先煮栀子，得二升半，纳豉，煮取一升半，去滓，分为二服，温进一服。得吐者，止后服。

[功效] 清热除烦。

[主治] 发汗吐下后，余热郁于胸膈，身热懊憹，虚烦不得眠，胸脘痞闷，按之软而不痛，嘈杂似饥，但不欲食，舌质红，苔微黄，脉数。

[历代论述]

《伤寒寻源》曰："此非吐法之主方也。因误汗吐下后，正气已伤，邪留上焦，扰动阳气，因生烦热。无论虚烦实烦，皆宜此方取吐。虚烦者，若经中所指虚烦不得眠，反复颠倒，心中懊憹，胃中空虚，客气动膈，按之心下濡，舌上苔，饥不能食，不结胸，但头汗出，皆虚烦之候也。实烦者，若经中所指胸中窒，心中结痛，皆实烦之候也，此方主宣膈上之热，使得涌吐而解，若本有寒分者不宜，故经有病人旧微溏不可与之戒。"

《古今名医方论》谓："治阳明病脉浮而紧，咽燥，口苦，腹满而喘，发热，汗出，不恶寒，反恶热，身重烦躁，心中愦愦，怵惕，懊憹，目疼，鼻干，不得卧。"

[评述] 栀子味苦、寒，《黄帝内经》曰"酸苦涌泄为阴"，涌者吐之也，涌吐虚烦，必以苦为主，是以栀子为君，烦为热胜也。涌热者，必以苦，胜热者，必以寒。香豉味苦寒，助栀子以吐虚烦，是以香豉为臣。《黄帝内经》曰："气有高下，病有远近，证有中外，治有轻重，适其至所为故也。"

（六）补血

1. 炙甘草汤（《伤寒论》）

［**组成**］甘草四两，炙生姜三两，切人参二两，生地黄一斤，桂枝三两（去皮），阿胶二两，麦门冬半升（去心），麻仁半升，大枣三十枚（擘）。

［**用法**］上九味以清酒七升，水八升，先煮八味，取三升，去滓，纳胶烊尽。温服一升，日三服。一名复脉汤。

［**功效**］益气滋阴，通阳复脉。

［**主治**］阴血不足，阳气虚弱证。脉结代，心动悸，虚羸少气，舌光少苔，或质干而瘦小者。虚劳肺证。干咳无痰，或咳吐涎沫，量少，形瘦短气，虚烦不眠，自汗盗汗，咽干舌燥，大便干结，脉虚数。

［**历代论述**］

《医方考》云：“心动悸者，动而不自安也，亦由真气内虚所致。补虚可以去弱，故用人参、甘草、大枣；温可以生阳，故用生姜、桂枝；润可以滋阴，故用阿胶、麻仁；而生地、麦冬者，又所以清心而宁悸也。”

《医方集解》云：“此手足太阴药也。人参、麦冬、甘草、大枣益中气而复脉；生地、阿胶助营血而宁心；麻仁润滑以缓脾胃；姜、桂辛温以散余邪；加清酒以助药力也。”

《绛雪园古方选注》云：“人参、麻仁之甘，以润脾津；生地、阿胶之咸苦，以滋肝液；重用地、冬浊味，恐其不能上升，故君以炙甘草之气厚、桂枝之轻扬，载引地、冬上承肺燥，佐以清酒芳香入血，引领地、冬归心复脉；仍使以姜、枣和营卫，则津液悉上供于心肺矣……脉络之病，取重心经，故又名复脉。”

［**评述**］方中可加酸枣仁、柏子仁以增强养心安神定悸之力，或加龙齿、磁石重镇安神；偏于心气不足者，可重用炙甘草、人参。

2. 麦门冬汤（《圣济总录》）

［**组成**］麦门冬（去心，焙）、茯神（去木）、防风（去叉）、地骨皮（去土）各三两，远志（去心）、人参、龙齿、羚羊角屑、甘草（炙）、石膏各二两，紫石英一两。

［**用法**］上锉如麻豆大，每服三钱，水一盏半，枣二枚，煎至半盏，去滓温服，未瘥再服，以瘥为度。甚益心力，曾经吐血者服之尤佳。若畏药者，去紫石英。

［**功效**］滋养肺胃，降逆和中。

［**主治**］虚热肺痿，咳嗽气喘，咽喉不利，咳痰不爽，或咳唾涎沫，口干咽燥，手足心热，舌红少苔，脉虚数。胃阴不足证。

［**历代论述**］麦门冬汤最早见于《金匮要略》，后由于针对不同的病症，历代医家对本方的药物及治法应用做了诸多变化，本书仅取其中有关惊悸不安状态的论述。

《圣济总录·产后惊悸》："治产后心虚惊悸，恍惚不安，麦门冬汤方。"

《圣济总录·伤寒后惊悸》："治伤寒后，心忪惊悸，烦热口干，麦门冬饮方。"

《圣济总录·虚劳五蒸》："治心中烦热，惟欲露体，覆之即闷烦，惊悸心忪，面无颜色，忘前失后，妇人患血风气者，多成此疾，乃心蒸之状，麦门冬汤方。"

《圣济总录·妇人血风门·妇人风邪惊悸》："治妇人心气虚弱，为风邪所乘，惊悸不定，麦门冬汤方。"

《外台秘要·妊娠随月数服药及将息法一十九首》："又妊娠六月，猝有所动不安，寒热往来，腹内胀满，身体肿，惊怖，忽有所下，腹痛如欲产，手足烦疼，麦冬汤方。"

［**评述**］本方最早出自《金匮要略》，治疗火热挟饮致逆，肺痿，肺胃津伤，虚火上炎。在此基础上加用远志、龙齿、羚羊角、紫石英，镇惊下气，除热利膈，逆气降而闭开矣。

3.熟干地黄散（《太平惠民和剂局方》）

［**组成**］丹参（去芦头）、防风（去芦，叉）、当归（去芦，微炒）、细辛（去苗）、川芎各半两，人参、熟干地黄（酒洒，蒸，焙）、白茯苓（去皮）、肉桂（去粗皮）、白术各一两，续断、附子（炮，去皮，脐）、黄芪（去芦）各三分。

［**用法**］上件药，捣粗罗为散。每服三钱，水一中盏，煎至六分，去滓，不计时候，温服。

［**功效**］补养心血，温通经脉。

［**主治**］心虚惊悸，神思不安。

［**历代论述**］

《太平惠民和剂局方》云："治妇人劳伤血气，腑脏虚损，风冷邪气乘虚客搏，肢体烦痛，头目昏重，心多惊悸，寒热盗汗，羸瘦少力，饮食不进。"

《太平圣惠方·治妇人血风劳气诸方》云："妇人血风劳冷，气攻心腹疼痛，四肢不和，吃食减少，日渐羸瘦，熟干地黄散方。"

《太平圣惠方·治心气不足诸方》载："心气不足，恍恍惚惚，朝瘥暮甚，心中憧憧，胸满，不下食饮，阴阳气虚，脾胃不磨，不欲闻人声。"

4.天王补心丹（《医学发明》）

［**组成**］人参（去芦）、玄参、丹参、茯苓、远志、桔梗各五钱，生地黄四两，当归（酒浸）、五味、天门冬、麦门冬（去心）、柏子仁、酸枣仁（炒）各一两。

［**用法**］上为末，炼蜜为丸，如梧桐子大，用朱砂为衣。每服二三十丸，临卧竹叶煎汤送下。

［**功效**］滋阴养血，补心安神。

［**主治**］阴虚血少，神志不安证。心悸失眠，虚烦神疲，梦遗健忘，手足心热，口舌生疮。

［**历代论述**］

《何氏虚劳心传》云："治忧愁思虑伤心（心为君主，心伤则神去，顷刻云亡，凡云心病皆包络受病），心血不足，神志不宁（心藏神，肾藏志，心肾不交，神志不宁），健忘怔忡，心跳善惊（皆心血虚之故，血虚则心生火，火则生痰，痰动心包，故惊跳及梦寐不宁怔忡者，心中惕惕，恍惚不安，如人将捕之状也），虚烦无寐（肾水不上交，心火无所制，亦心血少之故，仲淳云：不寐，清心火为主）……此生津养血，清热安神，镇心之剂。劳心之人所宜服之，昔志公禅师日夕诵经，邓天王悯其劳，锡以此方，因得名焉。"

《世医得效方·大方脉杂医科·消渴·肾消》曰："天王补心丹宁心保神，益血固精，壮力强志，令人不忘。清三焦，化痰涎，祛烦热，除惊悸，疗咽干口燥，育养心气。"

《普济方·心脏门·心虚（附论）》载："夫心虚寒，左手寸口人迎以前脉阴虚者，手少阴经也。病苦悸恐不乐，心腹痛难以言，心如寒，恍惚，名曰心虚寒也。心虚之状，气血衰少，面黄烦热，多恐悸不乐，心腹痛难以言，时出清涎。心膈胀满，善忘多惊，梦寝不能，精神恍惚，皆手少阴经虚寒所致。其脉见于左手寸口人迎以前，阴虚者，乃其候也。夫人脏腑充实，气血和平，荣卫通流，阴阳调顺，则心神安静，疾无所生也。若血脉虚损，神性劳伤，则多恐畏，喜怒心烦，咽痛口干，精神恍惚，此皆心气不足之所致也。心小肠俱虚，左手寸口人迎以前脉，阴阳俱虚者，手少阴与巨阳经俱虚也。病苦洞泄，苦寒，少气，四肢厥，肠澼，名曰心小肠俱虚也……"

［评述］此方可宁心保神，益血固精，壮力强志，令人不忘。除怔忡，定惊悸，清三焦，化痰涎，祛烦热，疗咽干，育养心神。

5.归脾汤（《重订严氏济生方》）

［组成］白术、茯神（去木）、黄芪（去芦）、龙眼肉、酸枣仁（炒，去壳）各一两，人参、木香（不见火）各半两，甘草（炙）二钱半。

［用法］上咬咀。每服四钱，用水一盏半，加生姜五片，枣子一枚，煎至七分，去滓温服，不拘时候。

［功效］益气补血，健脾养心。

［主治］心脾气血两虚证，心悸怔忡，健忘失眠，盗汗，体倦食少，面色萎黄，舌淡，苔薄白，脉细弱。脾不统血证，便血，皮下紫癜，妇女崩漏，月经超前，量多色淡，或淋漓不止。

［历代论述］

《何氏虚劳心传》云："治思虑伤心（脾在志，为思也），健忘怔忡，惊悸不寐多用枣仁、圆肉，加生地、麦冬、石斛、竹叶。"

《罗氏会约医镜》云："治过思伤脾，怔忡不寐，或倦卧少食，大便不调。"

《类证治裁·衄血论治》云："其思伤心脾，惊悸不眠，归脾汤。"

《济生方》云："治思虑过度，劳伤心脾，健忘怔忡，虚烦不眠，自汗惊悸。"

《济阴纲目》云："治妇人思虑伤脾，不能摄血，以致妄行，或健忘怔忡，惊悸不寐，或心脾伤痛，怠惰嗜卧，不思饮食。""（愚为气犹夫也，血犹妻也，血随气升，夫唱妇随之道耳。夫营出中焦，脾胃气虚，则中气下陷，是营血失其夫矣，此方益营助脾，而以气药为君者，正此意）。"

《银海指南》云："治思虑过度，劳伤心脾，怔忡健忘，惊悸盗汗，发热体倦，食少不眠，或脾虚不能摄血，致血妄行，及妇人经带，或心脾伤痛嗜卧，肢体作痛，大便不调，或瘰疬流注，不能消散溃敛。"

《正体类要》云："治跌仆等症，气血损伤，或思虑伤脾，血虚火动，寤而不寐，或心脾作痛，怠惰嗜卧，怔忡惊悸，自汗盗汗，大便不调，或血上下妄行，其功甚捷。"

《删补名医方论》云："治思虑伤脾，或健忘怔忡，惊悸盗汗，寤而不寐，或心脾作痛，嗜卧少食，及妇女月经不调。"

《医宗己任编》（即名《高氏遗书》）曰："治脾经失血，少寐，发热盗汗，或思虑伤脾，不能摄血，以致妄行，或健忘怔忡，惊悸不寐；或心脾伤痛，嗜卧少食，或忧思伤脾，血虚发热。"

《寿世保元》云："思虑伤脾，不能摄血，致血妄行，或吐或下，或健忘怔忡，惊悸不寐，发热盗汗……或思虑伤脾，而作疟痢。"

清代罗东逸曰：方中龙眼、枣仁、当归，所以补心也；参、芪、术、苓、草，所以补脾也。立斋加入远志，又以肾药之通乎心者补之，是两经兼肾合治矣。而特名归脾，何也？夫心藏神，其用为思；脾藏智，其出为意；是神智思意，火土合德者也。心以经营之久而伤，脾以意虑之郁而伤，则母病必传诸子，子又能令母虚，所必然也。其症则怔忡、忪惕、烦躁之征见于心；饮食倦怠，不能运思，手足无力，耳目昏眊之症见于脾。故脾阳苟不运，心肾必不交。彼黄婆者，若不为之媒合，则已不能摄肾归心，而心阴何所赖以养？此取坎填离者，所以必归之脾也。其药一滋心阴，一养脾阳，取乎健者，以壮子益母；然恐脾郁之久，伤之特甚，故有取木香之辛且散者，以开气醒脾，使能急通脾气，以上行心阴。脾之所归，正在斯耳！张路玉曰：补中益气与归脾，同出保元，并加归、术，而有升举胃气，滋补脾阴之不同。此方滋养心脾，鼓动少火，妙以木香调畅诸气。世以木香性燥不用，服之多致痞闷，或泄泻、减食者，以其纯阴无阳，不能输化药力故耳！

［评述］心生血，脾统血，肝藏血。凡治血证，须按三经用药。远志、枣仁，补肝以生心火，茯神补心以生脾土，参、芪、甘草，补脾以固肺气，木香香先入脾，总欲使血归脾尔。

（七）阴阳并补

1. 黄芪丸（《备急千金要方》）

［组成］黄芪二两，干姜二两，当归二两，羌活（一作白术）二两，芎䓖二两，甘草二两，茯苓二两，细辛二两，桂心二两，乌头二两，附子二两，防风二两，人参二两，芍药二两，石斛二两，干地黄二两，苁蓉二两，羊肾一具，枣膏五合。

［用法］上为末，以枣膏与蜜为丸，如梧桐子大。每服十五丸，以酒送下，每日两次。渐加至三十丸。

［功效］补气益精，养血安神，清肺热，解劳热，宽胸膈。

［主治］五劳七伤，诸虚不足，肾气虚损，目视晄晄，耳无所闻。

［历代论述］

《太平圣惠方·治伤寒后心虚惊悸诸方》曰："治伤寒后，心虚惊悸，恍惚不定，宜服黄芪散方。"

《太平圣惠方·治热病后虚劳诸方》云："治热病后虚劳，四肢无力，或时寒热盗汗，心中虚悸，不能饮食，日渐瘦羸，宜服黄芪丸方。"

《太平圣惠方·治虚劳惊悸诸方》谓："治虚劳，惊悸不安，心膈烦满，不能嗜食，宜服黄芪丸方。"

《幼幼新书》引《庄氏家传》载："治小儿因患体虚，时复发热，不思饮食，或多惊悸。壮气补虚，黄芪丸方。"

［评述］方中黄芪补气以下通于肾，附子补火以上通于耳，羌活散肾

脏之风，羊肾以补肾脏也。再用盐汤以润下，温酒以通行，使肾脏阳气内充，则虚风自释，和余药强肾气，治风惊。

2. 养心汤（《仁术便览》）

[**组成**] 黄芪、白茯、茯神、半夏曲、当归、川芎各五钱，甘草四钱，赤桂、远志（去心，姜汁炒）、柏子仁、五味子、酸枣仁、人参各二钱半。

[**用法**] 上每服三钱，姜三片，枣一枚煎。

[**功效**] 培中益气，养肝脾，通肾气，宁心神。

[**主治**] 治忧愁思虑，伤心，惊悸不宁；治心虚血少，神气不宁，怔忡惊悸。

[**历代论述**]

《景岳全书》云："治体质素弱，或病后思虑过多，心虚惊悸不寐。"

《古今医统大全》云："治体质素弱或兼病后思虑过多，而不寐者。"

《虚损启微》："治体质素弱或病后思虑过多，心痛，惊悸不寐。"

《寿世保元》云："劳心，痰多少睡，心神不足……一治心下怔忡，睡倒即大声打鼾睡，醒即不寐，余以羚羊角、乌犀角，各用水磨浓汁，入前所用养心汤，或复睡汤内，服之立效，盖打鼾睡者，心肺之火也。"

《古今医鉴》云："治忧愁思虑伤心，惊悸不宁，及勤政劳心，痰多少睡，心神不足。"

[**评述**] 此方中人参、黄芪以补心肺之气，肺为心之华盖。川芎、当归以养心肝之血，肝木能生心火。茯神、远志，以泄心热。柏子仁、酸枣仁，以宁心神，五味子收神气之散越，半夏去扰心之痰涎。甘草补土以培心子，赤桂引药以入心经。润以滋之，温以补之，酸以收之，香以舒之，则心得其养矣。

3. 妙香散（《太平惠民和剂局方》）

[**组成**] 麝香（另研）一钱，木香（煨）二两半，山药（姜汁炙）、茯神（去皮、木）、茯苓（去皮，不焙）、黄芪、远志（去心，炒）各一两，人参、桔梗、甘草（炙）各半两，辰砂（别研）三钱。

[**用法**] 上为细末。每服二钱，温酒调服，不拘时候。

［**功效**］益气宁心，固精止遗。

［**主治**］心气不足，志意不定，惊悸恐怖，悲忧惨戚，虚烦少睡，喜怒无常，夜多盗汗，饮食无味，头目昏眩，梦遗失精。

［**历代论述**］

《太平惠民和剂局方》云："治男子、妇人心气不足，志意不定，惊悸恐怖，悲忧惨戚，虚烦少睡，喜怒不常，夜多盗汗，饮食无味，头目昏眩。常服补益气血，安神镇心。"

《卫生家宝》引王荆公方（录自《普济方》卷二一七）载："治夜梦遗精，惊悸健忘。"

［**评述**］心，君火也。君火一动，相火随之。相火寄于肝胆，肾之阴虚，则精不固。肝之阳强，则气不固。山药益阴清热，兼能涩精，故以为君。人参、黄芪，所以固其气。远志、二茯，所以宁其神。神宁气固，则精自守其位矣。且茯苓下行利水，又以泄肾中之邪火也。桔梗清肺散滞，木香疏肝和脾，肝疏则木不克土而脾和。丹砂镇心安魂，麝香通窍解郁，二药又能辟邪，亦所以治其邪感也。加甘草者，用以交和乎中。是方不用固涩之剂，但安神正气，使精与神气相依，而自固矣。以其安神利气，故亦治惊悸郁结。

4. 小菟丝子丸（《太平惠民和剂局方》）

［**组成**］石莲肉二两，菟丝子（酒浸，研）五两，白茯苓（焙）一两，山药二两（内七钱半打糊）。

［**用法**］上为细末，用山药糊搜和为丸，如梧桐子大。

［**功效**］填骨髓，续绝伤，补五脏，去万病，明视听，益颜色，轻身延年，聪耳明目。

［**主治**］肾气虚损，五劳七伤，少腹拘急，四肢酸疼，面色黧黑，唇口干燥，目暗耳鸣，心忪气短，夜梦惊恐，精神困倦，喜怒无常，悲忧不乐，饮食无味，举动乏力，心腹胀满，脚膝痿缓，小便滑数，房室不举，股内湿痒，水道涩痛，小便出血，时有遗沥，色疸，赤白浊。

［**历代论述**］《世医得效方》云："治肾气虚损，五劳七伤，小腹拘急，四肢疼痛，面色黧黑，唇干口燥，目暗，耳聋，心忡短气，夜梦惊恐，

精神困倦，喜怒无常，悲忧不乐，饮食无味，举动乏力，心腹满，腰脚疼，小便滑数，房室不举，股内湿痹，水道涩痛，小便出血，时有遗泄，并宜服之，久服益骨髓，续绝伤，补五脏，去万病，明视听，益颜色，轻身延年，聪耳明目。"

[评述]此方中菟丝子为君，功可补肾气，壮阳道，助精神，轻腰脚，山药、莲肉皆为补肾填精之品，益其真元，以防乘虚邪入。

三、方药运用规律探讨

基于对古代惊悸不安状态用药及方剂的查阅和整理，研究团队经过多年的理论和临床研究，形成了针对惊悸不安状态的独特治疗体系。其中选方用药是在古代医家用药基础上，经过反复临床实践而总结形成的，包括凭脉辨证用药、随症加减用药、对药、心理紊乱状态用药以及惊悸不安状态"五神"辨证用药。

（一）凭脉辨证用药

中医脉诊具有客观、真实、不受辅助医疗设备约束的特点，可以有效地评价患者机体所处的状态，不受主观臆断或错误的干扰。临床上，许多心理状态紊乱的患者多不能正确认识自身的病情，对某些症状夸大其词，甚至无中生有，并殚精竭虑，常常会影响辨证论治的准确性和疗效的可靠性。这时脉诊就显现出非常重要的意义。正确地掌握脉法，根据脉诊识取症状、辨析证型，可更加精确地选药组方。

临床惊悸不安状态的脉象中常见的有脉紧、脉来应指有战栗之意、左寸虚、左寸芤大、脉搏高峰急速滑过、脉搏起始段乍缓涩乍疾、脉来动摇、左寸脉动、脉浮弦急数等。脉紧为血管壁的紧张程度高，多见于患者心理紧张度高，可用风药以发散之，如防风、荆芥、僵蚕、蝉蜕等。脉来应指有战栗之意为附在血管壁的细小颤动，多见于惊悸、烦躁，可加用平肝息风药或者用清热药以清之，如天麻、钩藤、牡丹皮、羚羊角等。左寸虚、左寸芤大多见于心脏气血亏虚。脉搏高峰急速滑过为惊悸不安状态的特殊脉象，可用安神药以定志安神，如酸枣仁、朱砂、柏子仁、龙眼肉等。脉搏起始段乍缓涩乍疾，脉来动摇，左寸脉动，亦为脉动不安之象。脉浮弦急数，左关脉急数，左寸急数，为脉溢之象，多见心肝火盛，风阳上扰。左尺数，右关尺动，沉伏，为脉覆之象，多见于痰浊、水湿、湿浊，可用清湿热、化痰利湿之药治之，如石菖蒲、茯苓、萆薢、天南星等。

（二）随症加减用药

1. 神志不安所致症状　神志不安的患者多见表情惊恐不安，躁动、坐立不安，惴惴不安（如吓得大气不敢喘），夜间做噩梦，眠浅易惊醒，六神无主，易被惊吓，语言慌乱，词不达意，说不出话，因害怕而前言不搭后语，反复重复固定的内容等症状，多用安神药物，如朱砂、远志、茯神、柏子仁、酸枣仁、龙骨、磁石、合欢皮以定志安神。

2. 风阳上扰所致症状　风阳上扰的患者多见头痛、头晕、眼花、自感面部发热等症状，可用天麻、钩藤、僵蚕、石决明、牡蛎、羚羊角粉、珍珠母以平肝息风。

3. 虚损所致症状　劳伤虚损的患者多见记忆力减退，自感疲乏无力，面色发白无光泽，阵发性腿软，心中阵阵发慌，不可克制心慌，用手按压可以缓解，心中悬空感，手脚发凉等症状，可根据患者气血阴阳亏虚的情况分而治之。血虚者多用白芍、当归、龙眼肉、首乌藤；气虚者多用甘草、人参、黄芪、白术、山药、黄精、党参、扁豆；阴虚者多用百合、沙参、麦冬、玉竹、天冬、石斛、熟地黄、枸杞子；阳虚者多用巴戟天、淫羊藿、紫石英、杜仲、骨碎补、续断、补骨脂、菟丝子。

4. 气滞所致症状　肝郁气滞的患者多见背胀，小腹胀，咽部梗塞感等症状，可用香附、木香、陈皮、苍术、厚朴以理气，用枳壳、旋覆花、枳实、槟榔、青皮以破气。

5. 血瘀所致症状　气滞日久，血行瘀阻，患者多见面色晦暗，女性可见月经紊乱等症状，可用川芎、川牛膝、郁金、桃仁、红花、延胡索、益母草等药活血化瘀。

6. 里寒所致症状　患者多见手脚发凉，遇寒冷易腹痛，阴囊抽紧，阳痿等症状，可用附子、川椒、干姜、细辛、肉桂等温中散寒。

7.风湿痹阻所致症状　感受风、湿邪气的患者多见全身酸痛，腰痛，背痛，手脚指（趾）麻木等症状，可用独活、五加皮、徐长卿、络石藤、豨莶草、秦艽、防己、木瓜、桑寄生祛风除湿。

8.痰浊、水湿、湿浊所致症状　痰浊、水湿、湿浊停聚于体内，阻滞气机升降和正常的精津疏布，患者可见思虑过度症状：不由自主回忆恐怖情景，总感觉要有不幸的事情发生，多疑多虑，患得患失，女性有时可见白带增多等。痰浊多用半夏、桑白皮、桔梗、紫苏子、枇杷叶、竹茹；湿浊多用佩兰、藿香、石菖蒲；水湿多用茯苓、泽泻、薏苡仁、茵陈。

9.清阳不升所致症状　"清阳出上窍"，由多种原因导致的清阳不升患者可见自闭症状，恐畏目光，不敢正视别人（或与人对视），目光呆滞，目瞪口呆，蜷曲背人而卧，不愿见人，精神疲倦，不愿多言，不敢独自一人在家，独自一人不敢睡，接触某种不良刺激（如有人吵架、住院、死亡等）即感害怕等。同时，患者的心动悸症状和肢体颤动亦可用祛风除邪的方法治疗。如表情惊恐不安，经常坐立不安，躁动不安，惴惴不安（吓得大气不敢喘），眠浅易惊醒，六神无主，易被惊吓，语言慌乱，词不达意，说不出话，因害怕而前言不搭后语，反复重复固定的内容，声音颤抖，口唇颤动，闭目后眼睑颤动，身体不自主颤抖等。可用防风、紫苏叶、荆芥、桂枝、麻黄、蝉蜕、柴胡、白芷、紫苏梗、升麻、葛根、菊花、桑叶等发散之。

10.里热所致症状　患者可见自感面部发热，头面部多汗出，阵发性怕热，身体多汗出，面色晦暗，头痛，头晕，眼花，呼吸急促，气短，口鼻中热，口干舌燥，时时舔口唇等症状。痰热多用川贝母、前胡；阴虚内热多用生地黄、知母、玄参、地骨皮、天花粉；心肝火盛多用黄连、黄芩、夏枯草、连翘、栀子、秦皮、人工牛黄粉、赤芍、牡丹皮；湿热内生多用黄连、黄芩、白鲜皮、黄柏；火热内炽多用石膏、金银花、败酱草。

11.阴不敛阳所致症状　阴为体，阳为用也，阴不能制约和收敛阳气，导致阳亢太过。患者可见身体多汗出，六神无主，易被惊吓，多用收涩药山茱萸、乌梅、五味子、金樱子。

12.其他　惊则气机逆乱，腑气通降失常，患者多见虚坐努责，或排便困难，大便燥结，多用郁李仁、柏子仁以缓下，兼有定惊除悸之功效。

（三）对药的应用

结合临床辨证施治的治疗原则，可随症伍用：如安神志、定惊悸可用朱砂、茯神系列对药，平肝息风可用天麻系列对药，风阳不足可用防风、荆芥类对药，阴虚可用麦冬类对药。现选取治疗惊悸不安状态较为常用的对药辑述。

1. 人参、茯苓

［单味功用］人参，味甘、微苦，性平。入脾、肺、心经。具有大补元气，挽救虚脱，补脾益肺，生津止渴，安神益智的功效，亦可益心气，安心神，疗失眠健忘怔忡等症。茯苓又名云苓，味甘，性平。入心、肺、脾、胃、肾经。本品甘淡而平，甘能补，淡能渗，既可扶正，又能祛邪，功专益心脾，利水湿，宁心神，治疗心悸失眠等症。

［伍用功能］《本草约言》曰："人参但入肺经，助肺气而通经活血，乃气中之血药也。"茯苓宁心安神，治脾虚诸症及心悸、失眠等，为健脾安神之常品。《医学启源》记载："人参……善治短气，非升麻为引用，不能补上升之气，升麻一分，人参三分，可为相得也。若补下焦元气，泻肾中之火邪，茯苓为之使。"

2. 朱砂、茯神

［单味功用］朱砂，味甘，性微寒；有小毒。入心经。内服可镇心安神，具有清心镇惊、安神解毒之功效。常治疗心悸、怔忡、失眠烦躁、惊痫、癫狂等症。茯神，味甘，淡，性平。入脾、心经。本品抱木心而生，故专导心经之痰湿，以开心益智，安魂养神，长于疗心虚惊悸，健忘惊痫，小便不利等症。

［伍用功能］朱砂具有清心镇惊、安神解毒之功效，《神农本草经》中载："养精神，安魂魄，益气明目。"茯神以导心经之痰湿而安魂宁神为要。茯神始见于《名医别录》，后世医家疗心病多用茯神，金代医家张元素云："风眩心虚非茯神不能除。"二药相伍，协同为用，镇心安神之力益彰。

3. 远志、石菖蒲

[单味功用]远志，味苦、辛，性温。入肺、心经。功可益肾强志，宁心安神，治惊悸、失眠；豁痰开窍，化痰止咳，治痰迷神昏等症；亦可交通心肾，苦温泄热镇心阳，使心气下交于肾，以辛温化肾寒，令肾气上达于心，以致阴平阳秘，水火既济。石菖蒲又名九节菖蒲，味辛，性温。入心、胃经。本品气味芳香，辛温行散之力较强。芳香化湿，健胃醒脾，化浊祛痰，开窍宁神，可治疗湿浊蒙蔽清窍所致的神志混乱、抽搐等症，亦可治疗耳鸣，耳聋，健忘诸症。

[伍用功能]远志芳香清冽，辛温行散，长于宁心安神，散瘀化痰。《神农本草经》总结其功效为"益智慧，耳目聪明，不忘"。《药性论》指出："治健忘，安魂魄，令人不迷。"石菖蒲辛散温通，利气通窍，辟秽化浊，益智聪耳，活血止痛。《神农本草经》称它"开心孔，通九窍"，孙思邈言："久服轻身，聪耳明目，不忘，不迷惑，益心智，高志不老。"远志通于肾，交于心，石菖蒲开窍启闭宁神。二药伍用，相辅相助，健脑聪智，使魂安志定。

4. 防风、僵蚕

[单味功用]防风，味辛、甘，性微温。入膀胱、肝、脾经。本品浮而升，为祛风圣药，既可解表散寒治外感风寒诸症，又可发散风热，还能祛风胜湿止痛，止痉；炒用可止血。僵蚕，又名白僵蚕，味咸、辛，性平。入肝、肺经。本品得清化之气，僵而不腐。其气味俱薄，轻浮而升，既能疏散风热，祛风止痛，止痒，又能息风止痉，常用于治疗痰涎壅盛所致惊痫抽搐，急慢惊风，中风失语等症。

[伍用功能]防风可祛风解表，胜湿止痛，止痉。《神农本草经》中载："主大风，头眩痛，恶风，风邪，目盲无所见，风行周身，骨节疼痹，烦满。"《药类法象》中载"疗风通用。泻肺实，散头目中滞气，除上焦风邪"。僵蚕具有祛风定惊，化痰散结功效，二药伍用，并走于上，祛风清热，息风止痉，内风外风皆平。

5. 荆芥、川芎

[单味功用]荆芥，味辛，性温。入肺、肝经。可祛风解表，透疹消

疮，止血。本品味辛芳香，性温不燥，气质轻扬。可疏解在上、在表之风寒，并能入血分，清散血分伏热，以引邪外透，为气中之血药。川芎，味辛，性温。入肝、胆、心包经。本品辛温香窜，走而不守，能上行巅顶，下达血海，外彻皮毛，旁通四肢，有活血行气、祛风止痛之功。

[伍用功能]川芎，《本草汇言》中载："上行头目，下调经水，中开郁结，血中气药也……味辛性阳，气善走窜而无阴凝黏滞之态，虽入血分，又能去一切风，调一切气。"《本草》中载川芎主治"咳逆，定惊气，辟邪恶"，可谓治疗惊悸不安状态的良药。与荆芥相伍用，散风行血，气血兼顾，互制其短而展其长。

6.防风、荆芥

[单味功用]防风，味辛、甘，性微温。入膀胱、肝、脾经。本品浮而升，为祛风圣药，既可解表散寒治外感风寒诸症，又可发散风热，还能祛风胜湿止痛，止痉；炒用可止血。荆芥，味辛，性温。入肺、肝经。可祛风解表，透疹消疮，止血。本品味辛芳香，性温不燥，气质轻扬。可疏解在上、在表之风寒，并能入血分，清散血分伏热，以引邪外透，为气中之血药。

[伍用功能]《本草备要》云："荆芥最能散血中之风……荆芥功本治风，又兼治血者，以其入风木之脏，即是藏血之地也。李士材曰：风在皮里膜外，荆芥主之，非若防风能入骨肉也。"故荆防常相须而用，二者的相关性明显，可谓对药。

（四）心理紊乱状态用药

心理紊乱状态是人的心理活动不可缺少的一种形式，它是心理活动在某一段时间内独有的特征，具有一定的持续性、暂时动态稳定性。不同的心理紊乱状态与个体的个性、体质与境遇有关，其中，惊悸不安状态具有复杂的病机，往往寒热虚实相错杂。其临床常见表现为患者的个性比较胆小，内向，被动羞怯，依赖性比较强，遇事之后易焦虑不安，易伴思虑、郁闷，易疲劳，精神不振。古代对惊悸不安状态的病机认识是很全面的，认为惊是一种阳性状态，伴随着气机的紊乱，精神的动荡，尤其急惊是一种急性发病状态；而临床上所见患者多为慢性发病状态，多伴随着惊悸、恐惧，这是一种气机紧敛向内向下的状态，是一种阴性的状态。

对于前者，所用的方法多为李东垣的"朱砂安神丸"法，"以甘寒镇坠之剂泻火与气，以坠气浮，以甘辛温微苦峻补其血，（甘寒镇坠之剂，谓丹砂之类）"，常用朱砂、磁石、龙骨、牡蛎等药。对于后者，由于心理状态引发的气机趋向，李东垣明确提出"肾肝之病同一治，为俱在下焦，非风药行经不可也"。孙思邈认为，风也是维持人体生命活动所必需的因素，"风止则气绝"，认为脏腑风虚，致为邪乘，且以风邪最为多见。包括惊悸不安的多种疾病，皆当从风论治，喜用补气、祛风之品。风药天然具有升发、疏散、向上、向外的特性，可升举清阳之气，祛风消痰。对于惊悸不安状态引发的气机紊乱，即用风药发散的方法，常用羌活、防风、荆芥、紫苏梗、升麻、葛根、川芎、白芷等药。临床诊疗时应当首先确立心理状态在发病中的主导地位，即有什么样的心理状态就会有什么样的气机趋势，这样逆气机趋势而动，就能改变患者的心理状态，从而达到治疗目的。

（五）惊悸不安状态"五神"辨证用药

《黄帝内经》中载有较多惊悸与五神关系的论述，如《灵枢·本神》曰："怵惕思虑者则伤神，神伤则恐惧，流淫而不止……恐惧者，神荡惮而不收。""心怵惕思虑则伤神，神伤则恐惧自失。"在病机上，《内经》认为"恐则气下，惊则气乱"，其为病则伤气机，伤气血，伤五脏，伤精神，临床实践中确实如此。惊和恐两者阴阳有别：恐为气机内敛向下，故属于阴；惊则气机散乱，精神动荡。唐宋医家在此基础上发展了五神学说。如许叔微《普济本事方》记载："肝经因虚，内受风邪，卧则魂散而不守，状如惊悸。"唐宗海认为"魂不强者虚怯"，闫兆君认为志不足，症则怯弱，恐惧，畏缩，志少于敢，可用强志散处方：人参、巴戟天、远志、山药、茯神、大枣。惊悸不安状态的五神病理变化为：志退、魂弱、神不足，相对应的方法为强志、安魂、养神。常用强志药物多用人参、巴戟天、龙眼肉、合欢皮、石菖蒲、海螵蛸、天雄、远志、山药等；安魂魄类药物多用朱砂、龙眼肉、人参、茯苓、琥珀、龙骨；养精神药物多用人参、女贞子、龙骨、朱砂、茯苓、麦冬。

第三节 非药物疗法

一、中医心理疗法

中医心理疗法，是指医师根据治疗计划，以语言或非语言等因素为手段，通过对患者的感觉、认知、情绪、行为等的影响，使其产生一种或多种心理变化，控制或调摄另一种或多种心理变化，从而改善和消除患者的病态心理，治疗情志病证、精神障碍，减轻或消除某些躯体疾病症状的一种治疗方法。

自《黄帝内经》开始，历代医家就认为只有形神并重，人的形体与精神相协调，才能健康长寿。故《素问·上古天真论》曰："故能形与神俱，而尽终其天年，度百岁乃去。"就生命个体而言，形为神之宅，神为形之主。人的形体与精神是一个有机的整体：形是神的物质基础，神是形的主宰；形损可伤及神，神伤也可损及形；形全有利于神复，神复可促进形全。所以，心理疗法不仅在心理因素为主因引起的心身疾病的治疗中具有重要意义，而且对形体疾病的治疗也能起到一定的作用。

（一）情志相胜法

情志相胜法是治疗惊悸不安状态使用最多的一种中医心理治疗方法，也是最具有中医特色的心理治疗方法。情志相胜心理治疗中，"情志"指人的怒、喜、思、悲、恐五种基本情绪，按照五行的属性分类，它们分别归属于木、火、土、金、水。五行之间存在相互制约的相胜关系，如木胜土，土胜水，水胜火，火胜金，金胜木。根据上述五行相胜的规律，情绪之间也可以互相制约，如喜胜悲、悲胜怒、怒胜思、思胜恐、恐胜喜。因此，情志相胜心理治疗是有意识地使患者产生一种情绪去克服、缓解另一种情绪，是医学家在长期临床观察及实践中，用五行原理概括出来的对情绪相互之间最佳调节的一种假说。

情志致病会导致机体气机紊乱，故气机失调为其主要病机。如《素问·举痛论》云"怒则气上""喜则气缓""悲则气消""恐则气下""惊则其乱""思则气结"。在正常情况下，对某些猝然发生的可怕之事或者对某些事情尚未适应，表现出适度惊慌恐惧，未必致病。然而过度惊恐，则使气血逆乱或下沉，故邪易侵之。

思胜恐法是针对恐惧或惊悸伤肾导致精气内却、形神不安的病证，医者有计划地采用能够激起患者思虑的情志手段，以治疗惊恐病证，促进心身康复的一种方法。张子和在《儒门事亲》中提出了"思可治恐，以虑彼忘此之言夺之"的方法。所谓"虑彼忘此"，是针对惊悸不安状态的患者，用语言引导他思虑其他事物，则可减轻或忘掉惊恐刺激，调控情志平衡。本法适用于惊悸不安状态的患者，并能减轻或消除患者的恐惧情绪。具体方法如下。

1.冥想　杨力教授在《黄帝内经心理养生之秘：心宽病自去》中提到化解恐惧的四个妙招之一就是深呼吸、冥想。深呼吸、冥想，对于缓解人的身心压力是很有益的。尤其当恐惧时，很懂得养生的人或医师，总会提醒恐惧之人深呼吸。这的确是一种缓解恐惧的绝好方法。平常生活中，也可以有意识地做深呼吸、冥想活动。在安静的环境中，闭上双眼，盘腿坐下或躺下，想象自己身在金色的沙滩上，身体受到光线的照耀，以金色的光线为主，使自己产生自信，感觉自己强大……让自己的思绪自由想象，就能减轻焦虑、恐惧。如果再能配上一段让人入静的音乐，将注意力集中于音乐，想象音乐所展现的优美、柔和、宁静的意境，如此反复进行，也可以减轻或消除恐惧。

2.心理干预　对于病态的恐惧比较严重，自我无法调节的患者，医师通过合理的引导，指引患者反复地思考，深入地思考，发现恐惧的根源、形成过程和发展规律，悟出恐惧的根本原因和象征意义，病态的恐惧会自然消失。

首先，医师通过问诊和脉诊发现和引导患者回忆恐惧产生的根源。带回忆性质地对每一个惊悸不安状态的患者都可以这样切入，如这种现象什么时候开始的？如以读书上学的年级作为回忆时间的线索比较容易被患者接受。这种看似家常聊天，使患者非常自然地开始回忆往事，这不是单纯对过去的重复，从症状发生的源头启"思"，是思胜恐的第一步。这一步的目的：探究首次的症状发生与患者当时的生存状况的关联。其次，了解患者现在的处境，包括人际关系和经济状况等。通过这样的询问与思考，求证：患者当前的过度恐惧情绪是否与现实中因某些负性生活事件产生的挫折感有关。最后，引导患者认识到恐惧的真正根源，看见恐惧背后隐藏的真正意义，恐惧症状自然消失。

（二）移情易性法

移情易性是通过改变患者的生活环境和方式，分散或转移感知觉的集中点，以达到改变患者惊悸不安状态的方法。这种方法可以理解为心理学上的工娱、艺术、运动等疗法，即为叶天士"情志之郁……盖郁证全在病者能移情易性"的描述范围。

移情易性的操作可分为"移"和"易"两个过程，也可合而用之。前者即可通过"移情"达到"易性"的目的，通过工娱、艺术、运动等分散或转移感知的集中点，领悟到不良认知，以达到自然放松；后者在工娱、艺术、运动等过程中同时使用认知治疗，帮助患者认识自身的问题。移情的具体方法很多，应根据患者平时的兴趣爱好、体质、性格、修养、社会经济地位和不同病情，采用不同的措施，如看书、听音乐、看电影、弹琴、下棋、看书、画画、看戏剧、跳舞、旅游、垂钓、登山等，都可起到治疗作用。

另外，平日易于惊恐的人要注意回避掉生活中负面的心理暗示，如在夜里听鬼故事，也不要在生病时关注有关疾病治疗和死亡率等信息。

综上所述，情志相胜法利用情志能够影响气机的升降出入的原理，治疗癫、狂、痫、惊恐、喜笑不休等证，是中医学独特的心理疗法，具有调摄心神、调畅气机、调谐阴阳、调和五神的作用。其中思胜恐法通过使其"思则气结"的手段，调摄气机，收敛涣散阳气，起到治疗患者惊悸不安状态的作用。但在临床实际应用过程中一定要注意方式和语言的技巧，如果运用不当容易使患者产生误解，甚至导致另外的情志伤害，使病情更加复杂。移情易性法通过转移患者注意重点，并培养患者良好的生活和思维习惯以达到临床治疗惊悸不安状态的目的。《千金翼方》说："医者意也，善于用意，即为良医。"对于惊悸不安状态的患者，合理利用中医心理疗法，通常能收到突出的疗效。

二、中医经络疗法

（一）针灸疗法

针灸是我国特有的治疗疾病的手段，是中医学的重要组成部分，它具有疏通经络、调和阴阳、扶正祛邪的作用，不仅对形体疾病具有很好的治疗和保健作用，对心理疾病也有很好的疗效。

惊悸不安作为心理疾病的一种，属于中医七情中惊、恐的范畴。不仅作为一个"因"，能够引起机体一系列功能改变，还可以是由感受外邪、饮食失宜、久病体虚等所引起的一种结果。临床表现为对事物过分害怕而出现的惊恐神乱貌。

针灸治疗惊悸不安患者多采取针刺和心理治疗同时进行的方法。常用穴位有百会、印堂、同里、内关、神门、四神聪。配穴：痰郁，加肺俞、足三里、丰隆、合谷、列缺；心血虚加心俞、脾俞；瘀血加血海、膈俞。除心血虚用补法外，其余均用平补平泄法。每次针刺前均需与患者耐心交流，并且鼓励患者慢慢地勇敢面对惊吓恐惧的事物，反复练习，不采取回避态度。如此针灸加上心理疏导，可有效减轻或者治愈患者的惊悸恐惧心理。

（二）推拿疗法

推拿指用手在人体上按经络、穴位用推、拿、提、捏、揉等手法进行治疗，是一种非药物的自然疗法、物理疗法，具有疏通经络、推行气血、扶伤止痛、祛邪扶正、调和阴阳的疗效。

目前推拿治疗惊悸不安多应用于小儿，因小儿心智未成，故易受惊吓。临床以惊悸啼哭不宁、睡眠易惊醒为主症。猝受惊吓，气机逆乱，心神不宁，根据钱乙"心主惊，肝主风"的理论，治宜安神镇惊。取穴：揉阳池

10 分钟，平肝清肺 10 分钟，清天河水 10 分钟，捣小天心 2 分钟。方义：阳池清脑安神镇惊；平肝开郁除烦，平肝息风；清肺疏风清热，顺气化痰；天河水清热除烦安神；配捣小天心以通窍散郁，安神定惊。加减法：纳呆呕吐加八卦、清胃，腹泻加外劳宫，发热加六腑去天河水。另外，小儿脑功能发育未全，对外界适应力差，需在安静和谐的环境里施治，注意护理，预防惊吓刺激。不要过分逗弄 6 个月以内的婴儿，兴奋过度可引起神志不安、睡眠不宁。

（三）拔罐疗法

拔火罐也是我国传统医学独特的治疗手段之一，它可以逐寒祛湿、疏通经络、祛除瘀滞、行气活血、消肿止痛、拔毒泻热，具有调整人体的阴阳平衡、解除疲劳、增强体质的功能，从而达到扶正祛邪、治愈疾病的目的。由于其具有疏通经络，行气活血，沟通阴阳的作用，故临床也可用于治疗惊悸不安的病症。

心气虚弱，胆怯易惊者治疗宜补益心气，宁神定悸，选取心俞至胆俞的连线、足三里、关元、内关穴；心血亏虚，心脾两虚者治疗宜补血益心，宁心定悸，治疗选取心俞、脾俞、膈俞、关元、气海、膻中、足三里穴；气滞血瘀，心脉痹阻者治疗宜益心蠲痹，祛痰活血，治疗选取心俞、脾俞、肾俞、膻中、内关、血海穴。拔罐方法均采用灸罐法。拔罐后留罐 10 分钟，之后行温和灸 15 分钟，以皮肤感觉温热、舒适感为度，同时需要配合心理疗法，嘱患者应注意调和情志，回避忧思、恼怒、惊恐等刺激，注意休息，使心神保持恬静，有利于病情缓解。

三、五音疗法

五音疗法首见于《黄帝内经》，是利用五行学说中的五音理论，把五声音阶（即宫、商、角、徵、羽）与五脏（心、肝、脾、肺、肾）和五志（喜、怒、忧、思、恐）有机地结合起来，用以治病、养生防疾的一种治疗方法。

《史记》中记载："宫动脾，商动肺，角动肝，徵动心，羽动肾。"同时，根据五行生克规律就能够通过音乐疗之，一脏之病可以用所属"动"音治之。

如肾病可以羽音治之；又可以用所克音治之，如肾病还可以用宫音治之。羽为肾之音，深而沉也，吟者也，过恐伤肾，可用羽音之思索冥想，以治过恐，羽调式音乐属水，其性如流水，具有奔放、哀怨的特点，可助养肾气，促进人体气机的下降。如可选用《汉宫秋月》《塞上曲》等羽调式音乐曲目，以助养肾气。宫调式音乐具有敦厚、庄重的特点，根据五行生克原理也可治疗因极度恐骇等情绪不安类疾病，如《月光奏鸣曲》《秋湖月夜》《闲居吟》等宫调式音乐曲目。

综上所述，在浩瀚的中医体系中蕴藏着众多的治疗方法。除了药物疗法，治疗惊悸不安状态患者还有心理、针灸、推拿、拔罐、五音等诸多疗法可用。临床上这些治疗手段之间并非孤立的，常常相互配合使用，往往能收获良效。

参考文献

［1］高学敏 . 中药学 ［M］2 版 . 北京：中国中医药出版社，2007.

［2］李玮 . 惊恐障碍的病因和发病机理研究 ［J］. 国外医学精神病学分册，1990，17（4）：201-204.

［3］孙思邈 . 备急千金要方 ［M］. 影印版 . 北京：人民卫生出版社，1982.

［4］阎兆君 . 精神行为病中医论治——诠释志意辨证 ［M］. 北京：人民军医出版社，2008，50.

［5］王米渠 . 中医心理学 ［M］. 武汉：湖北科学技术出版社，1986：11.

［6］杨力 . 黄帝内经心理养生之秘：心宽病自去 ［M］. 北京：凤凰出版社，2010：22 23.

［7］柳青 . 思胜恐临床运用初探 ［J］. 湖北中医学院学报，2009，11（2）：52-53.

［8］付渊博，李宗衡，邹忆怀 . 论五音疗法在中风病中的应用［J］. 辽宁中医药大学学报，2010，12（12）：33-34.

第五章 预防调护

预防调护对预防疾病的发生和促进疾病向愈有重要的作用。《内经》中许多内容是论述预防调护的。如《素问·上古天真论》中："上古之人，其知道者，法于阴阳，和於术数，食饮有节，起居有常，不妄作劳，故能形与神俱，而尽终其天年，度百岁乃去。""夫上古圣人之教下也，皆谓之虚邪贼风，避之有时，恬惔虚无，真气从之，精神内守，病安从来。"这些论述对惊悸不安状态的预防调护具有重要的指导意义。那么，怎样对中医惊悸不安状态做到良好的预防调护呢？

第一节 饮食有节

饮食不节是导致惊悸不安状态的重要病因之一。《千金翼方》记载："食能排邪而安脏腑，药以恬神养性，以资四气。"饮食在维持人体生命活动中发挥着重要作用，是人体后天生命活动所需精微物质的重要来源，但如果饮食不节，经常过饥、过饱，都可直接损伤脾胃，耗伤正气，为外邪的侵入与内邪的滋生创造条件，导致疾病的发生。

一、规律饮食

饮食有节,首先指规律饮食,应以适时、适度为宜。《素问·五常政大论》曰:"谷肉果菜,食养尽之,无使过之,伤其正也。"《灵枢·五味》中:"谷不入,半日则气衰,一日则气少矣。"《素问·痹论》谓:"饮食自倍,肠胃乃伤。"可见,过饥过饱或者饥饱无常均可影响健康。不良的饮食习惯容易损伤脾胃,影响身体健康。俗话说:早餐要吃好,午餐要吃饱,晚餐要吃少,不是无道理的。一日三餐的饮食要有规律,定时定量,避免暴饮暴食。

二、饮食宜忌

清代名医程国彭曾提出:"有当补不补误人者,有不当补而补误人者,亦有当补而不分气血,不辨寒热,不识开阖,不知缓急,不分五脏,不明根本,不深求调摄之方以误人者。"应根据个人的不同条件,选择适当的饮食。

(一)根据中医体质类型合理饮食

体质是指人类个体在生命过程中,由遗传性和获得性因素所决定的表现在形态结构、生理功能和心理活动方面综合的相对稳定的特性。中医学认为,人们的体质各有不同,饮食习惯应与个人的体质相适宜,合理的饮食习惯亦能够起到纠正体质所偏的作用。例如,胖人多湿,不应再进肥甘厚腻之品,以免助湿生痰,酿成痰热,因此,饮食宜清淡;本身体质属《黄帝内经》所载"火形之人",不宜过食辛辣或热量较高的食品,以免生成火热内蕴,饮食宜甘淡为主。

(二)根据食物的性味合理饮食

元代名医张从正说过:"五味调和,则可补精益气也。五味、五谷、五菜、五果、五肉,五味贵和,不可偏胜。"张仲景说过:"凡饮食滋味,以养于生,食之有妨,反能为害⋯⋯所食之味,有与病相宜,有与身为害,若得宜则益体,害则成疾。"中医基础理论认为,食物的性能是饮食调护的根据。任何一种疾病,都是阴阳失调的结果。食物有四性(即温、热、寒、凉)以及五味(即酸、咸、苦、辛、甘),在调配膳食时,应使食物与疾病性质相适应,来调整人体失调的阴阳，能使脏腑之气调和，生成津液，维持其旺盛的生命力。因此，正确的饮食可对疾病起到辅助治疗的作用。处于惊悸不安状态的患者适合多吃一些安神定惊的食物，如猪心、牛奶、牡蛎等。

另外，也要注意饮食卫生，不可吃不洁、腐败变质的食物。

第二节　起居有常

有序的作息生活是养生祛病的关键所在。中医学讲人与自然相和谐，人要生活在有节律的环境中，要保持身心健康，就应适应环境，做到规律的生活起居。

一、适应四时

《素问·四气调神大论》记载"夫四时阴阳者，万物之根本也"，故"春三月……夜卧早起，广步于庭，被发缓形，以使志生，生而勿杀，予而勿夺，赏而勿罚""夏三月……夜卧早起，无厌于日，使志无怒，使华英成秀，使气得泄，若所爱在外""秋三月……早卧早起，与鸡俱兴，使志安宁，以缓秋刑，收敛神气，使秋气平，无外其志，使肺气清""冬三月……早卧晚起，必待日光，使志若伏若匿，若有私意，若已有得，去寒就温，无泄皮肤，使气亟夺"。其论述了春天养生，夏天养长，秋天养收，冬天养藏的具体养生之道。人与自然是一个统一的整体，人体的脏腑功能活动和气血运行与自然的变化息息相关。人生活在大自然中，起居生活应适应四时的变化，才能使身体的各种生理活动与自然界的规律相适宜，保持身体健康，增强正气。

二、注意寒温

感受外邪是导致惊悸不安状态的原因之一。寒热是外邪中的重要因素，因此需注意寒温，一年内需根据四时天气的变换加减衣物，一天内亦应根据气温的变化酌情加减衣物，特别是在气温变换较大的秋季以及室内外温差较大的季节。

三、劳逸结合

（一）不妄作劳

1.不妄劳力　劳力过度，也就是长时间的过度用力，会劳伤形体，导致身体的各种不适。《素问·举痛论》云："劳则气耗。"过度劳力而耗气，损伤内脏的精气，以致脏气虚少，正气不足，给邪以入侵的机会。《素问·宣明五气》亦云："久视伤血，久卧伤气，久坐伤肉，久立伤骨，久行伤筋。"劳力过度亦可积劳成疾，导致形体的损伤。

2.不妄劳神　七情的过激、过盛、过久，都会耗伤心神。"心者，五脏六腑之大主""心动则五脏六腑皆摇"。一旦劳神过度，一定会伤及五脏的气血。故《黄帝内经》有云"怒伤肝""喜伤心""忧伤脾""悲伤肺""恐伤肾"。

3.不妄劳肾　就是要注意房室的调节，不可太过。"醉以入房，以欲竭其精，以耗散其真"，就会伤及肾气、肾精。肾藏精，为先天之本，房劳太过，精气过度耗泄，肾精亏虚则根本不固，极易招致外邪，罹患疾病。

（二）不宜过逸

人体每天都需要适度的活动，阳气才能得以生发，气血才能流畅，若长时间少动，或卧床过久，或用脑过少等，皆可导致人体的脏腑经络、气血津液失调，出现各种病理变化。如安逸少动，可致人体气机不畅，升降出入的功能出现异常，则易导致疾病的发生。因此，要进行适当的体育锻炼，使人体肌肉筋骨强健，脏腑功能旺盛，身体健康，预防疾病的发生。

第三节 精神调摄

"人非草木，孰能无情。"生活在现实社会中的人，每日都要面对方方面面的社会和家庭事务，不免其中一些事物会引起人们的情志变化，而情志的变化又是导致惊悸不安状态的重要原因之一。《灵枢·本脏》强调："志意者，所以御精神，收魂魄，适寒温，和喜怒者也……志意和则精神专直，魂魄不散，悔怒不起，五脏不受邪矣。"这说明正常情况下，七情和五志在维持人体健康过程中有不可取代的地位和作用。故惊悸不安状态的预防调护，应注意精神调摄。

一、锻炼意志

遇到同样的惊吓，有的人发病，有的人不发病，这说明每个人的心理承受能力是不同的。因此，必须从小培养健康的人格，培养吃苦耐劳的精神，锻炼坚强的意志力。现代心理学认为，意志是人自觉地确定目的，并根据目的调节支配自身的行动，克服困难，实现预定目标的心理过程。它是人的意识能动性的集中表现，是人类特有的心理现象。中医学认为，意志坚强的人与怯懦的人在形体结构、脏腑刚柔、气血强弱等方面是不同的，其对压力的耐受度和对疾病的易感性及疾病的转归预后也各有所异。一个意志坚强的人可以长时间承受各种精神压力或不愉快事件，并可逐渐化解，而意志薄弱的人在承受了一定的精神压力后很容易诱发各种心身疾病。锻炼意志力要树立积极正确的人生观，追求积极的人生目标，由此可以激发自己坚韧不拔的意志力，增强克服困难的信心，不被困难打倒，避免在困难面前的退缩心理，不断锻炼自己的意志，提高自身心理的调摄能力。

二、修身养性

修身养性就是要加强思想道德修养，使自己的本性不受损害，自己的心灵得到净化。通过自我反省体察，使身心达到完美的境界。个人修身不仅饱含了为人处世的智慧，还包含了要始终用平常心去应对日常的烦恼和不幸。"恬惔虚无""精神内守"，心喜宁静，心静则神安，神安则体内真气顺和，有"宠辱不惊，闲看庭前花开花落，去留无意，漫随天外云卷云舒"的心态，遇事泰然处之，便可减少发病的机会。

三、陶冶情操

陶冶良好的情操，有利于增强心理素质，预防情志疾病的发生。陶冶情操的方法是多种多样的，如阅读、养花、郊游、听音乐、运动等，不必拘泥于某种形式，只要是自己喜欢的事情都可以去做。比如阅读一些美妙的散文、诗歌，可使患者摆脱暂时的情绪困扰，陶冶情操，心灵受到熏陶，思想得到升华；郊游可以让患者置身于美丽的大自然中，置身于美好的意境之中，舒缓焦躁的情绪，释放压力；音乐是人类最美好的语言，听好歌、听轻松愉快的音乐会使人心旷神怡，沉浸在幸福之中而忘记烦恼。

预防调护在治疗惊悸不安状态疾病的过程中有不可忽视的作用，通过合理饮食、适度劳逸、调节情志等，可使患者达到"阴平阳秘"的精神状态，心理状态达到平衡，心理素质得到增强，便可降低患病概率，亦可促进患者早日走出惊悸不安状态。

参考文献

［1］孙广仁. 中医基础理论［M］.2 版. 北京：中国中医药出版社，2007：195.

［2］齐向华. 失眠症中医诊疗［M］. 北京：人民军医出版社，2007：93.

［3］李汉琼. 反应性精神变态所致惊悸症患者的护理［J］.护上进修杂志，1992，7（4）：30.

惊悸不安状态病案分析

惊悸不安状态古代验案分析

　　古代医案是医家临证的第一手资料，是临床诊疗的真实缩影，它具体体现了中医理法方药的综合应用，直接反映了古代医家的临床思维，是不可多得的教科书。古代医家记录医案，目的是积累和总结诊疗经验，而学医者通过阅读医案，尽可能地还原前辈们的诊疗经过，不仅可以开阔眼界，增长见识，学到前辈的宝贵经验，更能加深对疾病病因、病机和辨证用药的认识。因此，多读医案是学医者快速建立、形成临床辨证思维的有效途径之一。在浩如烟海的古代病案中，蕴藏着众多关于惊悸不安状态的典型病案，笔者通过文献查询，将其中典型者摘录出来，尽量保持原医案的内容，加以整理和分析，以期发掘、整理出古代医家对于惊悸不安状态相关疾病的认识、用药规律及特点。

一、感冒

（一）外感风寒

病案　一道者，患伤寒，发热，汗出多，惊悸目眩，身战掉。众医有欲发汗者，有作风治者，有欲以冷药解者。延孙兆至，兆曰：太阳经病得汗而不解，若欲解，必复作汗。肾气不足，汗不来，所以心悸、目眩、身战。

［治法］滋肾壮阳，鼓舞肾气。

［处方］真武汤。

［分析］《素问·生气通天论》有："因于寒，欲如运枢，起居如惊，神气乃浮。"《伤寒论》中亦有太阳病误治所致惊悸失眠用桂枝去芍药加蜀漆牡蛎龙骨救逆汤治之的记载，皆表明了惊悸可因感受外邪、神志不安所致。本案患者外感风寒，汗出多，惊悸目眩，表未解故也，必复发汗，盖因汗多伤肾气，汗出无力，仲景云："尺脉弱者，营气不足，不可发汗，以此知肾气怯则难汗也。"须鼓舞肾气。真武汤附子、白术和其肾气，肾气得行，故汗得来。

［出处］《古今医案按》。

（二）外感风热

病案 学士卢抱经为侍读时，每寐心必惊惕，医用安神补血之剂，数年不效。时值乾隆戊寅，予至燕京，与公同寓。初寓之日，公即问予曰：此症何故使然？予视其脉，独左关弦数。予曰：《内经》云：卧而惊者属肝，卧则血归于肝。今血不静，血不归肝，故惊悸于卧也。《三因》用羌活胜湿汤加柴胡，治卧而多惊悸、多魇溲者，为风寒在少阳厥阴也，非风药行经不可。今切肝脉弦数，此风热内侵肝脏，正经所谓血不静，血不归肝故也。当用加味逍遥散，凉血舒肝，更加防风以祛其风，使风散热解，血自归经矣。公从之，服数剂而愈。

［中医体征］脉独左关弦数。

［治法］祛风散热，凉血疏肝。

［处方］加味逍遥散加防风。

［分析］本案为感受外邪而致惊悸不安案。《素问·痹论》云："肝痹者，夜卧则惊……"叶桂认为："惊悸多魇，通夕无寐……肝经受邪。"因肝藏血，血舍魂，肝经因虚受外邪侵扰，魂不归肝而致每寐心必惊惕；其脉独左关弦数，此为风热之邪侵及肝脏，血不归肝，肝魂游变之象。故治疗应祛风

散热，凉血疏肝，更加防风以祛风散热，且防风具有疏肝定惊之用。

［出处］《奇症汇》。

二、不寐

病案 1 黄公溇某，呛咳心悸，夜不安寐，脉虚细，胃钝恶心。

［中医体征］脉虚细。

［治法］温胆和胃，清利三焦。

［处方］仙半夏钱半，枳壳钱半，紫菀钱半，瓜蒌皮三钱，陈皮钱半，炒枣仁三钱，川贝三钱，炒谷芽四钱，茯神四钱，白前钱半，蔻壳钱半，（引）鲜竹肉一丸。

［分析］罗东逸云："胆为中正之官，清净之腑，喜宁谧，恶烦扰，喜柔和，不喜壅郁。"胆失温和之气，热而不宁，是以虚烦惊悸，气机不利，郁久胃热呕吐苦水，脾胃运化不利，湿热浸淫，故痰气上逆，而生呛咳。古云：胃不和则卧不安。是以治疗首当温胆和胃，清利三焦。此症纯系少阳未得温和之气，以致诸证并起。

［出处］《邵兰荪医案》。

病案 2 安昌相，心惕如悬，夜寐不安，脉虚细，左关细劲，舌红，偶然语蹇，姑宜补心丹加减治之。（辛亥十二月念九日）

［中医体征］脉虚细，左关细劲，舌红。

［治法］滋阴清热，养心安神。

［处方］丹参三钱，生地四钱，柏子仁钱半，甘菊二钱，麦冬二钱（去心），炒枣仁三钱，远志肉八分，预知子三钱（即八月札），元参二钱，钗斛三钱，茯神四钱（辰砂拌），（引）灯心七支。

［分析］《素问·灵兰秘典论》云："心者，君主之官，神明出焉。"心神总统魂魄，并赅意志，心血不足，神无所依，统摄魂魄意志的能力减弱，是以神志不宁，而致心惕如悬，夜不安寐，脉虚细，能为佐证，故治以补益心神为主。用生地以滋肾液而承于心，俾心得以藏神，麦冬以清气热，丹参以生心血，元（玄）参以清血热，柏子仁以清气，酸枣仁以补心，

茯神、远志以安心神，钗斛滋液，甘菊养肝。又用预知子之固肾，灯心（草）以为引导。此方诚治心虚不寐之专剂。

［出处］《邵兰荪医案》。

病案3 安昌王晕眩并作，心悸少寐，脉劲，舌色透明，力怯跗肿。（四月四号癸卯十七日）

［中医体征］脉劲，舌色透明。

［治法］柔肝补肾，清利湿热。

［处方］生首乌三钱，炒枣仁三钱，炒杜仲三钱，生牡蛎四钱，杞子三钱，茯神四钱（辰砂拌），炒狗脊三钱，泽泻三钱，甘菊二钱，远志肉八分（炒），生米仁四钱。

又晕眩已减，夜寐稍安，睡中汗出，脉虚，力怯，仍遵前法加减为妥。（二月念三日）

生首乌三钱，炒枣仁三钱，煨天麻八分，怀山药三钱，杞子三钱，茯神四钱，白蒺藜三钱，杜仲三钱，甘菊钱半，生牡蛎四钱，桑椹子三钱。

［分析］肝在五神属魂，肝阴亏损而不藏魂，则晕眩少寐，心神不安则心悸力怯。更因兼湿热滞于下焦而致跗肿，故于补养肝肾之中，而佐牡蛎、泽泻以祛湿。用药既已双方兼顾，投剂自然得效。次诊又形寝汗，仍是阴液未固而外泄之候，但此时跗肿已除，故只以柔肝补肾而安神为治。

［出处］《邵兰荪医案》。

病案4 西庄沈，胃气仍钝，夜不安寐，脉濡细，舌黄滑，湿犹未罢，宜温胆汤加减。（元月十二日）

［中医体征］脉濡细，舌黄滑。

［治法］理气化痰，清胆和胃。

［处方］姜半夏钱半，枳壳钱半，绵茵陈三钱，鸡内金三钱，新会皮钱半，枣仁三钱，生米仁四钱，炒谷芽四钱，茯神四钱（辰砂拌），通草钱半，蔻壳钱半。清煎三帖。

［分析］脉濡细，舌黄滑提示痰湿壅滞，热邪熏蒸。胆为中正之官，清静之腑，痰湿未清，胸膈之余热未退，而致夜寐不安，胃纳尚钝。治以

温胆汤加减，兼清湿热而养胃。

[出处]《邵兰荪医案》。

病案5 汪石山治一女，年十五，病心悸，常若有人捕之，欲避而无所。其母抱之于怀，数婢护之于外，犹恐恐然不能安寐。医者以为病心，安神丸、镇心丸、四物汤，不效。

[中医体征]脉皆细弱而缓。

[治法]理气化痰，清胆和胃。

[处方]温胆汤。

[分析]脉皆细弱而缓，此是胆病非心病。胆属木，为清净之府，性喜疏泄升发而恶抑郁；胃属土，为仓廪之官，性喜燥而恶湿。胆胃不和，则痰湿内生，痰热扰动心神，心神不宁，则虚烦不眠，惊悸不安。故治宜理气化痰，清胆和胃。本方"温胆"之名，乃"温和"之意尔。汪讱庵云：此汤橘皮、半夏、生姜辛温导痰，即以之温胆；枳实破滞，茯苓除饮，甘草和中；竹茹开胃土之郁，清肺金之燥，凉肺金，即所以平甲木也（胆为甲木）。如是则不寒不燥，而胆常温矣。

[出处]《古今医案按》。

病案6 邵鱼竹起居饮食如常，惟仅能侧卧，稍一合眼，则惊窜而醒，虽再侧眠，亦彻夜不得寐，多年莫能治。

[治法]泄热滋阴，交通心肾。

[处方]孟英以三才合枕中丹加黄连肉桂服之良效。明天冬切六钱，大熟地八钱，九节蒲杵次入一钱，焦远志肉次入一钱五分，血龟板杵先三两，煅龙骨杵先一两，淡盐水炒川连八分，肉桂心五分。

[分析]本案系心肾不交之惊悸不寐。心为火脏，肾为水脏，肾水上济于心，心火才不偏亢，阴平阳秘，寤寐才能正常。今肾阴不能上济心火，阳无阴制，心火亢盛，以致惊悸不寐。以三才滋肺肾之水，孔圣枕中丹安神益智，祛痰开窍。但一味滋肾无效，盖肾阴虽足，无肾阳以济之，肾阴亦不能上朝。王孟英此方妙在加黄连以泻心火，加肉桂以鼓肾阴，方能收效。

[出处]《王氏医案绎注》。

病案 7 刘，胸脘痞塞，烦闷喜太息，时欲呕，甚则呕恶酸苦，苔黄，口苦而燥，夜不得寐，欲寐或作惊惕。

［中医体征］苔黄，口苦而燥，脉弦数。

［治法］理气化痰，温胆和胃。

［处方］温胆汤。法半夏一钱五分，川条芩一钱一分，旋覆花二钱，天花粉三钱，白茯苓四钱，金石斛二钱，炒白芍二钱，北秫米四钱，炒枳壳一钱五分，橘红衣一钱，蒲公英三钱，二竹茹二钱。

［分析］胆附于肝，相火寄于肝，肝气盛强，少火变化壮火，所谓壮火食气也。壮火扰动胆胃，胆应清静而不清静，胃当下降而不下降，以致胸脘痞塞，善太息，喜呕，又《素问·逆调论》云"胃不和则卧不安"，故夜不得寐。通过理气化痰，温胆和胃，使痰去热清，胆胃恢复宁静清和之性，心宁而神安。

［出处］《古今医案按》。

三、心悸

病案 1 老僧悟庵心悸善恐，遍服补心养血之药不应，天王补心丹服过数斤，惊悸转增，面目、四肢微有浮肿之状，求张治。

［中医体征］脉濡弱而滑。

［治法］补气通阳，消痰化饮。

［处方］以导痰汤稍加参、桂通其阳气，数服而悸恐悉除。更以六君子加桂，水泛作丸，调补中气而安。

［分析］《太平圣惠方》曰："今虚劳之人，损伤于血脉，致令心气不足。因为邪气所乘，则使惊而悸动不安也。"记载了体质虚弱之人易发生惊悸。此患者形肥白不坚，中医认为肥人多痰多湿，其为痰湿体质，脉濡弱而滑，弱为气虚，濡和滑为痰饮。由于脾气虚，运化失职生痰饮，痰饮泛溢则四肢浮肿，饮邪上泛，扰及心神则心悸易惊。治疗先以治标为急，故先以导痰汤化痰开窍，稍加人参、桂枝补气通阳，数剂后心悸惊恐之症消失。但痰饮之邪易于留伏，继以六君子汤加桂枝，健脾化痰，通阳化气而利水，

以祛除余邪。

[出处]《续名医类案》。

病案 2 施沛然治吕孝廉沈仆，患惊悸三月，闻响则甚，遇夜则恐，恐甚则上屋逾垣，旋食旋饥日啖饭无算。或谓心偏失神，用补心汤益甚。

[中医体征]脉右关洪数无伦，两尺浮大，按之极濡。

[处方]先治其标，用泻黄散，后治其本，用肾气丸。

[分析]患者为酒食之客，日久肾水枯竭，客热犯胃。肾在志为恐，经曰：胃热亦令人恐。又曰：胃热则消谷令人饥。又曰：足阳明病，闻木音则惕然而惊，甚则逾垣上屋。本案病位在胃与肾脾。心属火，为脾之母，补心则胃火更盛，胃火盛则肾水更涸，故投补心汤后症状更加严重。但病本在肾，而标在胃也，先治其标，用泻黄散，后治其本，用肾气丸。一病而寒热并用，补泻兼施。服泻黄散三日，不再消谷善饥，服肾气丸十日，未再惊恐。

[出处]《续名医类案》。

病案 3 顾咸坤，奚家木桥一元鞋子店。年已七旬有余，劳神太过，肝风震动，患久湿痰，心肝血少，思虑伤脾，怔忡惊悸。

[治法]燥湿化痰，养血安神。

[处方]炒黑远志六分，川郁金六分，紫丹参一钱五分，柏子仁三钱，炒白芍一钱五分，川石斛四钱，制半夏一钱五分，云苓二钱，加嫩钩钩三钱（后下），玫瑰花二朵。

[分析]本案系思虑太过而致惊悸。患者年过七旬，阴血素亏，今劳神太过，思虑伤脾，脾失运化，水谷精微失于运化，气血乏源，故心肝血少，又痰饮内生，痰饮上犯于心，以致怔忡惊悸。治疗当以燥湿化痰，养血安神为原则。制半夏、云苓燥湿化痰，远志、柏子仁交通心肾，安神定志，郁金、玫瑰花行气解郁，丹参、石斛清热凉血滋阴，切合病机，故能收获良效。

[出处]《临诊医案》。

病案 4 藩司掾魏某。患怔忡惊悸不寐，两月有余。施医局友作虚症治，愈治愈剧，乃就余诊。

[中医体征]脉浮滑鼓指，目黄，舌苔白腻。

［治法］燥湿化痰，清热泻火。

［处方］半夏秫米汤。加橘皮、竹茹、川连、茯神、枣仁、山栀、杏仁、泽泻、滑石，作甘澜水煎。炊以苇薪，二剂能寐，而怔忡惊悸悉减。复以清痰降火化湿之剂，目黄渐退，胃亦渐旺，诸恙悉痊矣。

［分析］本案为阳明胃腑实证而致惊悸不安。《素问·逆调论》云：胃不和则卧不安。今阳明胃腑不阖，痰火上冲，湿热内蕴，扰动心神，以致惊悸不安，且脉浮滑鼓指，浮而鼓指有力提示本证乃实火，绝非虚证，滑指痰湿内盛。若不识此证而作虚治，尤抱薪而救焚也。治疗以半夏秫米汤加减正对其证，《本草纲目》记载：半夏治腹胀，目不得眠。《名医别录》云：秫米治胃不安，夜不得眠。再加燥湿化痰，清热泻火之剂，可奏良效。

［出处］《临诊医案》。

病案5 王（左）阴虚夹痰，胆胃失降，肝阳暗动，每至将寐，辄作惊惕。

［治法］滋阴化痰，镇肝潜阳。

［处方］炙龟板五钱，煅磁石三钱，茯神三钱，酒炒杭白芍一钱五分，生牡蛎四钱，煅龙齿三钱，黑豆衣三钱，薄橘红一钱，金器一件悬煎。

［分析］本案心肝阳亢，扰及心神，又兼阴虚夹痰，病理性质虚实夹杂。阳盛阴衰，阳盛不得纳于阴，阴衰不能纳阳，故不能寐，每至将寐，辄作惊惕。以大剂金石介类药物，取其"重可镇怯"之意，重镇安神，稍加白芍，橘红、茯神以滋阴化痰理气。

［出处］《张聿青医案》。

病案6 江桥镇金思荣。失血之后，时有怔忡，甚则眩晕，闻人声则惊恐而悸，四肢厥冷，小腹微满，咳呛无定时，宁静则嗽亦稍，恼怒则惊恐怔忡更甚。

［中医体征］六脉虚软带急，当以上下分治。

［治法］以血肉有情之品填补虚处。

［处方］河车胶、元武胶、真阿胶、大熟地、芡实肉、建莲肉、云茯神、淡秋石、怀山药。晚服丸方：参须、人参、白茯神，为末捣蜜丸，米饮汤送下。

［分析］本案为情志内伤惊悸不安案。其病源于患者因失血而惊恐所

致。六脉虚软带急，表明虽有心肾不足，气血亏虚，但其脉势为惊恐致心无所定，魂魄不依，导致机体的应激能力增加，血流加速之象；《素问·天元纪大论》中曰："君火以明，相火以位。"君相火在生理上和谐，方能形与神俱。此患者因惊恐而致君火亢进，引动相火失常，上灼于肺更加重病情；因恼怒伤肝，母令子虚，心血为之不足，神失所养，故惊恐怔忡更甚。

［出处］《云间程氏绍南先生医案》。

四、胸痹

病案 田（十三），脉细数，闻雷被惊，心下漾漾作痛。（惊伤）

［中医体征］脉细数。

［治法］养血柔肝，平冲降逆。

［处方］逍遥散去柴胡加钩藤、丹皮。

［分析］猝然受惊，气机逆乱，以致肝阳上逆，不容升达，扰动心神，心脉痹阻以致出现心下作痛。脉细数，细主气血虚弱，数主热，亦可因惊悸而心无所定，魂魄不依，导致机体的应急能力增加，心率增快，用逍遥散以疏肝理气，因柴胡主升举阳气，恐助肝气上逆，故去之，加钩藤、丹皮凉血柔肝息风。

［出处］《临证指南医案》。

五、呕吐

病案1 恒氏，二十七岁。初因大惊，肝气厥逆，呕吐频仍；后因误补，大呕不止，呕即避人，以剪刀自刎，渐即米粒不下，体瘦如柴，奄奄一息，仍不时干呕，四肢如冰，后事具备。

［中医体征］脉弦如丝而劲。

［治法］辛开苦降，寒热并用。

［处方］乌梅丸法。川椒炭四钱，黄芩炭一钱，姜汁三匙（冲），半夏四钱，川连二钱（姜汁炒），乌梅（去核）五钱，辽参三钱，吴萸泡淡三钱，云苓块五钱。服二帖而进米饮，服四帖而食粥，七帖后全愈，后以两和肝

胃到底而大安。

[分析]本案为因惊而致呕吐案。患者初因大惊，惊则气乱，肝气逆乱，横犯脾胃，胃气上逆，发生呕吐。川椒、乌梅肉、黄芩、黄连、辽参酸收辛开苦降止呕，半夏、茯苓、生姜汁降逆和胃止呕，吴茱萸、黄连系左金丸之辛开苦降止呕之意，诸药合用，辛开苦降，寒热并用，以使气机升降出入调畅无阻，则呕吐自止，渐可进食。

[出处]《吴鞠通医案》。

病案2 毛（妪）因惊，肝气上犯，冲逆，呕吐涎，阳升至巅为头痛。

[中医体征]脉右弱左弦。

[治法]和胃止呕，疏肝理气。

[处方]人参、川连、茯苓、川楝、川椒、乌梅、干姜、生白芍。

[分析]本案与上案相同，亦是因惊而致呕吐。惊则气逆，疾病初始阶段，肝为将军之官，为全身气机之枢纽，是以气逆肝先受之，久则诸气均逆，而三焦皆受，而胃当其冲，以致呕吐，巅顶为足阳明胃经的循经之处，上逆之胃气循经上逆，而致巅顶头痛。治疗当以辛开苦降止呕为主，加川楝子以疏肝理气。

[出处]《临证指南医案》。

六、泄泻

病案1 汪石山治一人，于幼时误服毒药，泄痢，复伤食，大泻不止。后虽能食，不作肌肤。每至六七月，遇服毒之时，痛泻复作，善饥多食，胸膈似冷，夜间发热，嗜卧懒语，闻淫欲言，阳举心动，惊悸盗汗，喉中有痰，小便不利，大便或结或溏，过食则呕吐泄泻。

[中医体征]脉皆濡弱而缓，右脉略大，犹觉弱也。次日左脉三五不调，或二三至缓，三五至驶，右脉如旧缓弱。

[治法]固肾养脾。

[处方]参、术、茯苓、芍药、黄芪、麦冬各一钱，归身、泽泻各七分，知、柏、山楂各六分。

[分析] 本案为伤食所致泄泻，继而造成惊悸。患者幼时误服毒药，复又伤食，损伤脾胃，传导失职，升降失调，而发生泄泻。《景岳全书·泄泻》篇说："若饮食失节，起居不时，以致脾胃受伤，则水反为湿，谷反为滞，精华之气不能输化，乃致合污下降，而泻痢作矣。"今六脉皆濡弱而缓，提示毒药、伤食损其脾胃，肾气不固，气血生化乏源。心血不充，心无所养，神无所依，故有惊悸，其夜间发热盗汗系因肾气不固，气虚发热所致。故治疗以补益脾肾为要。

[出处]《古今医案按》。

病案2 杨，因惊而泻，腹痛欲呕，是为蛔厥。

[治法] 安蛔止痛，温阳散寒。

[处方] 川椒、乌梅肉、川连、淡干姜、金铃子、延胡索、桂枝木、生白芍。

[分析] 本案系因惊而致泄泻案。此患者腹内本有蛔虫，然而蛔虫安稳，正气尚未亏损，是以尚未发病，今患者突受惊吓，气机逆乱，蛔虫亦躁动不安，乘虚在肠道内窜动，故发泄泻，腹痛欲呕。《伤寒论》之乌梅丸正对其证，酸能安蛔，使蛔静而腹痛止，苦能下蛔，辛可伏蛔，加上干姜、桂枝温复脾肾之阳，佐以金铃子、延胡索等疏肝止痛之品，使蛔安痛止。因蛔得甜而动，所以忌进甜物。

[出处]《临证指南医案》。

七、痞证

病案 伊，因惊而得，邪遂入肝，故厥后热，神志昏狂。视得面青舌白，微呕渴饮，胸次按之而痛。此属痞结，乃在里之症。

[中医体征] 面青舌白，微呕渴饮，胸次按之而痛。

[治法] 辛开苦降，消痞散结。

[处方] 以泻心汤为法。川连、半夏、干姜、黄芩、人参、枳实。

[分析] 惊则气乱，肝气上逆，首先犯胃，胃气不疏，而成痞证，方用半夏泻心汤，辛开苦降，胃气调达，则痞证即愈。

［出处］《临证指南医案》。

八、痰饮

病案 某，心胸如盆大一块，常觉板痛，背亦常寒。三四年来每交子后则气喘，天明则喘平。心悸咳嗽，易于惊恐。其常若伤风之状者，卫外之阳亦虚也。

［治法］补肾通阳，温脾化饮。

［处方］仲景苓桂术甘汤。茯苓（细辛一分，煎汁炒），冬术（附子二分，炒），党参（姜汁炒），甘草（麻黄一分炒），桂木、半夏、干姜（五味子五粒，炒），补故纸（青盐炒），紫石英、陈皮、胡桃肉、白蛳螺壳（洗）。

［分析］此案脾阳亏虚，肾中之元阳不足，胆中之火用不宣，以致痰饮伏留于心下，故胸痛、背寒，交子后则气喘，是因为痰饮阻遏，阳气当至而不至，阳不胜阴所致，天明则阳气得复，故喘平，痰饮属阴邪，盘踞胸中为病，致心悸咳嗽，易于惊恐。治疗之法，当温脾补肾，祛寒饮，斡旋阳气，如离照当空，阴邪尽扫。

［出处］《续名医类案》。

九、疟疾

病案 一人瘦长脆白，年三十余。久疟后盗汗自汗过多，加以伤食，吐泻大作，吐止而泻，四日不住，筋惕肉瞤，惊悸梦遗，小便不禁。汪诊脉皆缓弱，右则略弦而涩，曰：此下多亡阴，汗多亡阳，气血虚也。遂以参、芪为君，白术为臣，山栀、麦冬、牡蛎为佐，酸枣、归身、山楂为使，加以薄桂，煎服旬余，诸症稍退。半年之间，常觉脐下内热一团，烘烘不散，时或梦遗。一医议作热郁，因欲下之。汪曰：此非有余之热，乃阴虚生内热耳，若欲下之，是杀之耳。宜以前方加黄柏，热当自退。果验。

［中医体征］脉皆缓弱，右略弦而涩。

［治法］补气生津，安神定志。

［处方］以参、芪为君，白术为臣，山栀、麦门冬、牡蛎为佐，酸枣、

归身、山楂为使，加以薄桂。

[分析] 本案系因病致惊案。患者久患疟疾，又复伤食，吐泻大作，必多亡阴，汗多亡阳，以致气血虚弱，脉象皆缓弱，可为佐证，气血虚弱，神无所依，魂魄不安，故发惊悸。治病必求其本，参芪补一身之气，白术健脾燥湿，山栀、麦冬、牡蛎清热生津，固涩止汗，酸枣、归身、山楂养血安神，加桂枝温通一身阳气。

[出处]《石山医案》。

十、淋证

病案 周菊生令正，患少腹酸坠，小溲频数而痛。医投通利不效，继以升提温补，诸法备试，至于不食不寐，大解不行，口渴不敢饮水，闻声即生惊悸。孟英脉之，曰：此厥阴为病也。不可徒治其（足）太阳。

[治法] 清热利湿，养阴柔肝。

[处方] 先与咸苦以泄其热，续用甘润以滋其阴，毫不犯通渗之药而愈。

[分析] 淋证多由于热积膀胱所致，《丹溪心法·淋》有云："淋有五，皆属乎热。"但是本病亦可由于肝郁气滞而发，正如孟英所言：此厥阴为病也，不可徒治其（足）太阳。少腹乃足厥阴肝经循行之处，肝失调达，气滞而郁，郁而化火，郁火耗伤津液，火郁于下焦，膀胱气化不利，故而少腹酸胀，小便艰涩疼痛。前医先后投以轻利、升提温补之剂不效，反使湿热更胜，肝郁失于濡养，故病情加重，以致不食不寐，闻声即生惊悸。故先以咸苦泄其湿热，待湿热已去，续用甘润之品柔肝疏肝，此是本病根本所在，肝气舒畅，诸症得解。本案治淋证，未用通利之药，却收获良效。由此可见，治病须切合病机，切不可想当然而为之。

[出处]《回春录》。

十一、血证

病案1 朱，久有伏梁痞痛呕酸之患，是气血寒痰凝结也。自遭惊恐奔波，遂至脘腹气撑，旁攻胁肋，上至咽嗌，血随气而上溢，甚至盈碗盈盆。

两载以来，屡发屡止，血虽时止，而气之撑胀终未全平。近来发作，不吐酸水而但吐血，想久伏之寒化而为热矣。

［治法］理气散结，凉血止血。

［处方］郁金、香附（醋炒）、丹参、茯苓、炒黑丹皮、苏梗、延胡索（醋炒）、韭菜根汁（一酒杯，冲）、童便（冲）、鲜藕。

［分析］患者素患痞硬疼痛，呕吐酸水之疾，以致气血寒痰凝结，突遭惊恐奔波，所谓惊则气乱，恐则气下，气乱血逆，血从惊恐而来，必然之理也。近来，不吐酸水但吐血，是在内之伏寒郁而化热所致，血热妄行，更加重吐血，所依治方当从气血凝积二字推求，以理气散结，凉血止血为治则，用郁金、醋香附、延胡索、苏梗理气，平气机之逆乱，丹参、丹皮、鲜藕、韭菜根汁、童便凉血活血止血。气机平调，血不妄行，吐血可止。

［出处］《王旭高临证医案》。

病案 2 孙炳章患吐血，咳嗽发热，饮食不思，怔忡不寐，健忘惊悸，肌肉渐减，肚脐侧有块作痛。或用消瘀理血，滋阴清肺等剂，俱不应，病甚剧，其家疑药误。

［中医体征］脉左寸芤大，右关结滞，两尺洪盛，面色白中泛红，舌色淡黄，不燥不滑。

［治法］益气滋阴补血，健脾益肾养心。

［处方］归脾汤去木香，加白芍、五味，送都气丸，两月而愈。

［分析］此证乃思郁伤脾，不能统血归经，吐血以致失血伤阴，至阴虚发热，血燥作痛。其块必不阔而长，不横而竖，形若镰刀，非瘀亦非痞，乃痹气而居胃旁者也。血盈则润而软，血少则躁而痛，凡郁甚与思虑重者，类多患此，《内经》所谓二阳之病发心脾，男子则隐曲不利，女子则月事不来，正此病也。其传为风消，为息贲者不治。今肌肉虽减，气犹未急，亟救三阴，症尚可痊。以归脾汤补脾养心血，都气丸补肾养阴，加白芍、五味子酸甘化阴。

［出处］《续名医类案》。

十二、虚劳

病案 倪，据述有时惊悸，有时肌肉顽木，或一日溏泄数次，或数日一大便，坚干难出，惟小便常红。

[治法] 补益心脾，通达气机。

[处方] 拟荆公妙香散加味。西洋参、黄芪、茯神、桔梗、远志、怀山药、麝香（调服）、辰砂、木香、川连（盐水炒）、炙甘草、麦冬（元米炒）。共为末，藿香、陈皮汤泛丸。每朝三钱，开水送下。

[分析] 本案系心气郁结，郁结则化火，火则耗精气，心气不足，心神统摄之力不足，志意不定，故时有惊悸；脾失健运，失运则生湿，湿性黏腻，以致气机不利，故大便不调、或溏泄或便秘，又脾主肉，故时有肌肉顽麻感。治宜补益心脾之气，通达全身气机。荆公妙香散属安神正气之方，正气得复，气机调畅，则神有所依，故诸症可除。

[出处] 《王旭高临证医案》。

十三、郁病

病案 易思兰治徐文淙妻，卧病三年，身体羸瘦，畏寒战栗后发热，得汗始解，脊背拘痛，腰膝软弱，饮食不进，则肠鸣作泻，心虚惊悸，胸肋气胀，畏风畏热，头眩目昏，月信愆期。

[中医体征] 左寸大而散，关弦长而不细，尺沉濡而滑；右寸沉滞而大，关无力，尺浮而有力。

[治法] 理气化痰，滋阴补血。

[处方] 先投以和中畅卫汤，苏梗，桔梗，香附，抚芎，苍术，神曲，贝母，砂仁。服三剂而肺脉浮起，胸次豁然，诸症顿减。继以清中实表，固其腠理，月信大行，久积尽去，表里皆空。用补阴固真之剂，并紫河车丸，日进一服，月余全愈。

[分析] 本案属郁病之气郁。左寸脉心小肠属火，当浮大而散，今心脉大而散，却不浮。盖心为一身之主，藏神而生血，宜常静而不宜多动。

人能静养，则心血充满，脉自浮大。若事事搅乱，心不宁则神不安而血不充，是以脉无力而不浮，怔忡惊悸之病，由之以生。况诊七八至，或十二三至，又往关中一猎，有类以灰种火之状，此乃君火郁于下，而无离明之象也。据脉论证，当有胸中烦闷，蒸蒸然不安，蒸出自汗，则内稍静，而腠理不密，畏寒为验；左关肝胆属木，宜弦细而长，今左关弦长而不细，又侵上寸部二分，推之于内，外见洪大有力，是肝气有余也。盖因火郁于中，下不能承顺正化之源，木母太旺，上助心火，中侮脾土。肝藏血而主筋，病当头眩目昏，脊背项强，卒难转侧，背冷如冰，甚则一点痛不可忍，下则腰膝软弱无力，脾胃不和等症为验；左尺肾与膀胱属水，脉宜沉濡而滑，惟此部得其正；右寸肺与大肠属金，脉宜短涩而浮。兹诊得沉滞而大，按三五至或十数至一结，结乃积深，沉则气滞，此正肺受火邪，气郁不行也。病当胸膈不利，或时闷痛，右肋胀满，饮食不进，大肠鸣泄等症为验；右关脾胃属土，脉宜缓而大，此部虽无力，犹不失其本体；右尺三焦命门属相火，亦宜沉静，不宜浮大。此部浮取三焦脉，浮而无力，侵上脾胃，是君火郁于下，而相火升于上，侮其金也，病主气满胸膈，饮食不利等症为验。详六部脉症，惟左尺得体，肾为寿元，根本尚固。右关脾土为木所侮，虽是少力，然来去缓大而不弦。此五脏之源，生气有存，无足虑也。病症多端，要之不过气郁而已。丹溪云："气有余便是火，火郁则发之。"以苏梗、桔梗开提其气，香附、抚芎、苍术、神曲散其郁结，贝母化其郁痰，砂仁快其滞气，气机调畅，气郁自解。

[出处]《续名医类案》。

十四、厥证

病案 1 蒋（右），体质素亏，春升之际，风阳大动，以致骤然痉厥。甲木不能下降，胆无决断之权，惊悸善恐，有形之痰，为之鼓动。

[中医体征] 脉弦而滑，舌红而苔黄浊。

[治法] 化痰宁神，潜阳息肝。

[处方] 丹皮、茯苓（神）、竺黄、九节石菖蒲、盐水炒橘红、远志、

山栀、制半夏、淡芩。上濂珠三分、金箔一张、辰砂三分。三味研末，蜜水先调服。

二诊：渐能安寐，而神情尚觉呆钝。苔黄腻浊，中心霉黑。还是肝火痰热未清。再化痰息肝，宁神定志。制半夏二钱，枳壳一钱，白蒺藜（去刺，炒）三钱，天竺黄三钱，橘红一钱，远志肉六分，郁金一钱五分，陈胆星五分，滚痰丸二钱（开水送下）。

［分析］本案属厥证之痰厥。患者素体虚弱，脉弦滑、舌红苔黄浊，必有宿痰为基本病理因素，当春升之际，气机生发，痰随气升，上闭清窍，以致气血阴阳不相顺接，发为本病。胆失清净，不能决断，故有惊悸善恐。治疗当以化痰息肝、宁神定志为原则，先用上濂珠三分，金箔一张，辰砂三分（三味研末，蜜水先调服）以安神定志；继以丹皮、黄芩、山栀清热降火；茯苓、天竺黄、石菖蒲、橘红、制半夏燥湿化痰。二诊惊悸不寐症状缓解，且上濂珠、金箔、辰砂为金石之药，不可久服，故去之。但肝火痰热未清，继以化痰息肝，宁神定志，故能收良效。

［出处］《张聿青医案》。

病案2 甲申十二月初二日，杨，女，四十九岁，初因肝郁胁痛，继而肝厥犯胃，医者不识病名肝着，与络病治法，无非滋阴补虚，或用凉药，以致十年之久，不能吃饭，饮粥汤止一口，食炒米粉止一酒杯，稍闻声响即痉厥，终夜抽搐，二三日方渐平，经闭二年，周身疼痛，痰饮咳嗽，终年无已时，骨瘦如柴，奄奄一息。

［中医体征］六脉弦紧而长。

［治法］疏肝活络，降逆开胃。

［处方］新绛纱、归横须、川椒炭、桂枝、广郁金、旋覆花、青皮、苏子霜、半夏、降香末、七帖。

二诊：胁痛虽轻，痰饮特甚，咳嗽频仍，夜卧不安，暂停络药，专与和胃蠲饮。半夏八钱，广皮四钱，生苡仁五钱，茯苓六钱，枳实二钱，淡干姜三钱，桂枝三钱。煮三杯，分三次服，十七日，胃口稍开，能食稀粥半碗，仍服前活络方内，去川椒炭，加广皮。

［分析］本案初起原为肝着，《金匮要略》云："肝着，其人常欲蹈其胸上，先未苦时，但欲饮热，旋覆花汤主之。"原医者不识病名肝着，与滋阴补虚或凉药，以致坏病。此症内犯阳明，故不食；木克脾土，故饮聚；阳明空虚，故无主，闻声而惊；外犯太阳，故身痛而痉；本脏自病，故痉。《经》谓治病必求其本，仍从肝络论治。

［出处］《吴鞠通医案》。

十五、痉病

病案 张子和治新寨马叟，年五十九，因秋欠税，官杖六十，得惊气，成风搐，已三年矣。病大发则手足颤掉，不得持物，食则令人代哺，口目张瞬，唇舌嚼烂，抖擞之状，如线引傀儡。每发市人皆聚观，夜卧发热，衣被尽去。倾产求医，致破其家，而病益坚。叟之子，邑中旧小吏也，以讯张。张曰：此病甚易治。若隆暑时，不过一涌再涌，夺则愈矣。今以秋寒，可汗之。如未已，更刺俞穴必愈。先以通圣散汗之，继服涌剂，出痰三四升，如鸡黄成块，状如汤热。叟以手颤不能自探，妻与代探，咽嗌肿伤，昏愦如醉。约一二时许，寻稍省，又下数行，立觉足轻颤减，热亦不作，足亦能走，手能巾栉，自持匙箸。未至三涌，病去如濯。病后但觉极寒，张曰：当以食补之，久则自退。盖大疾之去，卫气未复，故宜以散风导气之药，切不可以热剂温之，恐反成他病也。

［治法］上涌下泄，疏风导气。

［处方］先以通圣散汗之，继服涌剂。

［分析］本案是因惊致病，尤不能无郁也。盖惊入心，心受之则癫痫，今心不受，而反传之肝，此母救其子之义也。筋脉属肝所主，依赖于肝血的濡养而保持刚柔相兼之性，筋脉失于濡养而为瘈疭（痉证）。肝病则乘其所胜，于是生风生痰，怪症莫测，治以上涌下泄，乃发而兼夺之理，并行不悖。张案于此症，尤为合法。

十六、自汗

病案 某，惊则气逆，阳泄为汗。

［治法］重镇压惊，益气固表。

［处方］川桂枝木五分，黄芪（去心）二钱，人参一钱，龙骨（煅）一钱半，左顾牡蛎（煅）一钱半。

［分析］本案为惊悸而致自汗。惊则气逆，气机逆乱以致卫气不固，阳泄汗出，所以以益气固表、重镇安神之品可收奇效。以黄芪、人参补一身之气，龙骨、牡蛎重镇安神兼以敛汗，桂枝调和营卫。

［出处］《临证指南医案》。

十七、痫证

病案 孙（十八），神呆脉沉。因惊恐以致痫疾，语言不甚明了，此痰火阻其灵窍，深戒酒肉厚味，静室善调，经年可愈。

［中医体征］神呆脉沉。

［治法］清热化痰，滋阴泻火。

［处方］黄连、黄芩、山栀、枳实、橘红、胆星、菖蒲、远志。

［分析］此案为惊悸致癫痫案。心主神明，为十二官之主，突受惊吓，气机逆乱，心先受之，脉沉多有痰，惊恐痰火升，痰浊蒙蔽清窍，以致癫痫发作，不能言语。治以清热化痰，滋阴泻火，同时安静修养。

［出处］《临证指南医案》。

十八、惊悸

病案 1 余治一妇，惊悸不寐，已延半载，医治不效，乞余诊治。

［中医体征］尺脉微数，两寸浮洪。

［治法］调和营卫，交通心肾。

［处方］川连二钱，另煎待冷；桂心二钱，另煎待冷；用半夏、秫米各三钱，取甘澜水煎成，加连汁、肉桂汁和匀，乘温徐徐频饮，服后觉倦，至夜安睡甚酣，前患已瘳。稍有惊悸，改用补心丹加减而愈。

［分析］患者尺脉数，寸脉浮洪，提示阳不交阴，卫气仅行于阳而不入于阴，所以本病的基本病机为营卫失调，心肾不交，以致惊悸不寐。黄连大苦大寒，注入心经，善清心降火除烦；肉桂辛甘大热，主入肾经，性主下行，引火归元，二药一清一温，相反相成，使心肾相交，水火既济，心神得安，不寐自除。诚如韩飞霞《医通》所云：黄连、肉桂，能交心肾于顷刻，谓治不寐之灵丹，历验不爽。又半夏秫米汤乃治疗不寐之第一神方，出自《灵枢》卷十，是治疗营卫不和、心肾不交之不寐的基础方。本案用药切合病机，故收效甚速，可见方药对症，如鼓应桴，实非虚言。

［出处］《肯堂医论》。

病案2 杨某方作事，不知背后有人潜立，回顾失惊，遂不言不食，不寐不便，别无他苦。

［中医体征］脉沉弦。

［治法］滋阴化痰，清热泻火。

［处方］石菖蒲次入二钱，生远志肉一钱五分，西毛珀研冲八分，旋覆花绢包三钱，川贝母杵八钱，天竺黄三钱，陈胆星七分炖和服，苦杏仁二钱，省头草次入一钱五分，羚角先煎四钱，化服苏合香丸。二剂大解行而啜粥，夜得寐而能言。复予调气宁神龋饮方（鲜枇叶绢包三钱。旋覆花绢包三钱。胆汁炒枣仁一钱五分。酒炒川连八分。石菖蒲一钱。赖氏橘红一钱。川贝母杵一两。生冬瓜子四钱。）数日霍然。

［分析］大凡因惊得病，多阴分不足，素挟痰浊。脉沉弦，弦为肝热挟虚，沉弦为热结为里。治疗宜滋阴化痰，清热泻火。

［出处］《王氏医案绎注》。

十九、产后病

病案1 高鼓峰治用晦室人，患产后惊悸。初起时，见筐中棉絮，念将所生儿入棉絮中，不几闷死，遂作惊恐忧患之状。后凡有所触，意中以为不耐，即忧患不止。或一端执想，数日才已，饮食不进，面少精采，服诸补心养血药无一效。高脉之曰：孩时得毋因齿病致大惊否？用晦向室人问之。曰：十岁时，果曾病齿，治齿者用刀钳之，几受惊而死，子何能识之也？解曰：脉法当如是耳，不精于象数钤法之学者，不能也。

[治法] 先补益气血，后逐痰驱邪。

[处方] 先用归脾、养荣、八味等类，五十大剂，待其气血完备，然后攻。

[分析] 患者系少时治牙病时受惊吓，受惊则心先受之，君火受损，心包气散，伏痰蓄积胸中。产后火虚上炎，痰浊乘虚而动，这是疾病产生的根本原因。心为君主之官，为十二官之主，主明则脏腑安定，故凡七情致病，皆由心起。今心虚甚，痰邪侵扰，多思多虑，以致惊恐不安。今对新生儿过于担心，气虚痰入，则爱不得正，过于爱护唯恐照顾不周，以致对事物惊恐不安。本病当属本虚标实，治疗当以先补后攻。

[出处]《古今医案按》。

病案2　张路玉治汪督学媳，产后病虚无气，洒洒然如惊，时咳青黑结痰，欲咳则心中憺憺大动，浑身麻木，心神不知所之，偶闻声响，则头面哄热微汗，神魂如飞越状，屡用补养之药罔效，虚羸转剧。

[中医体征] 脉浮微弦而芤，独左寸厥厥动摇。

[治法] 理气化痰，养心安神。

[处方] 朝用异功散加童便煅焠蛤粉；夕用大剂独参汤，下来复丹；服数日，神志渐宁，形神渐旺，改用归脾汤加龙齿、沉香。

[分析] 脉浮微弦而芤，独左寸厥厥动摇，脉浮而芤提示感受外邪，气血虚弱，左寸厥厥动摇，即脉势来疾去疾，脉搏的上升支和下降支的徒度变大和幅度变小，且脉搏达到最高点后持续的时间短，急速下降，提示患者惊悸不安状态程度之甚。患者必胎前先伤风热，分娩时用力过甚，痰血随气上逆，冲过膈膜而流入心包也，心神受扰，以致惊悸不安。治疗朝用异功散加童便煅焠蛤粉，以理气化痰；夕用大剂独参汤，下来复丹，以搜涤痰积。盖痰在膈膜之上，非焰硝无以透之，血在膈膜之上，非五灵脂无以浚之，然非借人参相反之性，不能激之使出也。服数日，神识渐宁，形神渐旺，改用归脾汤加龙齿、沉香，补养心神而安。

[出处]《古今医案按》。

病案3 吴孚先治王氏妇，产数日，恶露已尽，身体虚弱，遇回禄异出，神惊散乱，身翩翩如在云端。专科用元明、红花等味，反增烦剧，汗泻交作。

[中医体征] 六脉虚弱如无。

[治法] 补益气血，养血安神。

[处方] 用六君子加黄芪、炮姜、制附、枣仁、钩藤、龙骨、川断、五味。始服症减，继则神清。每日参一两或二两，二十剂而安。

[分析] 本案系产后气血大虚，六脉皆虚可为佐证，气血虚弱神无所依，故神惊散乱，恶露已尽，瘀血不存，故用红花等活血祛瘀之药后，伤气耗血，故症状加剧，汗泄交作。当务之急乃补益中州脾土，脾气运化调畅，则气血充盛，神可归藏。

[出处] 《续名医类案》。

病案4 王(二七)产后漏淋成带，入暮溺频不爽，惊恐神呆，骨骺尽痛。

[治法] 润补肝肾，滋阴固带。

[处方] 枸杞子(炒黑)、鹿角霜、归身、菟丝子(炒香)、生杜仲、沙苑子、茯苓、补骨脂(盐水煎淡)。

[分析] 此病肝肾内损，渐及奇经，不司束固，是产后虚在下，肝藏血，血摄魂，肾在志为恐，今阴血亏虚，血不摄魂，故惊恐神呆。治疗宜滋补肝肾阴血，肝肾不虚，带脉可固，崩漏可止。

[出处] 《临证指南医案》。

病案5 朱眷内眷，孕已八月，因送殡受惊，胸膈胀闷，呕逆不入食。城中时师，认为外感，为之发散，呕恶愈剧。举家恐胎有动，延予诊视。

[中医体征] 两寸脉皆洪滑，两尺弱。

[治法] 温胆和胃，清热化痰。

[处方] 温胆汤加姜汁炒黄连、大腹皮。水煎成送下姜汁益元丸，一帖而呕止膈宽，即能进食，午后醋寝，怡然若未始有病者。

[分析] 患者两寸脉皆洪滑，两尺弱，此痰热亢上不下之候。病起于惊，惊则气乱，痰随气升，胎气上逼，故脉亢上不下，在《难经》为溢候，由木火之性上而不下，所以胸膈胀闷不舒。经曰：上部有脉，下部无脉，其

人当吐，不吐者死。此胆胃不和，痰热内扰而致。故用温胆汤一剂可奏良效。黄连、竹茹清其肝胆之火，同白茯苓而安心神，加益元丸压其痰火下行，火下行而胎因之亦安。

［出处］《孙文垣医案》。

病案 6 乐元忠妻，产后病惊，身飘飘如在浮云中，举目则旋转，持身不定，四肢酸软。皆以安神补虚治之，前证转甚，（戴元礼）独曰：左脉芤且涩，神色不变，是因惊致心胞络积血耳。乃下血如漆者一斗，遂愈。

［中医体征］左脉芤且涩，神色不变。

［治法］活血逐瘀，通经活络。

［分析］本案乃因惊致病。产后受惊是本病的病因，惊则气乱，气机运行失调，气血运行不畅，以致心包瘀血，左脉芤且涩，《濒湖脉学》云：寸芤积血在于胸。又神色不变，故患者虽是产后，虚弱之象不显。古人云：大实似赢者此也。震按：此证必共认为虚矣。苟不辨其脉之芤涩，岂能测其心胞之积血耶？治疗宜活血化瘀，切不可补，补则更甚。惊悸不仅仅是疾病的结果，也可以是致病的原因，即所谓因病致惊，也可以因惊致病。临床辨证时，需详细辨明，切不可本末倒置。

［出处］《古今医案按》。

二十、遗精

病案 1 下堡顾仁成，年六十有一，痢后入房，精滑自遗，二日方止。又房劳感寒，怒气遂发寒热，右胁痛连心胸，腹痛自汗，盗汗如雨，四肢厥冷，睡中惊悸，或觉上升如浮，或觉下陷如坠。遂致废寝，或用补药二剂益甚。

［中医体征］脉浮大洪数，按之微细。

［治法］补益气血，滋阴清热。

［分析］脉浮大洪数，按之微细，此属无火虚热。

［处方］急予十全大补加山药、萸肉、丹皮、附子。二剂。

［分析］脉浮大洪数，按之微细，提示乃气血虚弱而致虚热内扰，患者年事已高，病后行房事，以致气血大亏，精关不固，复感伤寒，气机逆

乱，阴阳失调，所以遗精，胸痛，盗汗，四肢厥冷，神无所依，魂魄不安，故出现睡中惊悸，不寐。治疗当大补全身气血阴阳。

［出处］《薛案辨疏》。

病案 2 吴（左）向有遗精，有时气从上冲，则心悸惊怖，不由自主，甚则头晕，满面作麻，牵及四肢。

［治法］滋阴壮水，潜阳镇静。

［处方］大熟地六两，奎党参三两，湖莲肉二两，大生地四两，生於术二两，甘杞子三两，炒芡实二两，大麦冬二两，潼沙苑三两，煅龙骨二两，金石斛（劈开）三两，粉丹皮一两五钱，女贞子（酒蒸）二两，生熟草各三钱，山萸肉（炒）一两五钱，柏子仁（去油）一两五钱，生牡蛎八两，建泽泻一两，杭白芍（酒炒）一两五钱，缩砂仁七钱（另煎和入），生山药二两，淡秋石四钱。

［分析］患者肾中阴精亏虚，肾中之阳不藏，少阳内寄相火，水不制火，相火扰动精室，故遗精。阴不制阳，肝阳上亢，魂不得安，是以惊悸不安，阳得化风上旋头目，故头晕，面部发麻。宜以柔养镇静之剂，滋补肝肾之水，使水中之火，不致飞越，阴精充足，固摄有力，遗精可止。

［出处］《张聿青医案》。

病案 3 精浊四年，据述途中烦劳惊恐而得，头面眩晕，肌肉麻痹，遇房事必汗泄，顾体反壮。

［治法］温补肝肾，宁心安神。

［处方］韭子、龙骨、覆盆子、五味子、菖蒲、柏子仁、补骨脂、胡桃、金樱膏丸。

［分析］此案系劳累后复受惊恐以致肾阳衰微，无以固护精关，精关不固，以致精浊，脑窍失养，故出现头晕等症状。治疗宜温肾宁心，因久病体虚不能速效，需长时间调护才能恢复。

［出处］《扫叶庄医案》。

二十一、杂病

病案1 广陵有田妇患泄泻，下恶如油，邻童以纸捻蘸，捻与油无异，医不能疗。孙滋九先生闻而往视。孙滋九先生曰：人惊恐则气下，大肠胀损所致，此妇必受惊后得此疾也。问之果力作于场，见幼子匍匐赴火，惊而则急救得免，遂得此疾。此方书所未载。

[治法] 补中益气，养心安神。

[处方] 补中益气汤十剂，天王补心丸四两，以煎剂下丸服讫而愈。

[分析] 患者因救幼子而受惊恐，《经》曰：惊则气乱，恐则气下。大气下陷，脾不升清，以致大肠黏膜胀损破裂，故泄泻如油样粪便。治疗用补中益气汤补益气血、补中益气，升提气机，天王补心丹养心安神。

[出处]《续名医类案》。

病案2 范，惊动肝胆，风阳与胃中之痰浊，交互入络。营卫运行之气，上下升降之机，阻窒碍滞。周身皮肤、肌肉、关节麻木不仁，胸脘不畅，饮食无味，口多涎沫，头昏心悸。

[中医体征] 苔白而裂，大便干燥。

[治法] 清热息风，化痰渗湿，参以养血滋液。

[处方] 羚羊、苁蓉干、天麻、决明、半夏、制南星、麻仁、泽泻、橘红、茯神、当归、嫩钩钩、姜汁、竹沥。

[分析] 惊动肝胆，肝风与胃中之痰浊相结入络，阻滞营卫运行之气，上下升降之机，故出现周身麻木不仁，苔白而裂提示风阳上扰，痰浊不化，胃虽有湿，而肠液已枯，故大便干燥。渊按：饮食不化精微而化痰浊，致胃湿肠燥，由气秘不行，中焦升降失其常度耳。

[出处]《环溪草堂医案》。

病案3 张意田治一人，戊寅三月间，发热胸闷不食，大便不通，小便不利，身重汗少，心悸而惊。予疏散消食药，症不减，更加谵语叫喊。

[中医体征] 脉弦缓。

[治法] 和解少阳，温胆宁心。

［处方］柴胡加龙骨牡蛎汤。

［分析］脉弦缓，乃时行外感，值少阳司天之令，少阳症虽少，其机显然。脉弦发热者，少阳本象也。胸闷不食者，逆于少阳之枢分也。少阳三焦内合心包，不解则烦而惊，甚则阳明胃气不和而谵语。少阳循身之侧，枢机不利，则身重而不能转侧。三焦失职，则小便不利。津液不下，则大便不通。《伤寒论》110条："伤寒八九日，下之，胸满烦惊，小便不利，谵语，一身尽重，不可转侧者，柴胡加龙骨牡蛎汤主之。"

［出处］《续名医类案》。

第二节　惊悸不安状态现代病案分析

在古代病案中虽然散在着"惊"或者"悸"相关的病案记载，但是多是以病因的形式存在，并未形成系统的理论体系，更没有对惊悸不安状态的认识。而且现代与古代惊悸不安状态疾病也存在一定的差异，因此笔者总结了门诊或病房中惊悸不安状态的典型病案，涉及心系、肝胆系、气血津液系、肢体经络系等各个系统，最常见的病症当属不寐、心悸、头痛、眩晕等。通过客观记载、系统归纳、总结并分析具体的治法和用药规律，尽可能全面地还原疾病的整个诊疗经过，以期对临床惊悸不安病症的治疗和惊悸不安状态的进一步深入、系统研究有所贡献。

一、不寐

病案1　马某，男，38岁。2022年9月19日初诊。

［主诉］入睡困难2个月余，加重1周。

［现病史］患者2个月前因劳累过度出现入睡困难，多梦，自觉心中压抑、烦躁、易怒，发作性情绪不稳，骂人，无其他过激行为，自服佐匹克隆片，情绪不稳时服用西酞普兰、米氮平片，效差。近1周出现入睡困难，

眠浅易醒，多梦，情绪激动不能自制，急躁易怒，焦虑，紧张，压抑，头昏沉，偶有乏力。纳差，二便调。

［中医体征］舌淡红，苔薄白。

［系统辨证脉象］脉刚、疾、动、左寸上、热。

［治法］安神定悸，平肝潜阳。

［处方］珍珠母 30 g，黄芩 12 g，黄连 12 g，郁金 15 g，石膏 20 g，赭石 15 g，薄荷 12 g，龙骨 30 g，牡蛎 30 g。

［分析］本案中患者因劳累过度后出现入睡困难，后时常担心睡眠问题，进而导致心中惊悸不安，焦虑压抑。脉象"动"是惊悸不安状态的代表性脉象。患者睡眠不稳，导致情绪不宁，烦躁易怒，肝阳上亢，《景岳全书》云："不寐证虽病有不一，然惟知邪正二字则尽之矣。盖寐本乎阴，神其主也，神安则寐。"故用龙骨、牡蛎、珍珠母、赭石安神定志，平肝泻火，平惊悸，黄芩、黄连清热泻火，郁金、薄荷疏肝解郁，石膏重镇，可滋阴清热，全方达到安神定悸、平肝潜阳之功效。改善患者心理因素后则睡眠随之好转。

病案 2 王某，男，48 岁。2022 年 7 月 11 日初诊。

［主诉］入睡困难伴右侧间歇性耳鸣半年余。

［现病史］患者自诉半年前无明显诱因出现入睡困难，渐渐伴随出现耳鸣，无头晕头痛，无心慌胸闷，未予治疗，为求系统治疗来诊。现症见：入睡困难，多梦害怕，盗汗。右侧间歇性耳鸣伴头巅顶部跳痛，发作时恶心呕吐，活动后加剧，颈肩部隐痛，腰部酸痛，无头晕，无咳嗽咳痰，纳可，大便干，每日 2 次，小便调。

［中医体征］舌淡红，苔薄白。

［系统辨证脉象］脉刚、敛、直、左尺寒。

［治法］祛风止痛，补肾强志。

［处方］天麻（先煎）30 g，钩藤（后下）30 g，石决明 30 g，杜仲 12 g，牛膝 15 g，桑寄生 12 g，黄芩 12 g，栀子 9 g，益母草 12 g，茯神 15 g，首乌藤 12 g，防风 20 g，降香 12 g，荆芥 12 g，独活 12 g，秦艽 20 g，佩兰 20 g。7 剂，水煎服，每日 1 剂。

2022年7月18日二诊：病史同前，服药效佳，患者自述诸症减轻，现仍耳鸣、腰酸痛，纳差，食凉则腹泻，二便调。舌淡苔黄，脉刚。

［分析］《太平圣惠方》曰："胆虚冷恒多恐畏，不能独卧，心下澹澹。"患者整体脉象敛、直，表征患者为金形善思之人，短、敛、直表征个性谨慎、胆怯，处于惊恐情绪里整日难以放松。左手脉敛、直表示患者过度关注自己的病情。尺脉寒、弱体现了机体下焦功能不足，阳虚不能温煦筋骨，故腰酸痛，颈肩隐痛和耳鸣等症状，尺脉细、敛体现阴虚摄纳不利，阳不入阴，引起入睡困难。处方用天麻钩藤饮加减，治宜平肝息风，补肾强志。天麻、钩藤平肝息风，且具有镇静作用。牛膝、降香引气血下行。方中加用大量风药，如荆芥、防风、独活、秦艽，用以调畅气机，平调阴阳，引阳入阴，使气机舒达，魂安魄定，惊悸自除，睡眠得安。二诊时患者耳鸣、腰酸症状突出，表明肾虚尚未明显缓解，方用杜仲补肾阳、强肾志，肾气足意志定则惊悸可除，不仅起到治疗腰酸、耳鸣的作用，也取得了治疗不寐的显著疗效。

病案3 季某，女，65岁，2022年4月21日初诊。

［主诉］入睡困难半个月余。

［现病史］半个月前无明显诱因出现入睡困难，夜间1时入睡，眠浅，易惊醒，双耳鸣7~8年，耳内蝉鸣音。现症见：入睡困难，睡后易醒，头昏沉，头两侧胀痛，夜间足底发热，日间潮热，发无定时，纳可，二便调，停经8年。

［中医体征］舌红，苔白腻。

［系统辨证脉象］脉动、悸。

［治法］安神定悸，镇静安神。

［处方］珍珠母15g，巴戟天12g，龙骨15g，五味子6g，石菖蒲9g，远志12g，茯神15g，人参（另煎）12g。7剂，水煎服，每日1剂。

［分析］《冯氏锦囊秘录》提出："壮年肾阴强盛，则睡沉熟而长，老年阴气衰弱，则睡轻微而短。"患者年老，半个月前无明显诱因出现入睡困难，眠浅易惊醒，患者眠差易惊醒，久则每于睡眠时产生惊悸心理，担心是否正常入睡，致使心理状态产生异常，时常担惊受怕，导致惊悸不安，

气机失司，气血不能上荣入脑，则产生头昏沉，夜间足底发热、日间潮热是阴虚火旺之征象。方中选用珍珠母、龙骨平肝潜阳，安神定悸，巴戟天补肾，远志、茯神改善睡眠，五味子滋阴清热，人参安神益智，达到止惊悸、安魂魄、助睡眠的功效。

病案4 王某，女，47 岁。2010 年 10 月 8 日初诊。

[主诉] 眠差伴头晕 10 余年。

[现病史] 10 余年前受惊吓后紧张害怕，出现入睡困难，眠浅多梦，伴头晕，担心害怕，爱胡思乱想。纳可，二便调。

[中医体征] 舌暗红，苔薄白。

[系统辨证脉象] 脉刚、敛、紧、动。

[治法] 理气解郁，清热散结。

[处方] 紫苏叶 12 g，半夏 9 g，厚朴 15 g，防风 15 g，钩藤 30 g，白芍 30 g，茯苓 30 g，桑白皮 20 g，柏子仁 12 g，黄芩 12 g，远志 12 g，香附 15 g，甘草 9 g。14 剂，水煎服，每日 1 剂。

[分析] 此患者因 10 年前受惊吓，心神被扰以致失眠，正如《景岳全书·不寐》篇中指出："盖寐本乎阴，神其主也。神安则寐，神不安则不寐。"惊则气乱，气机不畅，清扬不升以致头晕，郁而化热。另外，善惊之人，日久多耗气伤血，气不足则阴血亏虚，阴不敛阳，更加重失眠。故治疗的重点在于调畅气机，清热散结。

病案5 马某，男，60 岁。2010 年 10 月 8 日初诊。

[主诉] 入夜惊恐半年余。

[现病史] 入夜易惊恐，口干口苦，纳呆，眠差，小便调，大便稀溏。

[中医体征] 舌淡红，苔薄黄。

[系统辨证脉象] 脉紧、动、疾。

[治法] 平调阴阳，舒达气机。

[处方] 天麻（先煎）20 g，钩藤（后下）30 g，白芍 30 g，防风 15 g，蝉蜕 9 g，僵蚕 12 g，酸枣仁 30 g，荆芥 12 g，生龙骨、生牡蛎各 30 g，当归 15 g，败酱草 30 g，川牛膝 20 g。7 剂，水煎服，每日 1 剂。

2010 年 10 月 15 日二诊：病史同前，服药效可，仍白天心慌，无胸闷，仍需服用镇静药，入睡前害怕，自汗，乏力，口干口渴，纳呆，二便调。舌淡红，苔薄黄，脉弦动。处方：上方加远志 15 g，乌梅 20 g，茯神 20 g。7 剂，水煎服，每日 1 剂。

［分析］患者白天尚可，尤入夜易惊恐，入睡前害怕，此是阴不敛阳，虚阳浮越于上，脉象动越不稳，指下匆匆划过感，左寸尤甚，当为睡眠紊乱的惊悸不安状态，治疗需以平调阴阳为纲，舒达气机为目，引阳入阴，使气机调畅，魂安魄定，惊悸自除，睡眠得安。

病案 6 李某，男，49 岁。2010 年 11 月 23 日初诊。

［主诉］睡眠浅易醒 10 年，加重 1 周。

［现病史］1997 年因查体得知高血压后，心中害怕，渐渐出现睡眠浅、易醒，其间服用盐酸氯米帕明、谷维素、艾司唑仑等，效尚可。近日因事害怕，睡眠浅、易醒加重。现症见：担心，害怕，睡眠浅、易醒，纳可，二便调。

［中医体征］舌暗红，苔白腻。

［系统辨证脉象］脉敛、刚、短、滑。

［治法］清化痰热，安神定志。

［处方］陈皮 12 g，半夏 9 g，远志 12 g，石菖蒲 12 g，防风 21 g，浙贝母 15 g，天竺黄 15 g，郁金 21 g，黄连 12 g，桑白皮 30 g，朱砂（冲服）0.5 g，甘草 5 g。7 剂，水煎服，每日 1 剂。

［分析］患者心中惊悸不安 10 余年，惊悸不安导致的失眠往往是长期的，短时间内很难改善，脉弦短，提示患者心理紧张度高，过度关注、担心睡眠的质量，脉弦滑，苔白腻提示患者痰热内盛。又患者平素心胸狭窄，遇到难以解决的事情便萦绕心间，难以释怀，耗伤阴血，郁热内生，以致阴虚不能纳阳，表现为眠浅易醒，故用黄连温胆汤加减清化痰热，温胆和胃，加石菖蒲、远志交通心肾，朱砂安神定志。

病案 7 李某，男，28 岁。2010 年 12 月 14 日初诊。

［主诉］眠差多梦害怕 1 年余。

［现病史］自述 10 年来眠差，时好时坏，平素易害怕。近 1 年来眠差加重，

眠浅易醒，于前几个月来我院就诊，服中药（具体不详），效差。现症见：眠浅易醒，易惊悸害怕，多梦，纳差，头昏沉，时有头痛，大便不调，时干时稀，每日 2~3 次，小便频，夜尿多。

［中医体征］舌红、苔薄干。

［系统辨证脉象］脉动、悸。

［治法］鼓舞心阳，补肾强志。

［处方］五加皮 20 g，淫羊藿 15 g，桂枝 15 g，干姜 9 g，黄芩 12 g，党参 15 g，远志 12 g，山茱萸 20 g，白术 30 g，防风 15 g，补骨脂 20 g，甘草 6 g，朱砂（冲服）0.5 g。7 剂，水煎服，每日 1 剂。

［分析］本案系阳虚而至惊悸案。患者心肾阳虚，气化不利，水液内停，上凌于心则心阳被抑而致惊悸。《医理真传·杂问》曰："怔忡起于何因？此心阳不足，为阴邪所干也……阳虚之人，心阳日亏，易为阴邪所侮……非大补心阳不可。"再加之患者平素个性易担心害怕，遇事谨慎小心，惊悸不安日久，气机紊乱，阴阳失调，导致失眠，治疗宜以桂枝、干姜、甘草取"辛甘化阳"之意鼓舞心阳，再以五加皮、淫羊藿、补骨脂等补肾阳、强肾志，肾气足，意志定，则惊悸可除，睡眠得安。

病案 8 张某，女，51 岁。2010 年 12 月 3 日初诊。

［主诉］睡眠差 1 年，加重 10 天。

［现病史］近 1 年来睡眠差，易醒，醒后可复睡。惊恐，心烦，间断服用中药治疗。效差。近 10 天因家庭琐事导致失眠加重，凌晨 2 时左右方可入睡，多梦，心慌，害怕，腰痛，头晕，无视物旋转，无恶心，左耳鸣，胃中反酸，纳可，二便调。

［中医体征］舌淡红，苔薄黄。

［系统辨证脉象］脉滑、刚、直。

［治法］平肝息风，清热活血。

［处方］天麻（先煎）20 g，钩藤（后下）30 g，川牛膝 15 g，杜仲 12 g，五加皮 20 g，木香 9 g，桑寄生 12 g，石决明 30 g，首乌藤 15 g，茯神 12 g，益母草 12 g，远志 12 g，防风 15 g。7 剂，水煎服，每日 1 剂。

　　[分析]本案患者久患失眠症，阴不敛阳，肝阳上亢，肝风内动，故有头晕、耳鸣，日久以致肝肾亏虚，气血瘀滞不通，郁热内生，治疗用天麻钩藤饮加减平肝息风，清热活血，补益肝肾，更加木香、五加皮、远志等安神定志之品。内风不亢，肝肾得养，神志定则失眠惊悸自除。

　　病案9　胥某，男，36岁。2010年12月16日初诊。

　　[主诉]入睡困难伴早醒3个月。

　　[现病史]2010年8月23日患者夜间突发心慌、呕吐，于市中心医院急诊诊断为"心慌原因待查"，未经处理，自行缓解。后此症状未发。患者自述对自身病情担心害怕，渐渐出现入睡困难，早醒，凌晨1时左右醒，醒后难以复睡。白昼精力差，易担心恐惧。纳可，二便调。

　　[辅助检查]心电图示窦性心律失常，偶发房性期前收缩，时呈短阵房性心动过速；房室传导阻滞；ST段无明显改变（2010年9月2日）。心电超声：符合心肌炎超声（2010年12月4日）。

　　[中医体征]舌淡红，苔薄白。

　　[系统辨证脉象]脉刚、紧、动。

　　[既往史]既往心肌炎病史12年。

　　[治法]行气散结，降逆化痰。

　　[处方]紫苏叶15 g，半夏9 g，厚朴15 g，茯苓20 g，防风15 g，川芎12 g，天麻20 g，远志12 g，佩兰20 g，紫石英30 g，僵蚕12 g，甘草9 g，钩藤30 g。7剂，水煎服，每日1剂。

　　2010年12月24日二诊：药后自述诸症减轻，现仍易醒，醒后难复睡，烦躁，恐惧，纳少，二便调。舌绛苔中黄，脉沉滑。处方：上方加牡丹皮20 g，栀子12 g，豆豉15 g，黄芩12 g。7剂，水煎服，每日1剂。

　　[分析]此案系思虑过度而致惊悸案。患者对病情过度关注，思虑过度以致气机郁结，水液代谢失常，聚湿成痰，上蒙清窍，阻于心脉，而发惊悸失眠。故以半夏厚朴汤为底方行气化痰，降气散结。其中半夏除燥湿化痰外，尚有治疗失眠的作用。如治疗失眠症的最早方剂半夏秫米汤、治疗心悸的半夏麻黄丸均以半夏为主药，古人认为半夏有交合阴阳之意，故

多用之治疗失眠。二诊时患者胸中尚有烦热，用仲景之栀子豉汤解胸中烦热。

病案10 巩某，女，24岁。2010年11月9日初诊。

[主诉]入睡困难，多梦4个月。

[现病史]2010年7月，患者因爷爷去世感到恐惧而导致入睡困难，夜间多梦，乏力，怕冷，精神不振。2008年因头痛、前胸闷痛于某医院就诊，诊断为"抑郁障碍"，服用帕罗西汀（赛乐特）及中成药（具体不详），效差。近4个月来每晚均出现恐怖画面，白天精神不振。现症见：入睡困难，多梦，乏力，怕冷，记忆力下降，精神不振，心情不好时加重，左上腹胀气，烦躁，脚心发热，口气重，咽干，畏光，食欲不振，大便干燥，2日一行，小便黄，月经正常。

[中医体征]舌红，苔薄黄。

[系统辨证脉象]脉数、涩、弦、敛、短、来缓去疾、左涩、右弦滑。

[治法]行气和中，养血安神。

[处方]紫苏梗20g，枳壳15g，桔梗12g，防风15g，独活12g，白芍30g，当归15g，前胡20g，枇杷叶15g，远志12g，木香12g，红花9g，甘草6g，天麻（先煎）20g。14剂，水煎服，每日1剂。

2010年12月3日二诊：药后效可，有困倦感，第一剂药后大便次数增加，大便稀，睡眠差，多梦，恐惧感消失，嗳气、乏力减轻，腹胀，大便稀，五心烦热减轻，小便黄，大便干，2日一行。舌淡红，苔薄黄，脉弦紧。处方：上方加苍术20g，佩兰15g，半夏9g。7剂，水煎服，每日1剂。

[分析]本案患者属于郁闷不舒状态兼惊悸不安状态。脉象示数、涩、弦、敛、短、来缓去疾。综合分析，患者为土型人，有情志内伤史，郁闷不能向外发泄，郁积于内，为潜在诱因，此次因担心恐惧而诱发，阳不得入于阴而发病，总为潜在病因与诱发因素相互作用而致。故方中多用风药，如紫苏梗、防风、独活、天麻内可生发阳气，调畅气机、血脉运行，白芍、当归、红花养血安神，前胡、枇杷叶清热化痰，枳壳、桔梗升调气机。

二诊脉诊示惊悸（动）的成分减轻。追问病史，患者小时候家人过分溺爱，过分依赖家人。长大后每遇到难题和挫折坎坷时，渴望被关爱，而出现心理逃避。这种现象是心理学中的自我防御机制，是一种正常的行为。但是当这种行为超过了正常的限度，便会成为一种病理现象。此患者遇到问题时的心理逃避是一种摆脱痛苦焦虑的方式，是"自我"失去了对"本我"的控制。而自我本身为了摆脱焦虑和痛苦，不知不觉地将这种焦虑转化为诸如此类的症状，即为躯体化症状。

病案 11 王某，女，44 岁。2010 年 12 月 17 日初诊。

［主诉］入睡困难 8 年，加重 4 个月。

［现病史］8 年前无明显诱因出现入睡困难，平素服用地西泮（安定）2.5 mg 方可入睡。2010 年 8 月因子宫肌瘤行子宫全切除术，术后入睡困难加重，时有恐惧感。现症见：入睡困难，甚则彻夜不眠。白日精力可，恐惧感明显。头汗明显，面色潮红，纳可。二便调。时有心悸。

［中医体征］舌淡红，苔白滑。

［系统辨证脉象］脉刚、紧、敛、左尺动。

［既往史］室性期前收缩 5 年。卵巢切除术后 8 年，子宫切除术后 4 个月。

［治法］定志安神，补肾强志。

［处方］天麻（先煎）20 g，钩藤（后下）30 g，川牛膝 20 g，白芍 30 g，当归 15 g，川芎 15 g，生龙骨、生牡蛎各 30 g，夏枯草 12 g，防风 15 g，远志 12 g，郁金 15 g，甘草 6 g。7 剂，水煎服，每日 1 剂。

2010 年 12 月 24 日二诊：药后恐惧感减轻，现仍入睡困难，每晚睡 2~3 小时，时有心中动悸，纳可，二便调。舌绛尖红，苔白厚，脉弦动。处方：上方去夏枯草，加五加皮 15 g，淫羊藿 12 g，补骨脂 12 g。7 剂，水煎服，每日 1 剂。

［分析］患者因平素个性胆小，加之手术外因诱导，致使担心恐惧加重，心神不安，魂不安位，致使失眠，脉象弦，示紧张担心，弦中有动越不稳感，以右尺为甚，示心神不安，个性胆小，易受惊害怕。以天麻钩藤平肝息风，且具有镇静的作用，生龙骨、生牡蛎定志安神，川牛膝引经为用，《医学衷中参西录》谓其"原为补益之品，而善引气血下注，是以用药欲其下行者，恒以之为引经"，再以白芍、当归、川芎、郁金活血养血，阴血充足，神

志得养，惊悸可安。二诊是诸证减轻，再以补益之品补肾强志，使魂安神定，则惊悸可除，失眠得解。

病案 12 刘某，女，54 岁。2010 年 4 月 2 日初诊。

［主诉］烦躁恐惧 10 年。

［现病史］因受惊吓渐渐出现睡眠障碍，烦躁，恐惧，乏力，倦怠。于精神卫生中心诊断为焦虑症。服用抗焦虑药物不效。现症见：烦躁，早醒，恐惧，纳可，二便调。

［中医体征］舌淡红，苔薄白。

［系统辨证脉象］脉滑、涩、郁动。

［治法］行气化痰，安神定志。

［处方］浙贝母 15 g，天竺黄 12 g，陈皮 9 g，半夏 9 g，茯苓 30 g，紫苏子 15 g，白芥子 12 g，莱菔子 12 g，浮海石 12 g，海蛤粉 15 g，远志 12 g，黄芩 9 g，木香 9 g，紫苏叶 12 g，紫苏梗 15 g，郁金 20 g，硼砂（冲服）2 g。7 剂，水煎服，每日 1 剂。

2010 年 4 月 8 日二诊：药后效佳，烦躁，担心害怕感较前减轻，眠好转，痰多，口苦，无恶心感。现症见：烦躁，担心害怕，乏力，倦怠，早醒，纳可，二便调。舌淡红苔薄，脉滑动。处方：上方加防风 15 g，五加皮 12 g，去浮海石、海蛤粉。14 剂，水煎服，每日 1 剂。

2010 年 4 月 23 日三诊：担心、恐惧、烦躁减轻，睡眠好转，现晨 5 时左右眠醒，乏力倦怠，有恶心感，吐之无物，晨起黄稠痰，纳可，二便调。舌淡红，脉滑沉。处方：上方去硼砂，加生地黄 20 g，玄参 20 g。7 剂，水煎服，每日 1 剂。

［分析］患者惊悸不安伴有烦躁，脉动，脉搏波起始段急躁不稳，来急去徐，且有滑象，舌淡红苔薄。四诊合参，患者系痰热内盛，蒙蔽清窍，故以大剂清热化痰，又《素问·至真要大论》云"热淫于内，治以咸寒"，对于惊悸不安状态实热证者，多以咸寒之品浮海石、海蛤粉制之。二诊时恐咸寒之品久服伤中焦胃气，故不用。

三诊时烦躁感、恐惧明显减轻，去硼砂，加生地黄、玄参滋阴之品善后。

病案 13 丁强,男,39 岁。2010 年 3 月 2 日初诊。

[主诉]失眠惊悸半年。

[现病史]近半年来工作环境压力大,导致入睡困难、易醒、醒后难再入睡,恐惧害怕,时有烦躁悲伤感。纳差反酸,易腹泻。

[中医体征]舌淡胖,苔薄。

[系统辨证脉象]脉动、细、敛。

[治法]燥湿化痰,安神定志。

[处方]陈皮 9 g,半夏 9 g,茯苓 20 g,甘草 6 g,独活 15 g,防风 15 g,天麻(先煎)20 g,朱砂(冲服)0.5 g,佩兰 15 g,厚朴 15 g,浙贝母 12 g,远志 12 g,五加皮 20 g,木香 12 g,紫石英 30 g。7 剂,水煎服,每日 1 剂。

[分析]患者平素胆小怕事,心理承受能力差,脉弦动,为典型的惊悸脉象,提示患者惊悸的心理状态。工作压力大,惊悸日久,气机逆乱,阴不入阳,以致失眠加重,脾胃升降失常,运化失职,痰浊内生,长期处于易激惹状态,故纳差、腹泻。治疗以二陈汤燥湿化痰,朱砂重镇安神,紫石英、木香等补肾安神强志,再加独活、防风等疏散气机,且风药多燥,可助以燥湿化痰。

病案 14 张某,男,25 岁。2012 年 6 月 28 日初诊。

[主诉]入睡困难,害怕 3 个月余。

[现病史]3 个月前因学习压力大,出现入睡困难,易惊悸,甚则彻夜难眠,伴胸闷、心慌、多思虑,对事物缺乏兴趣。现症见:入睡困难,彻夜难眠,易惊悸,胸闷,心慌,好思虑,情绪烦躁,纳差,二便调。

[中医体征]舌淡胖,苔薄黄。

[系统辨证脉象]脉疾、动。

[治法]理气化痰,安神强志。

[处方]半夏 9 g,厚朴 12 g,茯苓 12 g,紫苏叶 15 g,防风 15 g,远志 12 g,当归 15 g,白芍 20 g,党参 20 g,天麻 30 g,朱砂(冲服)0.5 g,木香 9 g,五加皮 20 g,佩兰 15 g,石菖蒲 9 g。

[分析]本案系思虑过度至惊悸不安案。患者因最近一段时间学习压

力大，导致气机运行不畅，脾胃运化失司，痰湿内生，蒙蔽心包，扰及心神，心神被蒙，且过度思虑，暗耗心血，神明主寤寐功能受阻而致不寐惊悸。《素问·举痛论》中说："惊则神无所依。"故治疗以半夏厚朴汤理气化痰，调畅气机，再加当归、白芍、党参以养血补气，则惊悸可除，寤寐正常。

病案 15　唐某，女，20 岁。2012 年 7 月 14 初诊。

[主诉] 入睡困难，害怕 1 年半。

[现病史] 入睡困难，害怕，考试压力大时加重，咽喉部有梗塞不适感，易紧张、恐惧，不愿与人交流，做事没有兴致，神疲乏力，记忆力下降，自言自语，敏感易哭，自觉生活无意义。服宁神灵颗粒、舒眠胶囊等效不显。纳可，二便调。

[中医体征] 舌红，苔薄白。

[系统辨证脉象] 脉数、涩、敛。

[治法] 镇心安神，理气开郁。

[处方] 朱砂（冲服）0.5 g，生地黄 12 g，黄连 9 g，防风 15 g，远志 12 g，天麻（先煎）30 g，钩藤（后下）30 g，木香 9 g，五加皮 20 g，茯神 30 g，紫苏叶 15 g，厚朴 12 g，7 剂，水煎服，每日 1 剂。

[分析] 本案患者属于惊悸不安状态兼郁闷不舒状态。七情郁结，痰气凝滞，气机升降失调，以致肝失疏泄，脾失健运，痰浊内生，蒙蔽神窍，阴阳失调，故不寐、惊悸、郁闷不舒。治疗当理气开郁，镇心安神，同时患者惊悸不安，做事没有兴致，属于意志羸弱，用木香、远志安神强志，志意强则五神各归其位，各司其职，诸症得解。

二、心悸

病案 1　孙某，女，47 岁。2010 年 10 月 26 日初诊。

[主诉] 周身颤抖、紧张、恐惧焦虑 5 年余。

[现病史] 5 年前因受到惊吓而出现自觉周身持续性颤抖，伸展不开，生气紧张时甚，心中有恐惧感，焦虑，偶怕冷，眠浅易醒，夜间一听到声音即心中发慌，时有头目发胀，曾服中药、抗抑郁药、镇静药等，初效可，

现患者仍自觉周身持续颤抖，紧束不展，生气、情绪紧张则甚，恐惧焦虑，偶怕冷，时有头目发胀，眠浅易醒，夜间听到声音即心慌，纳可，二便调。

［辅助检查］FT$_3$ 5.5 pmol/L，FT$_4$ 12.7 pmol/L，TSH 5.0 U/mL；TSH 5.8 U/mL；TSH 5.71 U/mL（正常值：0.27~4.2）

［中医体征］舌淡红，苔薄。

［系统辨证脉象］脉紧、动、尺脉敛甚。

［治法］养血柔肝，安神强志。

［处方］朱砂（冲服）0.5 g，五加皮 20 g，木香 12 g，防风 15 g，茯神 15 g，紫石英 30 g，前胡 15 g，白芍 30 g，当归 15 g，佩兰 15 g，桂枝 15 g，黄连 12 g，麦冬 30 g。7 剂，水煎服，每日 1 剂。

2010 年 11 月 2 日二诊：病史同上，服药效显，自觉症状减轻，服药期间呕吐饭食 1 次，大便稀，不成形，常伴有腹中雷鸣，无排气。现症见：仍心中恐惧感，焦虑易紧张，记忆力下降，耳鸣，眠差，纳差，不欲食油腻，小便调，大便稀，每日 1 次。舌淡红苔薄，有裂纹，脉弦紧。处方：上方加半夏 9 g，麻黄 9 g，厚朴 12 g，苍术 20 g。7 剂，水煎服，每日 1 剂。

［分析］此人为木形人，平素与丈夫生闷气但又害怕而无处发泄，惊悸，畏声，心情高度紧张（尺脉敛甚），为惊悸不安状态，正如《素问·举痛论》云："惊则心无所倚，神无所归，虑无所定，故气乱矣。"脉象示左尺枯、进少退多、敛甚、尺热。右寸浮、来急去急、动甚、敛甚、寸热、数。其为阴虚火旺，悸动不安之征，故选用养血柔肝，安神强志之品，肝木得养，惊悸自消。二诊患者仍处于精神高度紧张状态，惊悸不安，无缘无故放心不下，易自扰。脉象仍处于悸动不安之态，气机失调，故继用上方，再加用调理气机之药物。

病案 2 赵某，女，34 岁。2010 年 10 月 26 日初诊。

［主诉］焦虑烦躁惊悸 2 个月。

［现病史］2 个月前因孩子上学后出现情绪差，自觉照顾不好孩子，工作压力大，出现自卑感，10 月 3 日服药酒后被人发现抢救过来，自此双眼视物模糊，乏力，怕冷，曾服氯米帕明片、氯硝西泮、帕罗西汀、解郁丸、

安神胶囊等效不显。现仍情绪差，烦躁，焦虑，自卑感，不欲与人交流，思想压力大，易紧张，害怕，乏力，怕冷，头昏沉，时耳鸣，眠差。药后嗜睡，大便干，2~3日1次，小便调。

［中医体征］舌淡胖，苔薄黄。

［系统辨证脉象］脉浮、弱、刚、左寸动。

［治法］补气养阴，宁心强志。

［处方］乌梅20 g，白芍30 g，当归15 g，桂枝15 g，细辛3 g，黄芩15 g，干姜6 g，五加皮20 g，黄连12 g，木香9 g，远志12 g，合欢皮15 g。7剂，水煎服，每日1剂。

［分析］此患者脉位浮，形体修长，皮色苍，为木形人。木形人多劳于心，善忧，像木之性不能自静，因而烦躁惊悸状态的人相对较多。左寸脉动，集中在指目附近，局部的、类似许多钝针密密麻麻地交替击手的感觉，为心烦之象。脉弦与过度关注工作之事有关，弱为阴虚血弱之象。阴血不足，无以养神，故治疗用乌梅丸酸、辛、苦同用，酸以养阴、辛以发散、苦以坚阴，白芍、当归养血活血，再加理气开郁，宁神定志之品。

病案3 杨某，男，80岁。2010年12月17日初诊。

［主诉］心悸，担心害怕2个月。

［现病史］2个月前于某医院查出"巨细胞瘤"后渐渐出现心慌，担心害怕，易紧张，烦躁，偶胸闷，痰黏难咳，食欲不振，睡眠差，服1片地西泮入睡5小时，日间精力差，口干，大便调。夜尿5次。

［中医体征］舌暗红，苔薄。

［系统辨证脉象］脉滑、动。

［既往史］既往高血压病史30年，脑出血病史15年。

［治法］益智豁痰，镇心安神。

［处方］①朱砂（冲服）0.5 g，远志12 g，防风15 g，陈皮12 g，半夏9 g，茯苓20 g，石菖蒲12 g，独活15 g，白芍30 g，当归15 g，紫石英20 g，甘草6 g，佩兰7 g。7剂，水煎服，每日1剂。②盐酸帕罗西汀片（赛乐特）30 mg，每日1次。

2010年12月24日二诊：药后纳增，心慌、胸闷、心烦明显减轻，现仍入睡困难，纳少，尿频尿急。舌红，苔白厚滑，脉弦滑。处方：上方加紫苏梗15g，前胡12g，枳壳12g，枇杷叶12g。7剂，水煎服，每日1剂。

［分析］该患者年老肾气渐衰，加之因病而过度担心害怕，肾阴亏虚，则不能滋养五脏之阴，阴亏则火旺，灼津为痰，痰浊蒙心，心神失养，心神动摇，悸动不安，故需益智豁痰，镇心安神，痰浊得清，心神得养，惊悸自消。二诊时患者症状减轻，加用宽胸理气之品，调畅气机。

病案4 张某，女，47岁。2011年1月11日初诊。

［主诉］心悸、胸闷气短，伴夜间憋醒2个月余。

［现病史］患者2个月前吃饭中自感咽中异物，剧烈咳嗽后出现双眼及眉中静脉突出，后每于夜间3时可睡中憋醒，伴心悸、气短，于当地医院行24小时动态心电图示：窦性心律失常，偶发房性期前收缩。现症见：易惊悸、害怕，二便时头顶肿胀感，胸闷心慌气短，冷热皆感不适，纳可，眠易醒，二便调。

［中医体征］舌淡红，苔薄白。

［系统辨证脉象］脉弦、紧、动。

［治法］镇心安神，强志安魂。

［处方］香附15g，苍术12g，槟榔12g，旋覆花（包煎）12g，白芍20g，当归15g，天麻20g，五加皮15g，木香12g，远志12g，防风15g，生龙骨、生牡蛎各30g，朱砂（冲服）0.5g，佩兰12g。7剂，水煎服，每日1剂。

2011年1月18日二诊：服药后效可，大小便时头胀感缓解，仍胸闷，心慌，集中精力则头晕感，头部搏动性跳动感，按压后可缓解，月经不规律。双手大鱼际胀，口周及中指、无名指、小指麻木，右腿凉，眠差，纳可。大便日一行，不成形，小便调。舌红苔薄白，脉动数。处方：上方去香附、苍术、槟榔，加前胡12g，珍珠母30g。7剂，水煎服，每日1剂。

［分析］本案患者属思虑过度以致惊悸不安状态。此人为木形人，思虑过度，担心，害怕，咳嗽气短。脉象弦紧为主，代表心事重重，多思多虑，担心；紧中带动，来势急迫，去势缓和，高点处动越，左右弹拨，代表心

神不安，魂神不定，心中恐惧害怕。当需解思除虑，镇定安神，强志安魂，心悸可解。二诊后，胆小心理已松开一些，仍心中悸动，恐惧，需安神定魄，重镇纳阳，故除去解思除虑之香附、苍术、槟榔，加入降气定志之前胡、珍珠母等药，以收全功。

病案5 唐某，男，49岁。2011年1月4日初诊。

［主诉］心悸、胸闷偶伴胸痛3年，加重1个月。

［现病史］患者3年前因天气炎热后出现心慌、胸闷，偶伴胸痛，呈阵发性，每次持续约30分钟，休息及服用速效救心丸效不佳，近1个月加重。曾多次住院治疗，行心电图示：ST-T改变，诊为冠心病，服用阿司匹林、盐酸曲美他嗪片等，效不显。现症见：头晕，恶心，手心出汗多，夜间较重，纳眠可，小便黄，大便调。

［中医体征］舌瘀红，苔薄黄。

［系统辨证脉象］脉动、疾、右下、热、滑。

［既往史］冠心病史3年。

［治法］宽胸理气，调畅气机。

［处方］葛根30g，黄芩15g，黄连12g，白芍30g，升麻12g，当归15g，蔓荆子12g，防风15g，远志12g，木香12g，甘草6g，郁金12g，白芷12g。7剂，水煎服，每日1剂。

［分析］该案患者过度关注，思则气结于下焦，且右手脉象下、热、滑表示邪热内蕴于下焦，大肠湿热，故以葛根芩连汤清泄下焦湿热，以升麻、蔓荆子升达下陷之气机，脉芤有血虚之象，故以当归、白芍、郁金补血活血，使瘀滞于下之气血送达于上，使神有所养，再以木香、远志安神强志。《神农本草经》谓远志"主咳逆伤中，补不足，除邪气，利九窍，益智慧，耳目聪明，不忘，强志倍力"，是安神强志之要药。

病案6 王某，男，72岁。2010年8月20日初诊。

［主诉］心悸1年。

［现病史］自述因便秘导致心悸，平素伴见头胀，纳可，小便尚可。

［中医体征］舌红，苔薄白。

［系统辨证脉象］脉动、刚、紧、思动。

［治法］理气散结，安神强志。

［处方］紫苏叶 15 g，半夏 9 g，防风 15 g，厚朴 15 g，合欢皮 30 g，黄芩 12 g，麻黄 9 g，茯苓 15 g，白芍 30 g，当归 15 g，甘草 6 g。7 剂，水煎服，每日 1 剂。

2010 年 8 月 27 日二诊：病史同前，药后效可，现仍时有心悸，害怕，紧张，无头胀，有咳嗽，纳眠可，小便时有失禁。舌红苔薄，脉细干。处方：巴戟天 15 g，紫苏叶 15 g，防风 15 g，当归 15 g，白芍 20 g，远志 12 g，朱砂（冲服）0.5 g，生白术 20 g，柏子仁 12 g，五加皮 15 g，木香 9 g。7 剂，水煎服，每日 1 剂。

［分析］患者平素胆小，易紧张，因便秘导致心悸、害怕、担心，思虑过度，恐惧加重，气机不畅，脉弦紧，示思虑太过，心神不安，首当解思除虑，安神定志，主以半夏厚朴汤加减。二诊后，思虑减轻，仍有担心害怕，紧张，大便费力，脉动甚，法当强志定魄、安神散结，重用五加皮、木香、远志等强志之药，佐以朱砂重镇安神，则神志定而恐惧除，大便得畅，以收全功。

病案 7 陈某，男，47 岁。2012 年 8 月 7 日初诊。

［主诉］惊悸恐惧半年。

［现病史］半年前无明显诱因出现易惊悸、恐惧，尤其在驾车时感觉随时都有危险要发生，平素好思虑。现症见：易惊悸、担心、恐惧，好思虑，剑突下堵闷感，纳眠差，二便调。

［中医体征］舌暗红，苔薄白。

［系统辨证脉象］脉弦、动、敛、细。

［治法］理气散结，安神强志。

［处方］木香 9 g，五加皮 20 g，紫苏叶 15 g，厚朴 15 g，朱砂（冲服）0.5 g，远志 12 g，半夏 9 g，茯苓 20 g，佩兰 30 g，甘草 9 g，防风 15 g，柏子仁 12 g，香附 20 g，苍术 20 g，紫苏梗 12 g，枳壳 12 g。7 剂，水煎服，每日 1 剂。

2012年8月14日二诊：药后效可，仍时有惊悸。处方：紫苏梗20g，香附20g，苍术20g，防风15g，佩兰30g，白芍30g，当归15g，朱砂（冲服）0.5g，远志12g，紫苏叶15g，桔梗12g，白鲜皮30g，桑白皮20g，柏子仁12g。7剂，水煎服，每日1剂。

[分析]本案患者属惊悸不安状态兼有思虑过度状态。无论是惊悸还是思虑状态最终都会影响到气机的运行，气结，气逆。故治疗首当调畅全身之气机，以厚朴、紫苏叶、佩兰、防风、苍术、枳壳等理气散结，其中防风常作为对药使用，祛风散邪，调畅气机，再以远志、木香、柏子仁安魂定魄强志，朱砂镇静安神。二诊时加桑白皮、白鲜皮以增强滋阴清热，安神定惊之功，《本草纲目·草部》中载白鲜皮可"疗四肢不安，时行腹中大热饮水，欲走大呼，小儿惊痫"，桑白皮可"去肺中水气，唾血热渴，水肿腹满胪胀，利水道……"《景岳全书·本草正》云桑白皮可"治小儿天吊惊痫客忤"，可见二者皆有安神定惊的功效，临床疗效颇好。

病案8 魏某，女，64岁。2010年5月14日初诊。

[主诉]恐惧，心烦3个月余。

[现病史]患者于3个月前因受到外界因素影响出现恐惧、心烦。现症见：恐惧，心烦，乏力，纳差，眠差，二便调。

[中医体征]舌瘀红，苔白厚。

[系统辨证脉象]脉动、左沉、涩。

[治法]舒达气机，活血养血。

[处方]紫苏叶15g，厚朴12g，半夏9g，茯苓30g，防风15g，香附20g，前胡12g，白芍30g，当归15g，枳壳12g，天麻15g，川芎12g。7剂，水煎服，每日1剂。

[分析]患者易害怕，遇事紧张，加之烦躁，致使气机升降出入失调，出多入少，升多降少，导致纳差，眠差，脉象沉涩，气机不畅，气机不畅，无力推动血液运行，以致瘀血内阻，当须舒达气机，降气安神，活血升血，使气机升降有序，出入和谐，血兴气顺，则眠自安，纳自复。

病案9 陈某，女，46岁。2012年7月20日初诊。

［主诉］心慌，惊悸4个月余。

［现病史］近4个月来因睡眠质量差，出现心慌，焦虑，惊悸甚至双手颤抖，动态心电图、甲状腺功能检查均未见异常。现症见：心慌，焦虑，时时惊悸，甚则双手颤抖，胁肋部胀闷不适，畏寒，咳白痰，纳可，二便调。

［中医体征］舌淡红，苔薄黄。

［系统辨证脉象］脉动、疾、热、粗。

［治法］镇心安神，泻火养阴。

［处方］朱砂（冲服）0.5 g，黄连15 g，远志12 g，生地黄30 g，防风15 g，钩藤（后下）30 g，白鲜皮20 g，桑白皮30 g，白芍30 g，僵蚕12 g，蝉蜕9 g，生龙骨30 g，生牡蛎30 g。7剂，水煎服，每日1剂。

［分析］本案患者寤寐失常，阴阳失调以致心火亢盛，心神被扰以致惊悸，舌苔、脉象可为佐证。正如刘完素所说：“惊为心卒动而不宁也，火主乎动，故心火热甚也。”所以治疗本案惊悸宜从火热论治，以朱砂、黄连、钩藤、白鲜皮、桑白皮、白芍、僵蚕、蝉蜕大队滋阴清热药，养阴清热，平调阴阳，且诸药多有定悸止忡之效。再以远志、生龙骨、生牡蛎定志安神，可收速效。

病案10 王某，男，52岁。2012年7月21日初诊。

［主诉］胸闷，惊悸10天。

［现病史］2周前夜寐之前出现胸闷，惊悸不安，生活工作有困难挫折时症状加重以致眠差，精神疲乏。纳可，二便调。

［中医体征］舌红，苔薄白。

［系统辨证脉象］脉敛、细、动悸。

［治法］理气散结，调和阴阳。

［处方］半夏9 g，厚朴12 g，紫苏叶15 g，防风15 g，茯神30 g，枳壳12 g，桔梗6 g，天麻（先煎）30 g，黄芩12 g，栀子12 g，远志12 g，柴胡12 g，白芍15 g，生甘草6 g，生地黄15 g。7剂，水煎服，每日1剂。

［分析］本案系思虑而致惊悸案。《素问·六微旨大论》中说：“出入废则神机化灭，升降息则气立孤危。故非出入，则无以生长壮老已；非

升降，则无以生长化收藏。"患者平素好思虑，心细，遇事放不下，日久气机郁结，升降出入失调，气郁化热，扰动心神，阳不得入于阴，故惊悸不安，而惊悸又可造成气机的逆乱，二者之间互为因果造成恶性循环。故治疗当以半夏厚朴汤加减理气散结，解除思虑，黄芩、栀子清热泻火，枳壳、天麻、桔梗升达全身气机，柴胡、白芍、生地黄养血柔肝，诸药合用，可奏全效。

病案 11 伍某，男，46岁。2012年8月14日初诊。

[主诉]心悸10余年。

[现病史]10年前因突受惊吓后出现心慌，惊悸，曾服各类镇静药效差。现症见：时有心悸，情绪烦躁，甚则不敢外出，全身肌肉紧张，易疲乏。纳可，眠差，二便调。

[中医体征]舌淡红，苔薄白。

[系统辨证脉象]脉动。

[治法]镇心安神，清热泻火。

[处方]朱砂（冲服）0.5 g，黄连12 g，知母15 g，远志12 g，佩兰15 g，防风15 g，黄柏12 g，荆芥15 g，桑白皮20 g，白鲜皮20 g，甘草6 g。7剂，水煎服，每日1剂。

[分析]患者惊悸日久，心火必浮越于上，《素问·至真要大论》云："诸病胕肿，疼酸惊骇，皆属于火。"火热内郁，更扰动神志导致惊恐，故患者10年来心悸不愈，反日见加重，服各种镇静类西药只能止一时之惊悸。故治疗以朱砂、黄连、黄柏、知母、桑白皮、白鲜皮等镇心安神，清热泻火，再以荆芥、防风、佩兰等风药行经，升举发散除之，气机调畅，全身肌肉紧张亦可缓解。

三、头痛

病案 1 刘某，女，19岁。2011年1月11日初诊。

[主诉]头痛1个月。

[现病史]患者1个月前因学习压力大出现双颞侧紧箍样疼痛，呈持续性，伴多思多忘，时有幻觉，多为不幸事件，与人交流差，自感别人不

理解自己，未行检查治疗。现症见：头痛，多思多虑，时有幻觉，目胀，心中恐惧感明显，莫可名状，纳可，入睡困难，二便调。

［中医体征］舌红，苔薄白。

［系统辨证脉象］脉刚、紧、疾。

［治法］舒达气机，安魂定志。

［处方］紫苏梗15g，防风15g，白芍30g，川芎15g，当归15g，佩兰15g，天麻20g，厚朴12g，茯苓18g，紫苏叶12g，香附12g，苍术20g，甘草6g，远志12g。7剂，水煎服，每日1剂。

［分析］患者系高三学生，自我加压大，加之个性较内向，逆反心理强，所以易生气，导致气机郁结，运行不畅，因恐惧感尚不重，故未予镇心安神类药物，以大剂行气散结，辛通开达之药调畅全身气机，再佐以安魂强志之品，气机调畅，心神可安，恐惧头痛自除。

病案2 王某，女，48岁。2012年8月7日初诊。

［主诉］头胀痛2年余。

［现病史］患者于2年前因受惊吓出现头巅顶部胀痛不适，时伴心慌、汗出，无胸痛胸闷，偶伴头晕，无视物旋转，行颅脑CT未见异常。现症见：头痛，易惊，汗多，情绪波动时自觉全身肌肉跳动感。纳可，眠差，二便调。

［中医体征］舌暗红，苔少。

［系统辨证脉象］脉动、疾、来疾去疾。

［治法］镇心安神，安魂收魄。

［处方］朱砂（冲服）0.5g，黄连12g，远志12g，防风15g，独活12g，知母20g，天麻（先煎）20g，白鲜皮15g，桑白皮30g，百合20g，柏子仁15g，甘草6g，生地黄15g。7剂，水煎服，每日1剂。

［分析］本案患者因惊悸而发巅顶部胀痛。《素问·脉要精微论》曰："头者，精明之府。"突受惊悸，扰动神明，心火亢盛，故发头痛、心慌。以朱砂为君，其质重，味甘，性寒，《药性论》谓其"为清镇少阴君火之上药"，与苦寒之黄连相配，上清心降火，下滋肾水。又《素问·至真要大论》云："诸病胕肿，疼酸惊骇，皆属于火。"火热既可以是惊悸的病理因素，

也可以是惊悸的病理产物，火热之邪郁闭于内，逼迫津液外泄，故身热汗多，以桑白皮、白鲜皮燥湿清热，生地黄、知母、百合滋阴清热，再以远志、柏子仁安魂收魄，定惊强志。本方画龙点睛之笔在于防风、独活，属风药辛润之品，善于调畅全身气机，且与安神药配伍能增强安神之力，与清热之品相合能增强泄热之功，纵观全方，配伍得当，证方相应，故能收获良效。

四、眩晕

病案 1 金某，32 岁，女，2021 年 8 月 2 日初诊。

[主诉] 头沉 1 个月，头晕 10 天。

[现病史] 患者自述 1 个月前无明显诱因出现头沉重，两侧太阳穴疼痛，于当地诊所治疗，3 天后好转，头痛症状消失，仍头沉，体位改变后出现头晕，伴眼前发黑，站立不稳，恶心干呕，几秒钟后可自行缓解，后于当地医院行颅脑 MRI 示：未见明显异常，左侧横窦、乙状窦较对侧纤细，请结合临床。3 天前再次就诊于当地，遵医嘱服抑眩宁胶囊、阿莫西林、复方阿胶浆及养血安神片，效一般。现症见：头沉重不适，体位改变时出现一过性眩晕，伴眼前发黑及站立不稳，恶心干呕，心情烦躁，情绪波动控制差，纳少眠差，入睡难，眠浅易醒，梦不多，醒后可复睡，二便调。

[中医体征] 舌红苔白，边有齿痕。

[系统辨证脉象] 脉细、敛、数、疾。

[处方] 天麻（先煎）30 g，钩藤（后下）30 g，石决明 30 g，黄芩 15 g，益母草 12 g，茯神 15 g，牛膝 20 g，首乌藤 15 g，杜仲 12 g，桑寄生 12 g，白鲜皮 20 g，桑白皮 20 g，防风 15 g，柏子仁 12 g，紫苏梗 20 g，枳壳 15 g，香附 20 g。7 剂，水煎服，每日 1 剂。

[分析] 患者平素胆小、怕事，现过度担心自己的身体状况，以致持续处于惊悸不安状态。诊脉示整体脉象敛、数，表征心理张力较高，时时放心不下，惊悸、害怕。惊悸不安日久则气机逆乱，升降失调，出入异常，气血上攻，以致头晕发作。正如《素问·至真要大论》中云："诸风掉眩，皆属于肝。"故治宜天麻钩藤饮平肝息风，滋补肝肾，辅以桑白皮、白鲜

皮清肝热，再以紫苏梗、枳壳、香附等理气散结之品调畅全身气机以达到安神定志、止惊悸之功效。

病案2 刘某，女，63 岁。2010 年 10 月 5 日初诊。

［主诉］前额部不清醒 1 个月，紧张后头部大汗淋漓，烦躁。

［现病史］近 1 个月因事紧张生气后出现前额部不清醒，头部汗出多，伴烦躁，好思虑，惊悸害怕，时流泪，无头痛头晕。纳眠可，二便调。血压 166/100 mmHg。

［既往史］既往有高血压病 10 余年，高血脂、关节炎病史。

［中医体征］舌瘀红，苔薄白。

［系统辨证脉象］脉刚、直、涩、右尺刚。

［治法］升举发散，疏肝解郁。

［处方］紫苏叶 15 g，防风 20 g，白芍 30 g，当归 15 g，钩藤（后下）30 g，川牛膝 20 g，郁金 15 g，半夏 9 g，夏枯草 15 g，黄芩 12 g，玄参 20 g，佩兰 15 g，僵蚕 12 g，蝉蜕 9 g，甘草 6 g。7 剂，水煎服，每日 1 剂。

［分析］本案患者脉弦涩，右手尺部有一细线状脉，张力高，提示对某一件事情或某个人很敏感，不耐受刺激，一触发即引起全身不舒服症状。《古今医鉴》记载："心血一虚，神气不守，此惊悸之肇端也。"通过问诊得知，此患者平日脾气急，固执，好生老伴的气。日久气机瘀滞不畅，清阳不升，故头部昏沉不清，故治疗以半夏厚朴汤为底方调畅全身气机，再以防风、佩兰、蝉蜕、僵蚕等疏通经络，升举发散，白芍、当归、玄参、夏枯草柔肝解郁，清利头目，钩藤、牛膝寒热平调，如此头晕惊悸可解。

病案3 赵某，男，42 岁。2011 年 2 月 24 日初诊。

［主诉］头晕伴发恐惧感 1 年。

［现病史］患者 1 年前饮酒后突发头晕，无视物旋转、恶心，眼前发黑欲仆倒，伴恐惧感。即服速效救心丸后稍缓解。近 1 年阵发性头晕、恐惧焦虑发作 2 次。稍恶心，行走时头晕加重，畏光，纳可，醒后难再入睡。二便调。

［既往史］既往有高血压病 2 年。

［中医体征］舌淡红，苔薄白。

［系统辨证脉象］脉动、悸、左寸及右尺动甚。

［治法］理气解郁，安神定志。

［处方］香附20 g，苍术30 g，枳壳15 g，白芍30 g，当归15 g，川芎12 g，远志12 g，紫苏梗20 g，防风15 g，佩兰12 g，僵蚕12 g，蝉蜕9 g。7剂，水煎服，每日1剂。

［分析］患者曾受过惊吓，脉弦动，脉搏波升至最高点动越不稳感，指下匆匆划过，左寸及右尺动甚。加之患者乃平素多思多虑之人，生活过于安逸，钻进牛角尖则不易退出，表现为惊恐发作。《素问·举痛论》记载："惊则心无所倚，神无所归，心无所定，故气乱也。"故用舒达芳香辛散之品安神定志；同时要放松心情，才能收到最佳疗效。

病案4 朱某，女，66岁。2012年8月6日初诊。

［主诉］头晕2天。

［现病史］2天前无明显诱因突发头晕，恶心呕吐，呕吐物为胃内容物，双眼黑矇，汗出，无耳鸣耳聋，无视物旋转，双下肢沉重无力，于山东某医院门诊治疗好转。现症见：时有头晕，双眼黑矇，体位变动时加重，无恶心呕吐，双眼干涩。眠差，纳可，二便调。

［中医体征］舌暗红，苔薄白。

［系统辨证脉象］脉动、疾。

［治法］平肝息风，滋补肝肾。

［处方］天麻（先煎）30 g，钩藤（后下）30 g，石决明30 g，黄芩15 g，益母草12 g，茯神15 g，牛膝20 g，首乌藤15 g，杜仲12 g，桑寄生12 g，白鲜皮20 g，桑白皮20 g，防风15 g，柏子仁12 g，紫苏梗20 g，枳壳15 g，香附20 g。7剂，水煎服，每日1剂。

［分析］患者属金行人，素来胆小、怕事，现过度担心自己的病情恶化，以致持续处于惊悸不安状态，特别怕声音，稍有声响即心中惕惕然。诊脉示整体脉象疾数，指下匆匆划过感，左右寸部动、敛、数，表征心理张力较高，时时放心不下，惊悸、害怕，如《古今医鉴》"心中惊悸，脉必大结"。

惊悸不安日久则气机逆乱，升降失调，出入异常，气血上攻，以致头晕发作。治宜天麻钩藤饮为底方平肝息风，滋补肝肾，辅以桑白皮、白鲜皮清肝热，再以紫苏梗、枳壳、香附等理气散结之品调畅全身气机以收全功。

五、郁病

病案 1 刘某，女，52 岁。2022 年 10 月 26 日初诊。

［主诉］自觉心情焦虑 4 年。

［现病史］4 年前无明显诱因出现双眼干涩，头晕，情绪低落。近期时常胡思乱想，担惊受怕，头晕，紧张焦虑，偶有心慌，晨起、午间加重，偶有胃部胀闷感，自觉乏力疲惫，左侧胁肋部胀闷感，时常莫名恐惧，记忆力减退，胸闷，纳呆，眠一般，二便调。

［中医体征］舌红，苔薄白。

［系统辨证脉象］脉刚、疾、细、敛。

［既往史］既往有肺部恶性肿瘤术后 1 年。

［治法］安神定悸，行气化痰。

［处方］瓜蒌 12 g，檀香 6 g，姜半夏 9 g，薤白 12 g，远志 12 g，茯神 30 g，延胡索 30 g，龙齿 30 g，桂枝 12 g，刺五加 12 g，柏子仁 12 g，紫苏梗 12 g，石菖蒲 9 g，郁金 12 g。7 剂，水煎服，每日 1 剂。

［分析］《太平圣惠方·卷四》记载："夫心虚则多惊，胆虚则多恐。此皆气血不实，腑脏虚伤，风邪所干，入于经络，心既不足，胆气衰微，故令神思恐怯而多惊悸也……治心脏风虚，惊悸失常，或喜或怒，神思不安，宜服龙齿散方。"患者的症状均是由于过度担心害怕，导致体内气机紊乱，升降失司，平素紧张焦虑，胡思乱想，导致气机郁滞，则水液代谢失司，酿生痰湿，血运失调，产生瘀血等病理产物，气滞、痰湿、瘀血停于体内，则产生头晕、胁肋部胀闷等症状，更进一步加重患者的心理紊乱状态。本方以瓜蒌薤白半夏汤为主方进行加减，可行气化痰，加伏神、龙齿、远志镇静安神，延胡索行气活血，佐以疏肝行气之刺五加、紫苏梗、郁金等，改善患者惊悸症状，心理症状缓解则躯体症状自然好转。

病案 2 仲某，男，40 岁。2010 年 8 月 26 日初诊。

［主诉］易悲伤痛苦 20 余年。

［现病史］患者幼年因父母感情不和、被父母打骂等，导致自幼易恐惧、害怕，自卑，自觉想法异于常人，时有幻觉，无幻听。曾于某医院心理科、北京某医院神经内科等治疗（具体不详）。现症见：头痛，头晕，内心悲伤痛苦，无愉悦幸福感，无反社会倾向，纳可，眠差，多梦，眠少，余可。

［中医体征］舌淡胖，苔黄厚。

［系统辨证脉象］脉动、数、疾。

［治法］镇心安神，强志定魄。

［处方］朱砂（冲服）0.5 g，石菖蒲 12 g，防风 15 g，白芍 30 g，荆芥 15 g，远志 15 g，佩兰 15 g，紫苏叶 20 g，厚朴 12 g，郁金 15 g，甘草 6 g，牡丹皮 20 g。7 剂，水煎服，每日 1 剂。

［分析］患者自幼受环境影响，易害怕紧张，心生恐惧，遇事易悲伤，《古今医鉴》记载："夫怔忡者，心中躁动不安，惕惕然如人将捕是也。"在此内因作用下，受到外界诱因干扰，则内因夸大化，心中悸动不安，悲伤易哭，可伴有头痛头晕，纳差眠差，脉象弦动，右尺甚，提示早年有被冷落感、自卑、害怕受伤，当须重镇安神，强志定魄，宣散气机，使气血调和，神志得安，恐惧自除，睡眠自安。

六、颤证

病案 高某，男，57 岁。2020 年 8 月 12 日初诊。

［主诉］四肢不自主震颤 40 天，加重伴言语不利 4 天。

［现病史］患者 2020 年 4 月 22 日于建筑工地被砸伤后从高处坠落，伤及右面部，下牙脱落，后自行在当地输液治疗后缓解，于 2020 年 7 月 2 日恢复后工作，工作环境与受伤时环境类似，突发四肢震颤，不能自持，被工友送往当地医院，未明确诊断，后四肢震颤逐渐加重，并伴舌体震颤、言语不利，于 2020 年 7 月 22 日就诊于山东某医院，颅脑核磁共振检查未见明显异常，未明确诊断，口服加巴喷丁及氯硝西泮，四肢震颤及言语不

利改善，但患者未规律服药，症状控制不良，4 天前无明显诱因出现上述症状加重。现症见：四肢不自主震颤，伴言语不利，伸舌右偏，伴舌肌震颤，脚底有踩棉花感，写字动作不能，向右凝视视物重影，双侧瞳孔等大等圆，直径约 6 mm，无头晕恶心，无胸闷心慌，无饮水呛咳，纳眠可，二便调。

［中医体征］舌体胖大有齿痕，舌暗红，苔白厚腻。

［系统辨证脉象］脉动、数、细、敛、直、刚、热、进多退少、来疾去徐、高太过深不及。

［治法］安神定悸，活血化瘀

［处方］茯神 30 g，远志 12 g，人工牛黄（冲服）2 g，琥珀粉（冲服）2 g，石决明 30 g，天麻（先煎）30 g，钩藤（后下）30 g，益母草 12 g，首乌藤 15 g，栀子 9 g，黄芩 12 g，槲寄生 12 g，川牛膝 15 g，杜仲 12 g。7 剂，水煎服，每日 1 剂。

［分析］患者因"四肢不自主震颤 40 天，加重伴言语不利 4 天"来诊，虽然患者曾在工作中经历了砸伤以及高空坠落事件，但其颅脑 MR 及脑电图均未见明显异常，表明患者并未存在颅脑器质性病变，因此引起震颤的颅脑器质性原因首先可以排除。且《灵枢·本神》曰："心怵惕思虑则伤神，神伤则恐惧自失，破䐃脱肉，毛悴色夭。"望诊患者瞳孔散大，目光游离，不敢与人正视，舌体抖动，闻诊其言语紧张模糊、间断停顿，以及切诊患者脉搏波的"动"均表明患者处于惊悸不安的心理状态，脉象中的刚、直、细、敛表明患者胆小害怕，谨慎小心，对于曾经的经历一直牵挂、担心，并恐惧着，说明患者在工作中经历的砸伤以及高空坠落事件在其心中形成了惊吓的心结，当其再次回到工作环境中情景再现，加深了其情绪烙印，使其心中惊悸不安难以自持，发为本病。茯神、远志、人工牛黄、琥珀粉共用以安神定悸，用人工牛黄涤痰息风。

七、其他

病案 1　高某，女，22 岁。2010 年 10 月 8 日初诊。

［主诉］间断性意识丧失 7 年余。

[现病史]因愤怒出现短暂性意识丧失，直视，角弓反张，四肢抖动，发作时伴有恶心呕吐，CT、脑电图未见异常。现症见：发作频率增加，时时惊悸，食欲不振，眠可，大便干，小便频。

[中医体征]舌瘀红，苔薄黄。

[系统辨证脉象]脉弦、直、刚、浮。

[既往史]既往有癫症病史7年。

[治法]镇肝息风，滋阴潜阳。

[处方]龟甲（先煎）30 g，钩藤（后下）30 g，川牛膝30 g，白芍30 g，天冬15 g，僵蚕12 g，防风15 g，荆芥12 g，合欢皮15 g，远志12 g，茯神15 g，生龙骨、生牡蛎各30 g，麻黄9 g，细辛3 g，黄连12 g。7剂，水煎服，每日1剂。

2010年10月26日二诊：服药后效可，近半个月间断意识丧失5~6次，每次发作持续几分钟，情绪激动可诱发，每次发作突然，四肢抖动，胡言乱语，无口吐涎沫，发作后不自知，仍有惊悸，纳差，眠可，大便稀，每日1~2次，小便色黄，有尿不尽感。舌淡红，苔薄。脉左弦、大。处方：上方去合欢皮、茯神，加天麻30 g，乌梢蛇（先煎）9 g。7剂，水煎服，每日1剂。

2010年11月5日三诊：药后效可，症状减轻，发作次数减少，服药期间集中发作8次，余平安，发作时仍旧四肢抖动，胡言乱语持续数分钟，纳差，无食欲，服药后大便稀，日行2~3次，小便调，略有发热感，月经不调，经期紊乱。舌淡红，苔薄。脉动、左弦、大。治法：平肝止痉，补肾理气。处方：天麻（先煎）30 g，钩藤（后下）30 g，杜仲15 g，山茱萸20 g，五加皮15 g，防风15 g，僵蚕12 g，五味子9 g，川续断15 g，木香12 g，半夏9 g，麻黄9 g，菟丝子20 g，乌梢蛇（先煎）9 g，远志12 g。7剂，水煎服，每日1剂。

[分析]该患者长期心理压力大，敏感，风阳上扰，担心，自卑，与社会隔绝，要面子，急躁，对疾病有恐惧感。脉象示左右尺部皆枯，提示该患者肾阴虚，肾虚无以滋养肝木，故致恐，正如《灵枢·本神》中所述"肝气虚则恐"。故采用镇肝息风，滋阴潜阳之法，滋水涵木，惊恐则减。

二诊时脉象中尺枯的征象明显减轻，加用息风止痉药物。三诊时阴虚症状明显改善，故改用平肝止痉，补肾理气之药，嘱其放松心情，肾气充足，肝木得养，恐惧感则渐消。

病案2 金某，女，64岁。2010年11月20日初诊。

［主诉］全身不适1个月余。

［现病史］1个月前因与人争吵生气后出现全身不适，时时惊悸害怕，脐上腹部跳动，纳时欲恶心，头晕，腿乏力，眠多梦，大便服中药后略稀，小便可。

［中医体征］舌瘀红，苔薄白。

［系统辨证脉象］脉紧、动、疾。

［既往史］既往有心脏病病史5年。

［治法］疏肝解郁，安神定志。

［处方］紫苏叶15 g，半夏9 g，厚朴15 g，柴胡12 g，朱砂（冲服）0.5 g，木香9 g，远志12 g，石菖蒲12 g，防风15 g，佩兰12 g，甘草6 g，前胡12 g。7剂，水煎服，每日1剂。

［分析］患者因生气引起惊悸，总是忘不了生气的事，每当想起时就会害怕，只用疏肝理气的方法远远不够，这时要强调状态辨证，关键是改变其惊悸的状态。病因辨证是不对的，因为情志病因作用于个体会发生变化。故本案在疏肝理气、醒神开窍的同时，加入朱砂安神定志。

病案3 段某，女，46岁。2010年5月18日初诊。

［主诉］紧张焦虑2个月。

［现病史］患者3个月前背部外伤后出现背部疼痛，行胸部X线片无明显异常。2个月前患者担心病情，渐出现紧张、恐惧、焦虑。现症见：背部无疼痛，腰酸，小腹胀痛，腹胀，排气多。月经2个月未至。昨日胸椎MRI示：符合T_7椎体血管瘤MR表现。颈椎MRI示：颈椎退行性病变，C_5、C_6，C_6、C_7椎间盘突出。核磁检查后，患者紧张焦虑情绪减轻，纳眠可，二便调。

［中医体征］舌暗红，苔薄。

［系统辨证脉象］脉紧、动。

［治法］化痰祛湿，养血安神。

［处方］五加皮20g，木香9g，远志15g，防风20g，当归15g，白芍30g，天麻（先煎）20g，紫石英15g，紫苏叶12g，厚朴15g，佩兰12g，茯苓30g，甘草6g。7剂，水煎服，每日1剂。

［分析］患者因过度担心自己的病情，思虑过度出现恐惧、焦虑；脉象示弦紧动，为心中惊悸不安之征；思虑太过，气机不畅，损伤心脾，心血暗耗，又恐惧伤肾志，故应理气化痰祛湿，养血安神，再加木香、远志等强志安神之品，又紫石英矿石类药物重坠补心安神，补肾定志。《名医别录》谓其："补心气不足，定惊悸，安魂魄。"如此气机调畅，痰湿得化，心神得养，魂魄得安，则诸症皆消。

病案4　王某，男，53岁。2012年7月7日初诊。

［主诉］惊悸、害怕3天。

［现病史］3个月前因"脑出血"在烟台市某医院及山东省某医院入院治疗，好转后出院。后因担心自己的病情，3天前出现惊悸害怕。现症见：无故担心、害怕，总感觉高空有重物会击伤自己，不敢在床上睡觉，全身乏力，右侧肢体活动不利，纳可，眠差，二便调。

［中医体征］舌红，苔薄黄。

［系统辨证脉象］脉动、涩。

［治法］养阴清热，安神定志。

［处方］沙参20g，玉竹15g，天花粉15g，知母15g，白术12g，天麻（先煎）30g，远志12g，防风15g，柏子仁12g，木香9g，朱砂（冲服）0.5g，川牛膝15g，熟地黄15g，当归15g。7剂，水煎服，每日1剂。

2012年7月14日二诊：病史同前，服药后惊悸、害怕渐轻。现仍时有惊悸，乏力感减轻，头脑仍昏沉。舌红苔薄黄，脉弦动数。处方：上方去熟地黄，加夏枯草20g，石膏20g。7剂，水煎服，每日1剂。

2012年7月21日三诊：惊悸害怕感消失，诸症消失。

［分析］本案患者得"脑出血"后过分担心自己的病情，以致惊悸不

安。尝读《素问·调经论》曰："血之与气并走于上，则为大厥。厥则暴死，气复反则生，不反则死。"张锡纯曾说过，古之大厥即今之脑出血，以牛膝善引上部之血下行，为治脑出血之无上妙品。同时与天麻相伍，共同引气血下行，因患者属阴虚内热体质，故加沙参、玉竹、天花粉、知母养阴清热，远志、柏子仁、木香、熟地黄补肾强志，朱砂镇静安神。诸药相合，配伍有度，可获良效。二诊时恐熟地黄黏腻之性不利于气机之调畅，故去之，再加夏枯草、石膏增加清热平肝之效。

病案 5 张某，男，23 岁。2012 年 7 月 28 日初诊。

［主诉］恶心、惊悸恐惧感 1 个月。

［现病史］1 年前曾被狗咬伤手指，后接受狂犬病疫苗接种治疗，但是一直担心自己狂犬病情发作。近 1 个月来，突发恶心，自觉伤口处烧灼感，狂犬病毒已经填满大脑，时时惊悸，担心害怕自己就要发病，且有濒死感，怕声音，纳可，眠差，二便可。

［中医体征］舌红，苔薄黄。

［系统辨证脉象］脉弦、疾、敛、刚。

［治法］平肝息风，清热活血。

［处方］天麻（先煎）30 g，钩藤（后下）30 g，石决明 30 g，栀子 12 g，黄芩 12 g，川牛膝 15 g，半夏 9 g，防风 15 g，茯神 30 g，远志 15 g，木香 9 g，生龙骨、生牡蛎各 30 g，柴胡 9 g，白芍 15 g，甘草 6 g。7 剂，水煎服，每日 1 剂。

［分析］本案患者所有的躯体症状皆是由其过度思虑，担心自己的病情导致的躯体化症状，因过度思虑惊悸致使身体之气血涌于上，肝风内动，故需以天麻钩藤饮加减，平肝息风，引上部之气血下行，佐以疏肝理气之品，再以远志、木香安神定志，意志定则魂魄安，惊悸濒死感可渐渐消失，心理因素放开之后躯体化症状也会不攻自破。

病案 6 张某，男，56 岁。2022 年 1 月 23 日初诊。

［主诉］甲状腺术后焦虑半个月余。

［现病史］该患自述 1 年前因失眠出现轻度焦虑，不服药即可入睡，

约半个月前甲状腺术后出现焦虑、心慌、入睡难，服佐匹克隆片后可睡 3 小时，出虚汗，大便干，纳一般，食欲差，小便可。

［中医体征］舌暗，苔白。

［系统辨证脉象］脉厚、刚、数、悸动。

［既往史］既往有甲状腺切除术后半个月余。

［治法］解思定虑，安神定悸。

［处方］珍珠母 15 g，巴戟天 12 g，龙骨 15 g，五味子 6 g，柏子仁 12 g，石菖蒲 9 g，远志 12 g，茯神 15 g，人参（另煎）12 g。

［分析］《素问·举痛论》曰："恐则气下。恐则精却，却则上焦闭，闭则气还，还则下焦胀，故气下行矣。"患者自述半个月前因甲状腺手术后出现心情焦虑、紧张，易担惊受怕。因手术受到惊吓，导致平素惊悸不安，进而致使体内气机紊乱，心气不定则导致心慌、入睡困难等症状，惊悸日久则会伴发焦虑紧张等身心症状。本方多用珍珠母、龙骨等重镇安神之物，达到平惊悸、安魂魄之功效，人参可大补元气，使体内气机重新达到平衡，远志、茯神可安神定悸，石菖蒲开窍醒神、化痰益智，五味子、柏子仁养心安神，共奏平惊悸、安睡眠之功效。

病案 7 李某，女，24 岁。2022 年 6 月 30 日初诊。

［主诉］复发紧张焦虑 10 天。

［现病史］半年前突发焦虑紧张，服中西药治疗缓解。10 天前因做事失误导致复发。现症见：反复检查手机电脑文件，反复回想工作内容，担心失误及信息泄露，强迫症状明显，易担忧，不喜交流，胸闷，头痛，注意力不能集中，入睡困难，有困意，食欲差，月经正常。

［中医体征］舌瘦薄，舌色红，舌边尖甚，点刺，苔薄白。

［系统辨证脉象］脉沉、郁、数、直、内曲。

［治法］安神定志，镇静定惊。

［处方］人参（另煎）10 g，生龙齿 15 g，天麻（先煎）15 g，菖蒲 9 g，远志 10 g，茯神 30 g，五味子 9 g，生牡蛎 30 g，木香 6 g，防风 10 g，桑白皮 10 g，珍珠母 30 g，知母 10 g，桔梗 10 g，檀香 6 g。7 剂，水煎服，每

日 1 剂。

2022 年 7 月 7 日二诊：紧张焦虑，反复检查手机电脑文件，回想工作内容，较前好转。在噪声较大场所易出现胸闷，注意力不集中。入睡困难，眠浅易醒，二便调。舌淡红，苔白腻。脉细、敛、动、数、滑、来疾去疾。处方：上方减檀香、知母、桑白皮、防风，加琥珀粉（冲服）2 g，柏子仁 12 g，丹参 15 g，五加皮 12 g。7 剂，水煎服，每日 1 剂。

［分析］患者曾发作焦虑紧张，此次因工作失误致使本人内心惶恐、惴惴不安，久则易受惊吓，导致惊悸不安，心理紊乱则体内气机升降失司，如《素问·举痛论》曰："惊则气乱。惊则心无所倚，神无所归，虑无所定，故气乱矣。"则产生胸闷、入睡困难等症状，患者强迫思维，不愿与人交流，易担惊受怕，是惊悸不安的主要表现，脉动、来疾去疾也是惊悸不安的具体表现。方中人参安神志、定魂魄，龙齿、牡蛎、珍珠母重镇安神、平肝潜阳，可止惊悸，远志、茯神安神助眠，檀香、桔梗、木香通畅气机，本方调畅气机、调和阴阳、安神止惊，起到形神共治的功效。

病案 8 郭某，男，35 岁。2022 年 1 月 4 日初诊。

［主诉］胸闷 3 个月。

［现病史］自述 3 个月前无明显诱因出现胸闷，未予治疗，后因工作紧张着急后出现胸闷，伴有濒死感。持续十余秒，可自行缓解。后偶因着急或焦虑，或无明显诱因出现胸闷，就诊于某医院，行心脏彩超、肺 CT 检查，未见异常，诊为"急性焦虑症"，给予阿普唑仑片治疗，效一般。因胸闷曾就诊于当地中医院，服用中药治疗，效一般。现症见：无胸闷、胸痛，着急时左手麻木，后背肩胛上角处麻木。纳少，眠可，二便调。

［中医体征］舌淡胖，苔白腻。

［系统辨证脉象］脉动、细、敛。

［治法］安神定志，解思定虑。

［处方］炙甘草 6 g，首乌藤 15 g，桑寄生 12 g，杜仲 12 g，钩藤（后下）12 g，天麻（先煎）12 g，白术 12 g，白芍 21 g，人参（另煎）10 g，当归 21 g，龙骨 30 g，石菖蒲 12 g，远志 12 g，茯神 30 g，茯苓 12 g。7 剂，水煎服，

每日 1 剂。

[分析]患者常因为工作紧张焦急时出现胸闷症状，脉动细说明患者心思细腻，时常惊恐，思虑较多，心理张力较高，体内气机紊乱，气血运行失调，产生肢体麻木等症状。《灵枢·邪客》记载："心者，五脏六腑之大主，精神之所舍也。"虽然患者焦虑的产生和心关系密切，但是肝胆在其发病中起主导作用，故本方治以天麻钩藤饮为主方进行加减，加以人参安神定志，远志、茯神等养心安神，佐以活血之当归，化痰之石菖蒲，达到安神定志、解思定虑之功效。

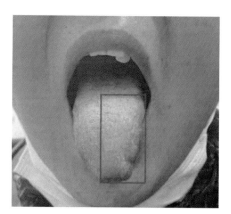

图 1　惊悸不安状态典型舌象

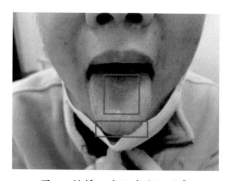

图 2　惊悸不安状态变化舌象